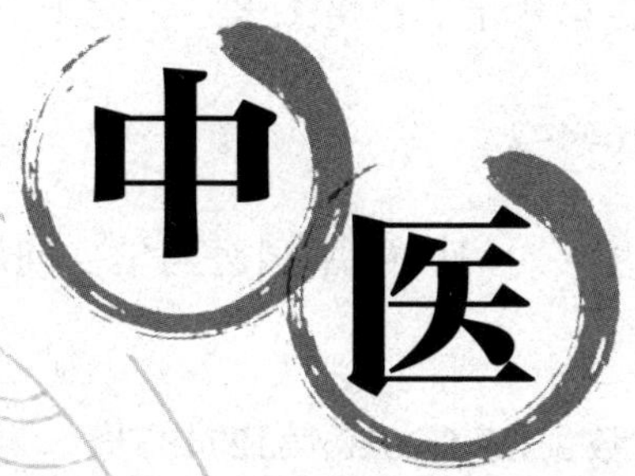

中医10000个为什么

第六集

曾培杰 ◎ 著

朗照清度 ◎ 整理

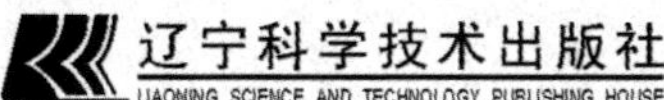

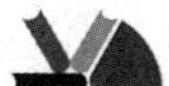

拂石医典

FU SHI MEDBOOK

图书在版编目（CIP）数据

中医10000个为什么. 第六集 / 曾培杰著. -- 沈阳 :辽宁科学技术出版社, 2021.1
ISBN 978-7-5591-1664-2

Ⅰ. ①中… Ⅱ. ①曾… Ⅲ. ①中国医药学－问题解答 Ⅳ. ①R2-44

中国版本图书馆CIP数据核字(2020)第127133号

出版发行：辽宁科学技术出版社
北京拂石医典图书有限公司
地 址：北京海淀区车公庄西路华通大厦B座15层
联系电话：010-57262361/024-23284376
E-mail：fushimedbook@163.com
印 刷 者：河北环京美印刷有限公司
经 销 者：各地新华书店

幅面尺寸：145mm×210mm
字 数：367千字 印 张：14.125
出版时间：2021年1月第1版 印刷时间：2021年1月第1次印刷

责任编辑：李俊卿 责任校对：梁晓洁
封面设计：君和传媒 封面制作：王东坡
版式设计：天地鹏博 责任印制：丁 艾

如有质量问题，请速与印务部联系 联系电话：010-57262361

定 价：68.00元

前 言

龙山的夜晚，常常是繁星点点，我们经常会在茶园的望月台小坐一会。

月光如水般洒在大地，夜风带着它独特的清凉吹过来，让人如处蓬莱，如入仙境。

我不禁念道："我无为而民自化，我好静而民自正，我无事而民自富，我无欲而民自朴。"

曾师摇着蒲扇笑道："然也，清静为天下正。"

水不扰动则鉴照万物，树不移动则不惧风雨，心不动摇则神安气定。所以清净无为，不动如山，方能八风吹不动，端正安坐在你的身心事业上。

人为何会生病？因为心动荡不安，导致气血逆乱，颠倒日夜阴阳，这是病之根，非药石所能愈。

如果要养正气，养和气，养生气，首先就要养静气，让身心静下来，安定下来。

每逢大事要有静气。

每逢琐事要有静气。

每逢喜事要有静气。

每逢悲事要有静气。

每逢怒事要有静气。

每逢急事要有静气。

静气是修身齐家的根本，是安身立命的基石。

我观察曾师，发现他从未发过一次脾气，能耐烦，有坚韧不拔之志，有百折不挠之心，真正做到了学而不厌，诲人不倦，有问必答，乐以忘忧，笑口常开，足见他静气功夫。

他口常出善言善语，不讲是非、扰乱人心的话。

他坐如钟，端身正坐，一上坐读书写文章，几个小时不挪动半分。

他站如松，稳如泰山，立定脚跟，劈柴如切菜，村里那如山高的柴堆就是这样劈出来的。

他行如风，雷厉风行，一干活锄地就一个下午，常常是带月荷锄归。

他卧如弓，沾床就睡，一觉闲眠百病休，除了小感冒，从未见他生过一次病。

他坚持义诊义教，惠益大众，却分毫未取，依然乐得其所，活在中医普及事业中，无怨无悔。

他凡事亲力亲为，苦活累活脏活抢着干，撸起袖子加油干，干得热火朝天，不亦乐乎。

静气是在日常生活、行住坐卧、起心动念中养成的，你热爱生活，勤俭节约，行的端，坐的正，心心念念，在在处处都不离道德仁义，都在检视内省，这样才能修得清静心，才能养得正气，获得安康！

百岁老寿星之所以能长寿，其原因就是有静气，有一颗平常心，平常心是道。

希望读者朋友们在各自的人生当中都能修得一颗真正的清静心、平常心，做一个静定健康的人！

目录

1 磨牙、说梦话

问：晚上睡觉说梦话、放屁、磨牙是身体哪里出了问题？

答：松静自然精神起，淡泊寡欲病邪息。关于磨牙、梦话多的话题，我们前面讲过很多次。

第一，是肚子里有虫积，脾胃开窍于口，虫在肚腹中动的时候，你在睡梦中会牵动到你的牙齿。

第二，晚上或者白天情绪紧张，像绷紧的弦一样，所以晚上恶梦多，那些梦很混乱，因为他没有放松就去睡觉，所以我们讲睡眠之道的时候会提到卧必虚恬。这时可适当服点朱砂安神片，神安气定，则睡香甜。

要放空自己身体，睡前可以在自己的屋子里来回踱步，用那种动中禅的方法，两脚掌平行，同时贴地、落地行走，非常轻安地走，走十五分钟左右再去睡觉，睡眠质量会更好。

第三，磨牙是有嗔恨在里面，嗔恨重会磨得比较厉害。这种情况常见。就那种九头牛拉不回的执着脾性，所以有句俗话叫“气得咬牙切齿”，所以减少一分郁怒，就减少一分恨气磨牙。这时可服芍药甘草汤，缓急则松弛。

我们可以通过捶胸跺足法，就是拍打胁肋部，然后通过跺脚金鸡独立，引气下行，可以让我们紧张的神经得到放松。当然也可以通过练习书法，令神专注，这些都是放松身心的很好办法。

2 中医知识的普及是否应该口语化？

问：尊敬的老师，你们普及的中药知识越来越少，可以改进一下吗？很多重复的口语会显得啰嗦，直谏勿怪，谢谢！

答：确实我们知识性的东西普及得都还不够，直谏怎么会怪呢？只会更欢喜。福在受谏，闻誉恐，闻过欣，直谅士，渐相亲。别人的好处我们去学习，别人是我们的导师；别人的不足我们知道去回避，别人是我们的戒师。

中医普及其实是知识跟悟性两方面都要同时抓，方便善巧跟扎实的功夫要一起做，两方面能够调和就是阴平阳秘，精神乃至。勤学更要善悟，知识唯重躬行。

我们中医有五层境界。

第一层境界是草药医，就像我们知道人参能大补元气，独参汤能回阳救逆，黄芪可以益卫固表。

如果你的孩子体虚流清鼻涕，大剂量黄芪服下去，补气固表，感冒减少。像这些单方特效知识性的亮点，我们这时代哪本书抓来都有很多。

第二层境界是汤头医，就是我们讲的组方，懂得用一些偏方、秘方去起沉疴、疗顽疾，懂得合方治疑难。像我们知道桂枝汤可以温心阳、调营卫，如果配上小柴胡汤可以解肝郁，柴胡桂枝汤可以治妇人气郁阳虚百病。

像我们在妇人调经里通常都会用到柴胡桂枝四物汤，柴胡解其郁，桂枝暖其阳，四物养其血。根据阴血之多寡，阳气之丰足，以及郁闷之程度而有选择地重点用哪种方，所以有的时候会开出同样的方子。但由于剂量不同，侧重点不同，治疗的效果都不同，这就是汤头医。

第三层境界是辨证医，已经不局限在某种病、某个偏方，而是灵活化裁加减。比如我用四逆散去治疗气郁、紧张、头痛的病人。

如果他气郁得厉害，我们就重用柴胡；如果他紧张拘谨得厉害，我们把白芍重用，能缓急止痛；如果他气噎在那里，屁都不放，堵在七冲门各个关窍，气降不下去，我们就要重用止咳，宽中下气。所以，灵活地根据病人的病症，我们调配出合适的汤药。

就像裁缝量体裁衣，老师因材施教，观机逗教那样，中医辨证施治，这在临床上师带徒，手把手教的时候更容易讲，因为每个案例都是辨证论治的具体案例，就不是简单地普及知识。

第四层境界是入微医，一个医生到最后他必须体察入微，最微细的是什么？是呼吸，是心念。

所以呼吸粗重的人该用什么汤方，呼吸短促的人该用什么汤方，心念亢奋的人该用什么药，心念悲观的人又该用什么药？

傲慢的人应该给他打压，悲哀的人应该给他鼓励，所以一个病人过来，你的心能够感受他的心理，能够体会他的体验，那么你用药的境界都不同，这叫入微医，已经达到能够慈悲地感受到众生疾苦的层次，这就不是简单普及知识所能够达到的，需要进入实证实修的中医体证境界。

第五层境界是苍生医。第五层的修炼需要天天发心，发广大心，立坚固愿，这个心量发得够大过后，那些平时通不了的知识你慢慢都会通开。

所以不是知识普及得少，是我们的量还不够大，量大过后，你可能掌握一个知识点就会触类旁通。众生需要什么知识点，我们就去学什么，这种为利他，为大愿而学习的动力是很强的；而为名利，为自己私欲学习的动力是很小的。

所以你的心态决定你到达哪种境界，人生的格局决定布局，布局决定结局，这也是佛门经常提到的一个很重要的人生观。

所以我们学习医学如果站在第五层苍生大医的高度上来学，那天下皆吾师，万物皆是法。我们这时立足点够高，见地够透彻的时候，你连一根葱、一瓣蒜、一块姜、一个大枣，都能够用到极致，用到极精微巧妙。

我们将来跟大家一起共修多往这方面走，建立一个医学修证阶梯，每一个阶段都可以有证量，都可以量化。从热爱者到苍生大医要修学哪些典籍？从哪些阶梯开始起修？要弘扬中医哪些方面？我们慢慢地跟大家共同研讨，共同普及。中医的普及要进学校，中医要进入民众、大众生活，建立修证体系、学修体系非常重要！

3 《药性赋》续帖

问：我是一名基层医生，酷爱中医和传统文化，一直在读《药性赋》这篇帖子，希望能一直跟随中医普及讲堂学习中医，造福桑梓，但为何不见《药性赋》的续帖呢？还有《医学三字经》和《汤头歌诀》呢？

答：您好，很高兴中医普及学堂这些书籍和文章大家看了后感觉有收获，而且能心生欢喜。好书不厌百回读，熟读深思子自知。我们发现，那些古代的君子贤人、大德名士都有一种博大的胸怀，叫有求必应。

就是说大众有什么请求，有什么苦恼，有什么需要学习的知识，这些大德们尽量去回应。比如印光大师的《一函遍复》。

为何呢？因为，知识传播者本身就是在增长智慧，增长见识，就是在提高。所以我们《医学三字经》《汤头歌诀》以及接下来的《药性歌括四百味》讲解都在进行着。

有求必应，就是说，大家有需求、有请求，我们都很乐意跟大家共同研修。修学岂为名传世？讲习唯思利及人。

我们中国有培育出圣贤之士的土壤，有这沃土，所以就能感召来圣贤。由此我们可以看出，顶级的人才不是用钱请来，而是多用德行感召来的。

当我们的文化层次、思想境界与综合修养上去后，自然可以感召到更多的明师指点；当我们谦虚，能向周围的人、事、物求学的时候，那他人、他事、他物的优势长处都可为我所用。

所以真正的中医学子是什么样子的？他有知识，却从不以自己有知识而骄傲；他有本事，却从来都是向其他有专长的人请教。就像孔夫子赞叹颜回一样，颜回能够做到有若无，实又虚，闻一而知十，很有学问，看起来却很朴实，很饱满却很低调，很谦虚。

我们学医学知识很重要，心性修养的提高是另一个“轮子”，也一样重要，所以接下来我们跟大家共修《药性歌括四百味》《汤头歌诀》以及《医方集解》。

还有，《中医基础理论》是做人和学医两个“轮子”一起转，缺一不可啊！不可以鸡脚长鸭脚短。我们正在设计这方面的共修课程，把经典的道理跟这些临床的案例相结合。

效验结合到讲学里，让大家轻轻松松学习之余，能够体会到中医以及古人的智慧。

好，感恩大家！

4 气虚咳嗽

问：曾老师好，本人女，37岁，之前体寒，腰部3年前夏天受过寒湿。现在咳嗽一个月了后又感冒了，上午吃早饭后咳，痰不易出，稍有点憋气，咳到10点左右咳不出痰时，随咳会有小便禁不住，苔中下焦都是黄腻苔，有很重的感冒鼻音，也出汗了，就是总不好，怎么调治？感谢老师指导。

答：您好，这个问题是很困扰人。我们有句话叫“常想病时尘心减，常想死时道心生”，所以这些疾病都是我们修学上进的砥砺石。只要咳痰喘，就用肺经安。拍打手太阴肺经，自可平缓。

我们不用刻意去关注太多这些疾病，而要关注如何树立健康的知见。像痰饮多，为什么？痰饮是脾胃不好，饮食过度的产物，这时我们就要减少饮食以减痰饮。

张仲景称之为“损谷则愈”，所以好多病，我们先要让身体饿一饿！特别是痰饮多的更不能饱食，本身你脾胃虚又不注意饮食，那么你吃进来的营养都变成痰，反而吃伤人了。

所以大家看，为什么那些越是年老的人饮食越要规律，一不规律，痰就越多。什么叫规律饮食？就是说一天三餐按时，绝对没有第四餐，也没有零食。

正餐只要吃好了，吃够了，那些副餐、宵夜就别吃了，就怕你嘴馋也抗拒不住食物的诱惑，突然间下午或者早上吃完饭后又想吃个糖果，又想吃个水果，又想喝瓶牛奶，三餐如果混乱了，身体脾胃是不好受的。

有一个老人他身体非常好，人家问他如何保养。他说，我都没有吃零食的习惯。人家问他，为什么不吃零食？他说，我正餐都吃好了，为什么还要吃零食？

所以老人家养生的诀窍就一句话：一日三餐，一生平安！所以我们看很多人生病都是嘴馋，这叫病从口入啊！像咳而遗尿者，中医有一个小方子叫五苓散加人参汤主之，这可以气化膀胱，补气而让尿道通利。

现在我们可以看咳嗽跟膀胱的尿它们有什么关系？肺为水之上源，膀胱为水之下游，所以咳嗽严重时它会牵动膀胱，这时通过通宣理肺，补气利水，把这些水湿痰饮化散掉，让阳气升起来，咳嗽就会减少，遗尿也会渐渐好转。

但有一点，就是要“慎言”，要减少讲话，为什么呢？这个以后我们再慢慢跟大家分享。

5 房颤的治法

问：老师您好，有介绍房颤治疗的文章和方子吗？

答：颤抖一是恐惊，二是紧急，三是疲劳，此三者可避免，即断了颤抖之因。我们中医治心，它治的是脏腑，治的是整体，不是说，房颤是心出问题就只治心，你去看像好多心脏病，病人都有肥胖、湿气重、脾胃不好的症状，这时如果没有给脾胃减负，就使心脏受累，身体就缓不过来。

在俗话里叫作“腰带长，寿命短”，这个肚腹每增厚一寸，心脏的负担要增加很多，所以减轻了肚腹的负担，心脏就会很快活。

所以顽固的心脏病一般也少不了要去治脾胃，暴饮暴食不单伤脾胃，更伤心脏。我们有个俗话叫“热心肠”，普通的运动只能够将四肢暖热，肚腹温暖，消化变好。而你如果心存善念就可以让心暖起来，心脏是阳中之阳，心脏会出问题是阳气不够了，心阳不足就不能够普照万物，五脏六腑就不行，所以我们会通过运动来暖脾胃肚腹之阳。

通过利他来暖心阳，两个结合就是常说的“热心肠”。心与小肠相表里，脾胃主大腹，整个大、小肠都归脾胃所主，脾胃主运化，所以运动健脾、暖大小肠，而存善念，说善言、善语却暖心房。

我们的心房为什么会颤抖？因为缺“阳光”啊！所以你去看，很多心脏病患者他的眉心之间一般都有裂缝，不开心的事如果很多，就开心不了，那心就打结，心门是闭住的。

所以张仲景用什么？用桂枝汤，用炙甘草汤，补心血，暖心阳，让心脏充满阳光，你如果服用桂枝汤、炙甘草汤却没有去布施利他帮人，那这些药力都达不到极处啊！所以好的汤药它一定要跟好的行为相配合。这个桂枝汤是布施的方子，我们再配上布施利他的行为，那心脏就会越来越好。

现在好多人会网上查资料，甚至写论文，把房颤的论文都做出来，但是真正治房颤时还是无能为力。因为理论知识跟现实的体验体证有一条鸿沟，为何呢？因为，没有从心性上去修啊，所以我们现在提倡行为、心性要跟药力相合。比如我开桂枝汤方，病人就要多布施利他，我开大黄甘草汤方，病人就要多改过忏悔，那个药力往下走，然后忏悔的力量又往下走，那个病跑得就像箭一样快。这是将来医学会发展到的根治疾病的一个好方法。

6 肛周瘙痒

问：老师您好，我今年53岁，女性，一直以来身体健康，近来体检却有早期白内障和痛风，而且因练太极不标准造成韧带钙化。最麻烦的是还有肛周瘙痒，到了半夜就痒几分钟，非得用指节重揉才止。皮肤无异常，但痒时皮肤底下有点硬！重揉之后便会柔软。请问泡点中药酒吃行吗！谢谢大医。

答：您好，我们看一下，时代病现在都绑成“团”了，痛风、皮肤病、湿疹，还有高血糖，往往是一起来的，这时该怎么办呢？中医叫作什么？叫“寒热错杂，虚实夹杂”。

可能一般人会以为我这是不是练功不标准导致身体扭曲呢？这是在心相上讲，相由心生啊！心理扭曲在前，身体才压抑在后啊！降得浮躁之气定，乃修学第一功夫。

为什么寒热错杂的病人那么多呢？你看很多人一整天他要么就是暴怒，大发雷霆，这时自体立马就处于热火状态。暴怒过后呢？三天的能量烧完了，人就懒得动，不想做事，感觉疲倦，这时身体就处于寒冰状态。两种状态相互夹杂，寒热错杂，湿热熏蒸就出来了。为什么湿热那么难去？为什么寒热那么难调和？因为我们的心从早到晚都没有平和过。

我们的行为不是亢奋就是冷漠。大家看是不是啊？对待一些高位一点的人很亢奋、很热情，但是对待自己的同事、孩子或者学生就提不起劲，甚至傲慢，瞧不起他们或者是会嫉妒。

这样的人的心一整天没有平静过，他的身体都在动荡。故在经典上面讲，遭遇任何事，勿扰欢喜心；遭遇任何事，勿扰平静心，心平才能气和。念刚百症起，心柔万邪息。

包括瘙痒，《黄帝内经》都告诉我们了，诸痛痒疮皆属于心。为何用一些宁心安神活血的药可以把瘙痒病痛减轻，道理就在这里。所以最好除湿热，排毒止痒，学会过一种稳定规律的生活，生活不规律，瘙痒不间断，情绪不稳定，疾病必起伏。

经典上讲，唯定能够转百病，定转一切。我们今天是从深层次来剖析湿热、寒热的根源，人一念怒火，周身就处于燥热状态；一念冷漠，周身就处于寒冰状态，我们一整天对多少人有怒火，又对多少人冷漠，就可以知道我们身体的湿热有多么厉害。

这时岂是一般的藿香、薏仁、佩兰、砂仁能够除掉的，又岂是白鲜皮、地肤子、威灵仙能够止痒的？

7 胃疼，反胃，呕吐

问：老师，晚上米饭凉了又有些硬，吃完我就胃疼得厉害，夜里胃不疼，肚子有些疼。我想问这是什么原因导致的？白天上午吃完一个苹果，就感觉有些反胃，想吐还有一些头晕。

答：军队倾巢而出，城池就没有抵抗力。人奋不顾身地关注外在五欲六尘，肚腹的消化能力就会极低。内守精神，三个苹果皆可消，外耗气血，半个梨子都不化。我们一些饭堂上面会贴两行字叫“五观若存金易化，三心未了水难消”。就是说现在你要是不运动锻炼，你连一个苹果的福报都受不了，一碗凉水喝下去都会肚子胀，连吃多碗饭都可能会撑得胃痛。

真正健康的人不会因为吃少而饿，也不会因为吃多一点而撑，为什么？因为他身体的调节能力很强。这些恶心、呕吐、胃胀在《病因赋》上面讲，呕吐者胃气之不降啊！

这些食不下降，是胃肠蠕动力不够了。胃的动力来源于哪里？来源于心脏啊！所以心阳不够，心念暗耗心力太多过后，那个胃它就动不了了。

所以大家看，为什么久坐办公室、思虑过度的人，心力耗费很厉害的人，他的胃食量会越来越少。像诸葛亮后期谋虑很多，思虑伤心脾，那么饮食就会变得很少，吃多一点胃都受不了。

我们现在这时代，大家有很多福报，却又无福去消受很多食物，为什么呢？因为运动锻炼少啊！一个人包容不了周围人，他对很多饮食可能就会挑剔，也包容不了。

所以胃的容量取决于你心的容量，心量不大，这个胃纳就会变小。关于脾胃这方面，可以弄一些苏叶、生姜或者芦根来煎汤服用，取它和胃降逆，中空善通表里气，这样胃胀、呕吐都会因此而减轻。

8 孩子换牙时间延迟

问：孩子吃饭太快，不怎么嚼，这可如何是好？还有，孩子10岁了，第二批牙还一颗也没掉。

答：您好，这也是孩子常见的问题——孩子急躁，急性子。我们有一部《心相篇》的古经典上面讲到，心平气和，可期孙荣兼子贵。就是一个人心气平和，那么他的后代子孙就有富贵健康的气象，这是可以估算出来的。而才偏性执呢？不遭大祸必奇穷。

我们现在很多人不服气，说时运不济，抱怨社会不公。这不是社会不公，而是因为我们偏执了。

人的偏见往往比病痛更可怕，好多人才偏性执，性躁心粗，结果到处碰壁，身体都碰伤了。

所以看到孩子急躁，我们要想起我们也不是很平静，一个家庭有不安宁的氛围就很容易养出躁扰的孩子，所以父母听经少了，圣贤经典熏修少了，那么他散发出来的气场大多是跟孩子对抗的。家庭不可缺德音雅乐，家庭不可缺好学氛围。

家长那种包容平和的心态缺乏之后，孩子会有很多怪异的行为，所以我们面对这些浮躁的孩子要将之改正过来，首先是从父母入手。

接下来我们会跟大家分享蒙学经典，像《名贤集》《格言联璧》《小儿语》之类的，这些浅显易懂，很容易使我们有一颗见贤思齐之心，然后再去做事。

历境对缘的时候，那种平静心出来了，孩子都会淡定很多，所以孩子不淡定是因我们不够安详啊！

9 小囊肿，小肌瘤

问：老师好！我肝上有一个小囊肿，子宫有一个小肌瘤，右附件有一个小囊肿，平时睡不好觉，失眠多梦易醒，手脚冰冷，该怎样调理？我也在自学中医，期待得到老师的指引。

答：欲通郁，多欲则易郁，所愿不遂必郁。是故无求到处人间好，有欲终将误此身。这是很常碰到的包块结节。你看，我们中医讲，肝上达巅顶，中布胸胁，下络阴器，所以这个肝的经络如果堵塞了，中医就叫肝气郁结，结果是什么呢？肝里面容易长囊肿，乳房容易长结节，子宫容易长肌瘤，附件容易长包块，这些看似不同地方结的包块，从中医角度看来其实都是一个问题，就是肝气郁结，气虚湿重。

我们看一个城市为什么会有垃圾堆，堆得臭气熏天呢？有三种常见原因：第一就是产生的垃圾太多了，这叫湿重；第二个原因就是搬运的人手不够，力量不够，这叫气虚；第三种呢？就是道路不通，运送不走。所以治疗小的包块郁结跟治疗大的癌瘤肿块，中医都是这个思路。把正气补足，把经络疏通，把湿浊清走。所以我们最常见的就是要把能量加强，然后让能量通畅，那么这些代谢物质就会慢慢排出体外。

我们看这个时代为什么长结节包块的人越来越多？因为大家都累得没能量了，都不爱运动，久坐脉闭，经络管道堵塞，垃圾排不出来啊！

这时怎么办呢？中医里头有大量可以补气通经络的药能够补气通经络，人如果不知保惜元气，运动活血，那药物起的功效也很有限。寡欲精神爽，思多气血伤。

所以我们身体的动力从哪里来？平常人的动力如果是名利，而修行人或有魄力的人的动力则是大愿。

你看，那些以名利为动力的人做事很容易累，而出发点是大愿的人，是为帮助更多人的，那么他的力量会更绵长、更持久，所以癌瘤包块从心性角度上来看，有时可能是缺乏愿力。

人如果私心太重了，脉就会堵截得比较厉害，我们常说，有个词语叫作什么？叫自私鬼。一念自私一念病鬼，所以私心是闭百脉，郁百脉的。

如果人能够多一分利他心，多一分感恩心，那就会多一分正气，所以用药在固本培元基础上，加上一些布施利他的行为，这经脉扩张得就像箭一样快，排除浊气的速度也非常快。

所以我们为什么接下来要继续做传统文化经典修习呢？因为这些东西都能从心灵上面将我们的大心大愿启发出来。

人首先要做一个大心的人，做一个大舍的人，然后那些小疾小病就显得无足轻重了。

10 尿频的问题

问：老师，请问尿频是哪里出问题了呢？

答：好，这个问题现在也常见。肾司二便，肾虚则恐，恐伤肾，终日害怕，患得患失，尿道开关失利。

第一种是火热的尿频尿赤，这是心肺上焦有热，因此借助膀胱水府来泄热。这种尿频急、黄赤只需要用些八正散或者导赤散。

如果不懂得这些配方也没关系，搞些竹叶、白茅根、芦根，随便抓一把来煎水喝喝，这个心火一下去，从这个尿道排出来，就都顺畅了。所以这样的人要少熬夜，少看电视、电脑、手机。

第二种就是很多中老年人气虚的，尿频急兜不住，俗话说："当年迎风尿千丈，而今顺风打湿鞋。"很多中老年人有前列腺炎的，气不够，就尿无力。这时怎么办？服补中益气汤几剂下去，气化则小便自出，一次就排得很干净有力。

所以这种情况下要注意保惜元气。林则徐《十无益歌》上讲，不保惜元气，服药无益。所以我们通过寡言语以养中气，节饮食以保脾胃。

11 白天很累，晚上反而睡不着，怎么回事？

问：老师好，一般人都是白天劳动累一点，晚上就睡得香，我是反的！白天早起或者干活多，晚上就难入睡，肚子里好像没气的感觉，空空的，趴着睡用胳膊压在肚子那里，肚子没那么空了才能入睡，但是还是睡不沉，像醒着一样。这是怎么回事呢？谢谢老师！

答：您好，失眠、睡不成觉是人们巨大的现实困扰。我们以前的人觉睡得好，所以脸上气色好，皮肤好，最好的化妆品是睡觉。一觉闭眠百病消。

可现在人们普遍外求了。外求就会加重烦恼痛苦，而内求呢？会加大智慧跟福报。在正常情况下，人身体习劳苦、劳累，晚上会睡得更香。你为什么劳苦、劳累后还睡不好？有一个最常见的原因可能就是你劳心了。

中医认为阴虚则火旺，当我们劳心、心血暗耗过后，这个心静不下来。所以我们建议大家，当黑夜降临的时候就要少用电子产品，这叫顺天时以养生啊！要懂得安心之术，体力上的活干再多都不会伤害身体，脑力上的、心灵上的你想过多，是会把身体想垮的。

在经典上有句话叫："多欲之人，多求虑故，苦恼亦多。"那些欲望炽盛的人很想要贪得……有句话叫："贪得无厌，有求皆苦。"所以，失眠的苦楚也可能是外求太多得来的。

生活其实很简单，多与过去比比，与苦难的人比比，你心安理得，自然神清气爽。所以我们这时代苦就苦在很多人都在攀缘、攀比。

如果能够熄灭这个攀缘、攀比心，那么你所得到的将是别人都羡慕的啊！

12 养生功法要领

问：老师，月经期间能做圆运动吗？

答：您好，涉及练功导引。女性特殊的生理期是要注意一下，比如说，月经期间要少碰凉水，少做剧烈运动，包括芒果、鸡蛋这些生冷或黏腻之物都要少吃。

芒果有一定的酸、收、止血功效，如果月经期间吃的话，会使血排不干净，久而久之容易得子宫肌瘤。还有其他生冷之物，中医讲“寒主收引”，就像你一碰冷水，你的脉管就会收缩。同样人一吃寒凉之物，如雪糕、冰淇淋，子宫的那些脉道一收引，瘀血排不出去，就会成为病理产物！

至于圆运动功法很简单，只需要按照那个普通的要求来练都不碍事。为什么呢？因为圆运动功法就像平时走路那么简单，所以你只要还能走路还能干些活，你就还能练功。

总之，眉间松，展慧中，面微笑，心从容，只要识此四句心法，有什么不可以的？

13 鼻炎的治法

问：请问老师，儿童鼻炎怎么治？

答：肺开窍于鼻，肺主魄，气魄小了，炎症便来扰。野蛮其体魄，运动量肺活量渐渐增大，鼻炎即好转啦！现在儿童得鼻炎的不少啊！中医认为，青黄辨寒热。所以鼻炎要靠分清寒热而下手。怎么分呢？流的鼻涕偏清的，体寒也；偏黄浊的则还有郁热。

根据热者寒之，凉者温之的原则选择用药，一般都不会有差错。所以，碰到一些体寒容易感冒、鼻炎反复的孩子，我们常用玉屏风散配合桂枝汤。碰到一些容易发热的孩子，我们要用小柴胡汤加减变化。

孩子鼻炎看似是鼻子堵住了，其实是肺跟肝胆有堵塞。肺跟肝胆有堵塞是因为大肠跟小肠不通畅，所以像这些黏糊糊的，容易生痰，虽然很香很容易吃进去，却很难排泄出来的东西要远离，如鸡蛋，煎炸之物油炸花生米之类的。

孩子这些常见的问题只要饮食上注意到，一般疾病都会很快减轻。中医讲，肺开窍于鼻，如能再配上通宣理肺的药，加强运动量，肺活量大了，鼻孔通畅了，那个气不憋了，孩子的那个炎症就不见了。

14 转氨酶高怎么办？

问：老师，你们好。我爱人是个做苦力活的，47岁，喜欢喝点酒，偶尔会醉。最近没有精神，小便黄，去医院检查出转氨酶高出一千多，请教老师，这样发展下去会是什么情况？我们该如何调理？

答：专病有专药，土茯苓降尿酸，丹参、牛膝降血压，茵陈、栀子治胆囊炎，大黄降转氨酶。此为特效药，仍须辨证用之。这个肝炎转氨酶严重升高不是小事情，会烧坏肝的。肝炎虽然可怕，但是人的偏见跟无知比肝炎更可怕，就像我们很多人生病都不知道给身体减负，还带病劳累，或者生病的时候也不知道饮食禁忌。

我们中医讲，一个明白饮食禁忌的人，他治起病来会有事半功倍的效果，一个人如果不明白饮食禁忌，像肝炎的人还吃煎炸烧烤物，喝大酒吃大肉，那就事倍功半，有时连一半效果都达不到，甚至还会增加病痛啊！

所以不是医药降转氨酶不行，是我们生活习惯没有跟上来。所以我们要注意保肝五点。

第一，务必要早睡，早睡能养肾水，水足则肝火自平，水亏木燥则火自旺，这叫木燥起火论。

所以我们治肝的时候常会用些白芍，为什么？柔肝缓急，平息肝的怒火。

第二，要少用眼，过度用眼就是在拔肝血。我们现在用眼的那个频率和程度是古人用眼的十倍百倍啊！你看，甚至有些小孩子打游戏会打到视网膜脱落，用眼多厉害！所以沉迷于网络游戏或者电脑，表面上是在伤眼，实际上是在伤肝。

第三，酒能够伤肝，所以过度饮酒，肝脏的功能会受损。肝的本性被搞乱，肝正常的代谢维系不了就会出现健康问题。

第四，怒能够伐木，每郁怒一次，那个肝木就像被刀子割过一次一样。所以说，对人忿怒就像拿刀子割自己。

那些有智慧的人都会懂得过一种不怨人的生活，如果还不懂得过一种不怨人的生活，说明这个人的修养跟境界还需提升，这个苦才能少受。

那第五呢？第五就是要勤运动，肝主疏泄。为什么中国人有个习俗叫“三月三，放风筝”？春天的时候，正是疏肝解郁之时，放风筝的时候，人拉着风筝奔跑，踏着草地，然后仰望着天空，刺激了身体下部的涌泉穴，拨通了上面的百会、肩井、大椎穴，而人在仰望的同时，肝气自会舒解啊！

我们中医讲“百病皆生于气郁”，所以，一个人长时间坐在办公室里，他就是一个郁闷的象。因为坐办公室久了，会把肝经的气给坐瘪，坐堵塞住了，所以久坐不仅伤脾，还伤肝啊！

世间因为有无穷无尽抑郁的人，才会有无穷无尽难调的肝病。明白这五点，人如能不执着于自己以前那些习气，稍作调整，肝功能就会慢慢调整过来。

15 颌下腺混合瘤怎么治?

问: 老师好，我爷爷今年77岁，2009年3月做过右颌下腺混合瘤切除手术。2010年7月份张口受限，按摩后张口程度稍微大些。2012年9月咯血五天，每天输血100毫升，住过院。2013年咽喉疼，伸舌困难，舌红苔少吃过中药。现在基本张不开嘴，只能吃流食或者面条。老人家非常爱种地，说身体的累可以忘记口腔的痛，一年四季都忙不停。其实我想带他去杭州的中医院看看病，不知道中医对此类病是否有研究，或者请您给一些启示。

答: 脾开窍于口，思伤脾，劳倦伤脾之主因不降，则口腔之恶果不消。主因未认准，下手瞎折腾。孙子很有孝心，为爷爷找好的中医调理。我们现在要明白身体的病找医生，心里的烦恼痛苦要找文化，文化文化，以文化性，可以找经典的典籍。

身体的问题大胆地交给医院，心灵的问题要自己去大胆面对。多读经典有出路，少讲闲话长精神。

我们听一位医生讲的一句话，令人非常震撼。他讲，“不是中医救了肿瘤，而是肿瘤救了中医”，我以为他讲错了。后来，仔细思量，没错。

没有疾苦就没有良医，恶业成就了圣贤，苦难成就了孝子。刀在石上磨锐，人在苦里炼成。

古代孟子讲，人有道德、智慧、能力，全凭灾难跟疾苦，所谓“生于忧患，死于安乐”。我们看苏秦的故事，苏秦刚开始去游说秦王时，到处碰壁，回来后嫂子都瞧不起他，不给他热饭。

而苏秦呢？悬梁刺股，苦读诗书，再次游说六国时，身配六国相印，家族中人没有不夹道相迎的。

苏秦呢？则马上将财宝分发给族人、嫂子，而且心很欢喜，一点也不计怨，为什么呢？苏秦说，如果我当时有良田巨产，大家都给我好脸色，我就不会去精进奋斗，更不会有今天。可见，智者都知道苦难是得成就的肥料。

《道德经》老子讲，“不善人者，善人之资”！包括现在这些疾苦，我们不要去害怕它，抗拒它，而要借助它们，借助这些若难来修炼的人会由黑暗走向光明，而害怕、抗拒、抱怨的人往往会处境更难改善。

所以我们碰到这种情况，就需要深入经典，找到一些安心宁心，使心能解脱的方法。接下来我们会跟大家分享更多的方法。

16 过敏体质是否可以吃消炎利胆片？

问：请问老师，过敏体质的人不能吃消炎利胆片吗？

答：您好，这个问题很好。为什么要吃消炎利胆片呢？因为肝胆有瘀滞啊！肝胆有瘀滞的人第一步不是吃疏肝利胆的药，而是先要找出肝胆瘀滞的系列行为、生活习惯。

健康是一种好的生活方式的结果，生病是一种恶劣不良生活方式的结果，要想转病为健康就要转变一种生活方式。

第一，像鸡蛋、油炸花生米，以及薯条、方便面这些要少吃，因为煎炸黏腻之物最容易堵塞肝胆，让人心急火燎，让人脾气暴躁。

第二，要早睡，人早睡了可以养肾精肝血。《黄帝内经》说，人卧则血归于肝，精藏于肾。所以睡眠不够叫水不涵木，肾水不滋养肝木，人就会很暴躁，木就很容易起火。

所以我们治疗很多肝火大的人，可以先不去灭火，把肾水养养啊，像用一贯煎治疗舌红少苔，对尿赤、脾气大、火旺的肝郁之人效果非常好。或直接用滋水清肝饮。

一贯煎这里面就是用养阴水的沙参、麦冬、生地、枸杞子之品。所以看清楚这点，我们就知道炎症上火不一定要消炎灭火，你只要早睡，养其真，这样水足滋润，火自降。

同样，过敏体质的人很多药都要慎用，但更应该注意的，过敏体质的人，中医叫风体质的人。风者，善行而数变。如何息风呢？治风先治血，血行风自灭，所以保持气血充足，风动就少了。敏者，过度反应也，中医叫少阳症，往来变化，神鬼难测之症，用小柴胡汤来解。因此小柴胡合四物汤，玉屏风散是治疗一般过敏的巧妙组合。

17 关于运动的方法

问：老师，刚看到说运动能生阳，也能耗阳，只适合阳气足而气血不畅的人。要是本身阳气虚，运动反而会损伤阳气。请问这如何解释呢？您说富贵人家多病，可为什么我在医院看见的却是，绝大多数看病的都是穷苦人家？

答：好，这个问题非常好。虚者宜小动，微动，温衣即可。究竟运动对身体是好还是不好，这完全取决于你怎么去动。

如果乱动，你身体再好也会搞坏。你如果很有规律，非常符合生命的韵律去动的话，弱的身体也可以慢慢好起来。这就是有没有掌握方法跟心法的问题。

我们现在很多人是心浮气躁地去运动，所以运动后欢快一时，后来呢就感觉很疲倦，甚至会出现运动伤。

那该怎么运动呢？还是那句心法，要放松而又警觉，缓慢而又精进，全心全意而又毫不紧张，这是我们在六祖寺参加内观禅后得到的一句最重要的养生养心的窍诀，把这句话跟大家分享。

如何才能做到既全心全意又毫不紧张？

我们看，好多人做事情一旦投入的时候就显得很紧张，所以很累，一旦放松的时候，就懈怠了，结果什么事也没做好。

你要能够将两者协调起来，一般参加完一次、两次内观禅后就会有些感觉。

至于那些去医院看病的人，很多人认为看到的多是穷苦人家的，富贵人家少。其实我们这时代如按照以前的标准来看，绝大部分人都是大富之人，为什么？以前杨贵妃要吃到荔枝，需要一骑红尘妃子笑，要用八百里加急，现在呢？现在网购一下子就过来了，比以前还快，所以现在很多人的享受和待遇远超过以前的大富之家，这就是时代物质发展带来的便利。

人们还以为自己穷苦，那是因为心里不知足啊！所以富贵的人还是占多数的，只是我们不知足而已。饮食终日，乱说闲耍，终日昏昏不如牛马。《小儿语》早就写出那种富贵后忘了读书，衣食足却不习礼仪的丑态、病态。

从这个角度来看，在医院里很多病都是富贵人家得的。为什么这个时代里有时容易多病，因为不知足，多欲啊！

18 说话就紧张、卡字，怎么办？

问：老师好，我有很严重的问题急需请教：我一说话就紧张，经常要说的字死活说不出口来，整个人没有心气，已戒淫邪半年，吃素半年，偶尔吃肉，不吃鸡蛋、水果，肾精亏虚并脾胃不好，打嗝。已诵读医书半年。我想解决说话紧张、卡字的问题，现在已经严重影响工作了。

答：您好，这是一个很普遍的问题。学力根深方蒂固，功名水到自渠成。这还是一个精气神保养的问题，气血足，表达自动信达雅。真情流露即文章。有很多人在大场面上讲话会紧张，甚至结巴，刚开始都不敢上讲台，甚至有些自闭的、抑郁的人连话都讲不出口，严重影响学习和生活。

为什么呢？两个原因。第一个，可能是利他的心不够。利他会让人血脉、喉轮打开。所以我们要给自己立一个标准，不是真善美慧的话不讲出口。现在我们很多人动不动讲粗话，讲恶语，讲假话，所谓言为心声，这个言语是心灵的体现。

心如果扭曲，紧张，不坦荡，你讲话怎么可能放松通达呢？为什么古人讲“君子坦荡荡，小人常戚戚”啊？因为君子都讲真善美慧的话，而小人呢？讲假恶丑愚的话。讲多了就君子乐得作君子，小人冤枉作小人啊！

还有一个办法，可以把喉咙打开，就是通过练肩倒立，这是瑜伽里头很厉害的一个动作。用肩倒立配合徒步穿越，把自己的体能耐力练起来，喉轮打开，你自然说话中气足，响亮而不紧张。

总而言之，心中要存正念，加上男子汉大丈夫要有体魄，你如果没有体魄，体魄不够，运动量不足，那浩然正气你发不出来，讲话当然很难真正讲好。

19 腿软没劲怎么办？

问：老师您好，我妈妈最近左腿腿软，没劲儿，这是怎么回事呢？

答：若人向老，下元先衰。用艾叶水泡脚以及点点按按，老寒腿减半，学习一套按脚术乃孝子居家必学。中老年人在雨季的时候很容易出现腿脚酸软、沉重或乏力，这是为什么呢？是因为身体肾虚而湿气重啊！

所以，我们有一个食疗方可以防治肾虚腰膝重的，那就是五黑汤，黑豆、黑米、黑芝麻、黑木耳再配上龙眼，这五样食疗之品能够滋补腰肾，配上杜仲一起熬。

古人讲，杜仲入腰肢，能除腿酸膝重。以前有个少年新婚过后腿软，没有力量，怎么办？医生建议他用杜仲配合黑豆之类的熬汤，直接补肾除湿。

这简单的食疗小方子就把这问题解决了。所以平时有小问题、小恙就用这些小食疗方，小食疗方有大道。中医讲，色黑入肾啊！但黑夜更补肾，黑夜沉睡，一等养肾，神气归田，龙精虎猛。

20 脚趾间脱皮怎么治？

问：老师您好，双脚趾间脱皮却不痒，该怎样解释？谢谢！

答：皮者，表也，人之边疆，体强则壮，而拍打乃最壮体质之功法之一，直接简便好操作，学一套拍打操，朝暮各练20分钟，痒可消退。皮肤脱皮，如果瘙痒，有水疱，一般是因为湿气重，痒走来走去就是风气重。现在只脱皮而又不痒，是什么呢？可能是肺虚，是精气不能布散于肌表。

我们中医讲，脾虚则土不生金，损其皮者，饮食就长不到肌肤上，所以脾胃受伤，皮肤就不好。像古人有些脱皮或者老年人腿脚瘙痒，怎么办呢？可用些山药熬汤以补脾以生肺，补肉以生皮肤。同时还有个很重要的，要早睡。古人因为九点到十一点间，这是亥时，亥时睡觉皮肤好，这个觉叫什么？叫美人觉。

可有人说，我晚上九点睡不着觉，怎么办？那是因为你晚上太兴奋了，手机电脑看多了，或者给胃肠喂太饱了，胃肠兴奋，你的心休想安宁。

所以晚上喝点粥，吃点萝卜干，达七分饱，争取早睡，比多吃营养，却睡不沉，对身体还要好。

21 胃炎的调理

问：您好，我想请教下，胃炎要怎么调理呢？

答：胃以降为和，以下为安，虚心下气念恩图报之人，六腑通调，炎症减少。胃炎是时代最常见的问题啊！我们讲了很多调理胃的办法，大家可以看养胃五点以及我们录制的《饮食之道》的视频，每天饭前三分钟，健康少病痛。

现在很多时候胃出现问题并不是因为里面的炎症，而是我们吃撑了，或者吃急了，这两个是伤胃最大的杀手。

你一急，那个经脉是扭曲的，就不消化；一撑，肠胃负担过重，也消化运转不过来。所以胃炎就是提醒我们肠胃要减减负了，不能够胡吃海塞，暴饮暴食。

胡吃海塞会得心肌梗死的，暴饮暴食就等于暴病，所以那些有急症，有疑难病的，很多都有吃伤脾胃在前，所以保养好脾胃就等于截断了很多疾病。真如古语言，脾胃一伤，百病丛生。中土一安，何疾敢犯。

22 运动出汗会伤阴吗？

问：老师，您主张运动出大汗。可这不会伤阴吗？又是“太过”，也不合乎“中”的道理呀？

答：这个问题提得很好。循序渐进是王道。什么叫中医？中者，不偏不倚。医者，医其过与不及啊！所以是会伤阴的，但我们要从微汗入手，就像做准备活动一样。

刚开始运动不要太快，先用缓和的运动方法。等你运动到身体源源不断出汗的时候，你可以适当加强运动量，因为你的筋骨各方面已经打开了。

所以我们把身体上的衣服搞湿，不是说剧烈运动把它搞湿，是通过和缓从容的耐力运动把它搞湿，这就不叫太过。

像老农干活一样啊！不急不缓，每天要换两三套衣服，但是身体却越来越健康，为什么呢？因为他运动的节奏非常均匀。

我们现在绝大部分人运动量是不够的，运动太少了，所以要加强运动。我们运动的时候主张缓慢而又精进，放松而又不放逸，全心全意又毫不紧张，能够把这个心法在身体上落实的时候，你会发现你做什么事情身体都往好的方面转。

如果不能做到这点，你在运动、睡觉时，都可能在伤身体；如果能做到这些，你在工作时，也在强壮身体。所以如果谁说工作跟锻炼身体相冲突，那可能是他还没有掌握好这个方法。

23 月经量少

问：老师您好！我最近感觉口有苦味，脸有明显的热感，而且最近半年月经量少，才两天半就已完全干净，请问老师该如何调理？

答：您好，这个问题现在好多妇女都有。月经量少，为什么呢？因为血水少。口苦烦热呢？因为肝郁气滞化火啊！一边有气机郁结化火，一边又熬伤血水，所以表现出上面热，下面亏虚的现象。心平气和，精水聚，心浮气躁，气血耗。

我们常用什么？常用小柴胡汤舒解肝胆郁，四物汤补养血水虚。小柴胡汤顺其性，而四物汤养其真，两个一搭配，柴胡四物汤是解决现在肝郁化热，耗伤血水的重要合方。

所谓合方治疑难，就像两个军团从不同方向包抄就能够打赢这场战役一样。我们为什么会烦热又血水亏虚？

古人讲，莲花有种少人种，心火无烟日日烧啊！天天动气，人动一下气，就要消耗好多血水，好像冰箱，你看，你要把食物冻到保鲜状态，那你要花费好多电。

我们要让自己的身体、心灵不会燥火，那也要花费我们好多能量。所以最会节能的人，身体保养得最好的，就是少动气火，不动性。动一次性，三天都不容易恢复过来。所以药物虽好，不动性、不动气才是真高啊！

24 总感觉累，身上没劲，怎么回事？

问：为什么我老感觉累？不是身上就是腿上，累得坐上凳子就不想动？

答：您好，这个问题非常好。精神在身外之物上，则脏腑空乏而累！我们看，这时代最常见的口语是什么？好累！好闷！好烦！好郁！好苦啊！我们看，肝累的会说是“好郁”。心累的呢？心累的会说“好苦啊”！脾累呢？脾累就是“好累啊”“疲倦”。肺累呢？肺累的会说“好闷”，诸气膹(fèn)郁，皆属于肺。肾累呢？他会说“好烦”。如果脏腑这五种类象叫五衰象出现的时候只有一个结果，就是好惨啊！

所以很多人没耐性，很容易烦躁，不是他修为不高，而是肾水少啊！肾水少了，被别人激一下，你马上就收不住脾气了。肾水饱满的人他能定得住。

工作、学习上不顺利，身体上又很病苦，而家庭里头又很乱，这时人根本没力气、没能量去应对，所有的气血都被这些烦琐事消耗掉了。那该怎么办呢？经典告诉我们，在《信心铭》上，这些祖师大德开篇就讲：“至道无难，唯嫌拣择。但莫爱憎，洞然明白。”这最伟大的养心之道、疗心之道并没有难的，就是我们不要去爱憎，不要去起分别心。

祖师大德怕我们不理解，又讲了一句说：“才有是非，纷然失心。”就是说，我们一旦有对错、正邪、善恶这些分别念头的时候就已经很耗能量了，只要起心动念，能量就在暗耗，所以做任何事情不是我们身体没能量了，是我们没掌握好如何降服其心，如何保持很好的心态去历境对缘。

文殊菩萨讲过“文殊一言计无施”，任何一个善恶缘、顺逆境都是在成长自己。如果认识不到这点，那么顺境喜，逆境怒，都是在伤自己。认识到的话，顺境不会喜，逆境也不会悲，这都是在成就自己。所以同样一件事情，为何有人可以活得很有能量，有人却活得很耗能？因为心念、心态不同啊！

25 运动后容易虚脱，怎么回事？

问：老师，能否请教一个问题，舌体略胖大，有淡淡齿痕，苔薄白，稍微运动后感觉像虚脱了一般，上完一天的课后就觉得啥都没记住，这是由于体内有湿再加上心肾不交吗？还是阴虚呢？

答：此乃脾虚有湿，平胃散主之。戒劳倦思虑伤脾。现在很多学生都碰到这个问题。上课不是昏沉就是散乱，总而言之，精神严重不够用。我们有些人意识到，一个身体起码要有十个人的精神才勉强够用，其实十个也不够用。

为什么？因为欲壑难填，你只要欲望大，十个一百个身体精气神都不够你用。不会用身体，再好的身体也会用坏；会用身体，再差的身体也会渐渐地用好。

所以好身体是父母给你的福报啊！叫祖上有德，子孙有福，而会不会用身体却是个人修的智慧，所以学会用身体比有一个什么样的身体更重要。

我们看如何才能用出棒棒的身体？就是一句话：心善言缓走要安。心存的是善念，不存恶念，善念能够暖心。良言一句三冬暖，恶语伤人六月寒。当心存善念的时候，心是暖洋洋的，五脏六腑不服生姜却胜过补阳汤。

而讲话呢？缓和才能长久，人贵语迟。那些真正贵人之相，精气神饱满的都不会太急，那些急躁的都是精气神不饱满的。这叫“半瓶水晃当当，满瓶水不响”。

而走要安呢？古人讲，坐如磐石不动，走如水平之不流啊！上贵之象，这是非常有贵气的行走方法。所以走路的时候两脚平行，脚掌要同时落地。如果脚跟先落地，叫拖泥带水；如果脚尖先落地，叫性躁心粗。这两个都不是智者的行路之法。这个以后我们讲到内观禅的时候，会跟大家分享这方面的心得，教我们如何能走出幸福、健康、美满的人生。

26 乌头怎么炮制？

问：老师，我是一名执业医师，一直学《金匮要略》，但是不敢用乌头赤石脂丸里面的附子，乌头该怎样炮制才安全有效？请老师解惑！另，中医门派多，应从何下手？

答：好，这个问题我们前面提到过。这个乌头有一种乌头蜜制法，在倪海厦先生讲的《金匮要略》里说很明白，大家可以去看看。

现在我们很多人都很容易有一门一派之见。我们老师常跟我们讲，人要有正知正见，但不要有门户之见。真正有正知正见的人他是不会有任何门户之见的。

百川归海，古人讲，汇万物以成集者，其为圣人乎？这是什么意思？是说把万物一切有用、好用的都集到自己身上来，这就是圣人的修为啊！不兼收百家之长，难成一家之美，不取法至高之境，难登独到领域。

我们看《伤寒论》《金匮要略》，还有《黄帝内经》这些都是圣贤的经典，为何我们读圣贤经典不受用呢？因为没有用圣贤的心量，所以见地如果通透的话，你读各家学说都像是经典一样。

见地如果不透，拿起经典，居然不如各家学说啊！所以现在好多人要分经方派、实方派，要分扶阳论，还是滋阴派，要分补脾胃的，还是泻火的，其实这些都不必刻意去分得很清楚。只要有用的一切为我所用，一切不为我所有，用这份心态去学习的时候，你平时好多学不到的东西自动都学到了。用铁杆中医邓老寄语青年医子一段话共勉：四大经典为根，各家学说为本，临床乃中医之生命线，仁心仁术乃中医之魂。

27 喝花茶有什么作用？

问：老师您好，请问玫瑰花和橘子叶是什么时间喝好呢？

答：您好，这个问题提得好。灵药如仙可疗疾，恶念似毒能伤体。因为我们提到人在生气，肝气郁结的时候，胁部会胀，口会苦，眼睛会痛，这时怎么办？一个是拍打腋下，二是按摩太冲穴，还有敲打胆经，这三招可以从导引按摩角度来舒解，效果很好。

有些人说，我想喝点药茶来梳理，这也简单。中医认为，花类植物含苞欲放，能够打开，开代表什么？代表开郁结啊！而叶类植物呢？叶代表疏散，所以很多叶类的植物能够疏散邪气，苏叶、橘子叶、桑叶，这些叶类呈疏散之象。

橘子叶能疏肝解郁，玫瑰花能解郁散结，两种花叶一搭配，能够将郁闷之气舒解开来。所以郁闷后胁胀痛，口苦咽干用这个或者小柴胡汤配合玫瑰花、橘子叶，吃后再排气，胁部紧张的感觉就松开了，这是理气药的神妙之处。

我们好多人知道这办法，但这些只是简单的善巧便方，你如果完全依靠它就不行了。像如果我们知道了玫瑰花、橘子叶疏肝解郁这么好，那就经常喝。经常喝，你就泄气了。所以最重要的不是吃多少解气的药茶，而是如何能做到少生气。比如一顿饭，有人一看不合胃口，就赌气不想吃，这时呢？这时他就生病了。

那如何吃出一顿好饭来呢？我们饮食之道上面讲，当你心在饮食上的时候，再好吃的东西都会变得不好吃；当你心在道上、修学上，再普通的东西你都会吃得津津有味。

所以饮食越简单，人会越快乐，气闷也会越少；如果越挑剔，口味越重的人，他就越苦。

饮食是这样，腿脚也是这样。有人不愿意走路，为什么？平时缺乏锻炼和盘腿，走路不轻松啊！有人说我平时运动没时间啊，如果没时间，那我们有个没时间的运动方法，可以让你不出家门，不下凳子就能够把两条腿练得好好的，那就是单盘或双盘。

有人说，我的经络老化了，盘不起来，其实不是腿脚硬，而是我们的心不柔软；不是腿难盘，而是心不够柔软。所以对于办公室的人，久坐容易肝气郁结的，我们有时间多盘盘腿，打通腿部的经脉。盘腿时，那感觉气机舒达的时候比吃玫瑰花、橘子叶茶还管用啊！像这些都是很好的善巧便方啊！

28 不孕不育

问： 老师您好，我不孕不育，很难怀孩子，怀上两次都七周就停育了。先生早泄，中西药调理多年也无效。为求子，我们看中西医五六年都无效。请问可怎么办？请指教。

答： 不孕不育是现在城市里头人的痛点。当今人耗神于双目者多，则下半身子宫、精囊易亏。因为孩子难生、难养、难教、难管。孩子生养的问题在古代看来是要男女夫妻和谐，这叫天地和则生万物。

为什么皇帝的寝宫叫乾清宫，而皇后的寝宫叫坤宁宫？乾清坤宁出神灵，风和日丽，草木欣欣。所以一个家庭丈夫清气不够了，而妻子祥和宁静不足叫天翻地覆啊！天翻地覆就像狂风暴雨，禽鸟戚戚。你看，这些家庭往往是相互指责的，指责对方过失的都是在山崩地裂，天翻地覆，而能够认识到自己不足的都是一派祥和。所以乾清坤宁怎么修？就是只见自己过，不见他人失。有勇气、有智慧的人才能够认识到这点，并且做到这点。

我们中医认为，肝经上达巅顶，旁布胸胁，下络阴器，也就是说，情绪一动，一个郁怒，整条肝经连到下面，男的睾丸、女的子宫都在扭曲，打结。

所以为什么孩子怀不上呢？天天地动山摇，你能站立得稳吗？站立不稳，这是一个实证，责之于怒气。而虚证呢？虚证责之于纵欲啊！现在男女纵欲的现象比较厉害，纵欲不节制，沧海的水都会漏失。所以寡欲者多子，而纵欲者少子啊！这在《寿康宝鉴》上有讲。

我们可以看一部《了凡四训》的书，这是不孕不育患者的福音啊！为什么呢？因为里面就是记录袁了凡先生如何由少子短命转变为多子多寿的心路历程，这是实证过来的经验。

里面提到袁了凡先生自省：为什么我的子嗣不够？从怒气多，好饮酒以及心量不大，不能容人，还有熬夜、劳神苦思，没有仁爱之心，种种过失，一一找出，一一改刷，改刷了过失就改刷了命运。

换一种心态就换一种身体，所以我们的身体其实都是念头表现出来的，念正则身正，小念头不正，一生不正啊！

在古籍上面提到，怒是猛虎，欲是深渊。

惩忿窒欲这四个字就把养生讲完了，要把忿怒消除掉，要把欲望控制住。为何呢？怒如火，不遏则燎原；欲似水，不止则淹田。所以惩忿如救火，窒欲如救水。现在水火不疗，心肾不交的人越来越多，这会“天翻地覆”，何也？忿怒跟欲望两方面没做好。

我们讲到《了凡四训》与健康养生的时候，会跟大家多谈谈如何协调身心的水火，如何调理我们的怒火，如何节制我们的私欲，如何长寿多子，富贵康宁。

29 赤脚走路会带入寒气吗?

问：老师，请问在水泥地和瓷砖上赤脚走路不是说会入寒气吗？为什么您总提倡赤脚走路？

答：您好，这是我们常讲的一个养生小法门，小法门里头有大智慧。一个人是从天地中来的，他先是自然人，后来才成为社会人。少年饱经磨砺，老来不畏风霜。

只有在自然界的风雨中熬出来的幼苗，才能够经得起风霜的考验。现在好多孩子骨骼不够致密，肌肉不够满壮，是营养少吗？不是，是锻炼不够，特别是像以前农村孩子摸爬滚打，军队里头那些士兵们劳其筋骨的日子少了。

所以我们在赤脚走路的时候，赤脚只是一个相，那股吃苦耐劳的精神，能够咬牙忍住身心苦楚的耐力跟韧性，这才是你攻克疾病的法宝啊！

所以表面上，赤脚能够引火下行，能够令心肾相交，睡眠变好，而实际上它是在提高你吃苦耐劳的精神。而且按摩脚底的那些穴位，最能够把脏腑的瘀浊带出来，特别是负重穿行。

当然有些人体寒怎么办？有两个办法。一个是赤脚走路前服用一些姜枣茶。另一个是先选择穿着小布鞋、平底鞋去走，然后太阳出来的时候，地面晒得热烫烫，你再赤脚走，效果会更好。

我们现在很多人脸皮跟脚皮都很薄，人体的皮肤是我们的万里长城，当皮肤太薄了，抵抗力就会变差，所以我们表面上是赤脚走路，实际上是在增厚脚皮。增厚皮肤的时候，就是在增厚我们的卫气，增厚我们的壁垒长城。

所以那些鼻子不通的，失眠的，厌食的，口腔溃疡的，便秘的，通过在碎石路上赤脚走路，心意识静不下来的很快就能静下来，所以这都是善巧便方，它对治的是当今时代的心浮气躁啊！

30 孩子总起痘怎么办？

问：老师好，两岁小孩脾气不好，下眼睑老爱起红色的痘痘，两三天白顶出了脓血就好了，两只眼交换着起，是肝火旺盛吗？还是毒气？感恩老师。

答：您好，感恩这个问题。火气上走，按脚引火归元，学习开四关的按摩术，就不会怕气火扰人。现在孩子居然脾气也会变大，有些甚至比大人的脾气还大，小小的孩子，两三岁就没法教了，为什么呢？一定有原因。

原因在饮食跟家庭环境上。我们现在的孩子容易眼红、眼赤，眼上冒火，这叫什么？叫肝胆火气上炎，目为肝之窍。

所以孩子吃一些燥热之品，比如进口奶粉，这太浓了，这些食物营养过剩了，肝胆代谢不过来了，余热就会上供于眼，导致烦躁上火，这时怎么办呢？

现在春天了，用些蒲公英来煎水，可以清肝明目，外洗可以清热退火，更重要的是要节制饮食，如果饮食不过度，就很难有余热余火。

世人都知道饮食可以养生，不知道节制饮食才是真养生。世人都知道气血是身体的大宝，不知道心平气和才是真养人。所以有气血而不怒，有饮食而不撑，这样你的孩子就可以养得很好。

31 癌症的中医疗法

问：老师，对于癌症，有什么好的中医疗法？

答：这是世界医学的大难题。癌症很可怕，比癌症更可怕的是什么？是恐惧不安的心理。担忧是最大的魔咒。

所以人因为有七情的不安动荡，才有恶病的显现。大家去看，那些癌病患者患病前一般都有一段非常悲苦郁怒的过去，家庭不和，生意失败，或者学习不畅，但这都不能怪外在的，是我们的内心没法疏导。各自责天清地宁，各相责天翻地覆。

这些癌症患者是提醒我们要换一种心态，所谓洗心革面。心如果没有重装一个系统，它的显示器显示出来的就不是很清晰，所以现在为什么流行很多人都到禅堂去打禅，去传统文化中心修学充电，缓解心灵压力。

这在古代叫什么？这叫道场，进了道场不是去算命的噢，是去改命。就像重新进了母亲的子宫，出来后精神要完全变过来，这样你就没有白待。

那些很多恶病缠身的人，你去看，生活中可能有一些不好的习惯。真正打过一两次禅七或者内观禅的人，他会发现，人得病都是自作自受，那些行为方式就是恶病之源。

一个人会患癌症，他可能有一些不良的方式，人的身体其实是很强壮的，再生能力很强，但如果不好的习惯太多了，身体承受不住才“造反”成癌病。

癌细胞也是正常细胞“造反”过来的，它就像社会的犯罪分子一样。为什么有犯罪分子？因为我们的教学出了问题啊。

犯罪分子也是好人变的，所以习气、环境很重要，要医治这些癌细胞，像要医救一个人一样，必须从身、口、意，还有外环境彻底全面地改变。

所以我们为什么要造场、造环境来去调理人身体的病呢？古人讲，人若近贤良，譬如一张纸，以纸包兰麝，因香而得香；人若近邪友，譬如一枝柳，以柳贯鱼鳖， 因臭而得臭啊！

人如果在善环境里受熏陶，他的善能量就会增长，恶的会慢慢转善；在恶环境间受熏陶，恶能量增长，善就会日渐减少，所以改变一个人跟治疗一种癌症道理都是一样的。

我们在以后龙山三十六房建立的时候，在每一个房间里都会有一种训练，用相关的锻炼来对治我们的习气，利用天地自然的环境来改善我们的身心。目的是：好睡眠、好心态、好胃口。此三好达到，则精神满壮，病灾自退。

希望这个能够为我们将来攻克癌瘤做一份功，出一份力，给癌瘤病人带来一些曙光跟希望。

32 皮肤敏感，总冒痘

问：老师您好，去年换了一个工作，在塑胶部门做一个文员，之后那段时间里就开始猛地冒痘，皮肤变得敏感，变得粗糙，一碰辣的就长痘，以前似乎都不会，体内的排毒功能变得越来越差的感觉，现在的身体好像越来越差，痘痘越来越多，真的好打眼，我想问是不是跟我现在的工作有关？皮肤抵抗力差怎么办？如何处理？

答：好，这是现在很多白领紧张工作人员最苦闷的，一边工作压力大，而一边身体又差。究竟是工作做坏了身体，还是什么原因呢？我们传统文化讲，心外求法，无有是处。莫向外求。但自无心于万物，何妨万物常围绕。

古代有一个开悟的禅师，他讲过一首禅诗曰：昨日夜叉心，今日菩萨面。夜叉与菩萨，只隔一条线。我们有时候前面欢喜，后面呢？后面就苦闷。身体心其华在面，那些内分泌失调，还有脸上痤疮多，皮肤不好，是因为心态不好。火冒三丈的状态常有，天清地宁的日子少见。

在古代有一个大宰相，他叫鱼朝恩。当时有一位国师，叫不空三藏法师。这国师很有智慧，大众都很尊重他，而宰相呢？不服气，他读了《观世音普门品》就去问这国师说，《普门品》上讲，黑风吹起船帆，这黑风是什么呢？这时不空三藏法师一看宰相就知道宰相是傲慢心起，来考他。

古人很厉害，你一个起心动念，言语动作都知道你想干啥，就像中医望诊一样，看到表象就知道你的心里头，这叫心知肚明啊！所以不空法师没有理会他，故意做出不屑的样子说，你不配问这个问题。

这时大宰相一人之下，万人之上，听了这句话后，那脸色立马又绿又黑，七窍冒烟，脸都黑了。而国师呢？国师还是很平静地说，这就是黑风。

宰相听了豁然开朗，原来一念嗔恨，一念黑风，而一念慈悲清净，就是一念的菩萨心，是心行。

心有没有慈悲，有慈悲就有广大灵感，就有身体清净。古语里讲到，觉悟者清净，大悲者有利。所以这些脸上长痘、流油、横肉、皱纹多的，咬牙切齿的，其实都是心头所现，这叫有其心，必有其面。

所以为什么我们要修《心相篇》呢？这不是学，学的是知识，修的才是功夫，心地上有功夫了，外界环境虽然很艰苦，你也能够转苦为乐。

心地上慈悲心、清净心不够，一点小事都动气，孩子教不好你也气，工作不顺利你也气，那就不是工作问题，而是我们的修行不够。

所以有位修行者讲，看不到别人的好处是因为我们修养不够。如果能够这样想，方向就对了。思维方向一对，后面全对了。方向不对，努力白费。你吃越多补品，你只会把痘痘补得越大，脾气补得越大。所以现在已经不是吃补药、补品的年代了，而是修心练性的年代！

33 肾盂肾炎及其调养

问：请问肾盂肾炎在平时生活里有哪些食疗和保健方法？

答：好，这个问题问得好！肾病最宜防恐。恐伤肾，害怕患得患失，让你服一切有益之品皆难封藏进身。人老老在肾上，肾主腰脚，也主人的下半身。下半辈子看肾。我们现在很多人提前衰老，怎么说呢？有句俗话叫作：“当年迎风尿千丈，而今顺风打湿鞋。”为什么？气不足了，老了。

所以人体的衰老相是提醒我们要用功啊！常念病时尘心歇，常念死时道心起，经常观想人病老的现象，无常迅速，你会一下子精进起来，再不努力精进，衰老会更快，莫到老来方学道，孤坟都是少年人。

我们会碰到一些中气不足，肾气虚的患者，尿频、尿急、尿无力的，很简单，黄芪配上些枸杞子、益母草、川芎，补益精气，活血利水，血活水利，精满气充，脾肾功能会恢复得快。还有肾该如何食疗保健？一是用些山药薏仁芡实粥，可以补肾固精，利水去湿。二是睡眠很重要，睡好觉能养颜美容，能够巩固腰肾，因为睡觉就是一个封藏之象，肾主什么？主封藏啊！

所以肾炎治炎症还是治肾？急性的，当消炎退火，慢性的却要助肾封藏，提高肾功能。所以我们接下来会跟大家分享睡眠之道，即如何睡一个好觉，这里头有学问。

34 喝水及疏肝

问：老师请问，是不是喝水也不是多喝点就好，喝到什么量比较好呢？现在是春天，是不是该疏通肝了？

答：您好，饮食睡眠就是养生大道。饮就是饮水，食就是食物，这里头都有窍门，包括这个喝水是不是喝得越多越好呢？凡事都有个度，过犹不及。水能载舟，亦能覆舟。

正常情况下是不渴不饮，渴必热饮，饮必三口。如果还渴，你就再来一两次。

喝水的时候，一是量不可一次喝太多；二是温度不可以太烫，也不可以太凉；三是喝的速度不可以太快。我们看《道德经》讲：飘风不终朝，骤雨不终日。这些大风一般刮不久，大雨下不久，天地尚不能急躁持久，何况于人？所以我们该选择什么样的饮水心态很重要。

《心相篇》这部很好的书上讲，通过你的言行举止、存心念头、行为言语，都可以知道你的命运。里面提到，心和气平，可卜孙荣兼子贵；才偏性执，不遭大祸必奇穷。

现在很多人都不服啊，为什么他就轻轻松松走向成功？为什么我这么奋斗、纠结、努力，结果妻离子散，还家破人亡，甚至一穷二白，道理在哪里呢？为什么我这么注重养生，身体却不好，他那么随随便便，身体都棒棒的？难道他天生福气就好？这福气也是由心境造啊！

你看，心平气和的人做什么事情都不会过度，不过度的人身体就好，讲话不过亢，吃饭不过撑，睡觉不过多。

而急躁的人呢，才华比较偏的人呢，性格比较固执的人呢，命运都不是很好，他怎么努力好像都很难有心头的幸福。最后呢？自己千般努力却都是为他人作嫁衣裳。

所以喝水就可以从喝相里看出人的命运起伏，如用平和心喝啊，你一次三五口都滋润全身，用急躁心喝，灌上三两杯下去，发现上入下出，身体脏腑得不到滋润。

人还焦渴，但尿却直接排出来，这不受用啊！所以好的心态才能喝好一杯水。喝水有大学问，就一个品字，又叫啜，如品茶啜香茗，有乐受喜摄之意，此为饮食正道，又名道家千口一杯饮，乃至人方可授匪人莫乱说之秘！

35 内分泌失调

问：老师，请问内分泌失调怎么办？

答：您好，这个问题我们前面也经常提到。现在好多妇人脸上长斑，烦躁失眠，月经失调，胁胀口苦，还有白发这些方面的。女人经水不调，皆是气逆，妇人心烦潮热，多是郁生。

这一派焦苦之象，是为何呢？有个成语叫作焦头烂额。人焦虑了，身体气血就像被烤焦了一样，苦相就出来了。额头、两眉之间都皱了，古人叫作悬针纹，就几根针插在我们眉心间，这什么意思？这代表心头有事情挂在那里，去不了。身体的问题由心来管，内分泌失调的原因一是因为生活不规律；二是因为心态不平和，活动太剧烈了。所以我们的工作、学习有没有找到一个让自己感觉最安详、舒缓的频道很重要。

大家以后有机会到山里来参加内观禅就知道，内观禅的精髓在哪里？不是把腿捆成像螃蟹那样坐在那里一动不动，而是要把这精髓带回去。精髓就一句话，放松而不放逸，缓慢而不怠慢，全力以赴却又毫不紧张。

这一句话好像很矛盾，人做任何事情放松了，但不能放逸随便，缓慢了却不会很怠慢，是那种慢工出细活的慢，而不是那种慢吞吞的慢。

全力以赴绝不是搞得自己很纠结，像期末考、高考之前那样紧张不安的，这不叫全力以赴，这叫透支精血。真正的全力以赴是可持续的奋斗，就是说你在奋斗，但又不是会紧张不安。这就是禅修的秘诀，也是人生的秘诀，也是高寿者的秘诀。

现在很多人都在关心长寿者吃什么，却很少关心他们做什么，想什么。他们做什么，想什么，这才是真正长寿的心法，也是身体健康的诀窍。

36 月经推迟及体重增加

问：老师，月经推迟半个月是怎么回事？我是正常的三餐加睡眠，怎么莫名地长肉7斤？

答：您好，这个问题也很普遍。我们这个时代抵挡不住肥胖啊！基本上能胖的人都胖了，不能胖的确实是因为身体受伤啊！身体发福发胖好不好？这要看你的感觉，如果有精神，胖一点都不怕；如果没精神了，再苗条都不行。如果你觉得胖很沉重，上坡短气乏力，那就该减肥了；如果你觉得胖得身体壮，走路有力，那胖一点也没问题。胖人不怕胖，只怕胖到没屁股。瘦人不怕瘦，只怕瘦到没精神。

为什么人容易胖、累呢？

首先，从饮食上来说，身体胖是在超载，也就是提醒我们说，饮食过度了。饱食则肥满啊！特别是古人讲，鱼生痰，肉生火，青菜豆腐保平安。肉类多吃容易生湿热湿火，不容易排泄出体外，就很容易长赘肉。青菜豆腐保平安，就是肠通腑畅，身心轻安啊！所以你肥胖的时候试试吃素食，七分饱，最起码就不会再胖下去。

其次，是运动。讲完饮食，还有运动方面的呢。懒人很容易胖。有句话叫好吃懒做，懒动懒动，你越懒越不爱动，身体越不能动，所以懒跟湿是连在一起的，懒生湿。

而勤呢？勤是跟活连在一起的，勤劳干活，一勤气血活，一勤百病消。所以管住嘴加上迈开腿，你就能够保持身体基本的健康。一般这两方面做得都可以就很难发福发胖。

第三，是心性。好多人饮食控制了，也有一定的运动量，但还是阻止不了发胖。为什么？可能是有贪念，特别是贪心，贪婪之心。贪吃是一种贪，贪名闻利养也是一种贪。贪这种念头是私心，私心会往身体里吸收。

所以，越贪的人，身体的败浊越排不出去。为何能放下的人身体、精神很轻松，而贪婪的人很沉重？同样我们去爬山，可以发现，执着贪婪越重的人体力越差，走不下去，而越放得开的人，他越走越轻松。

所以不是因为肥胖难减，是因为我们贪欲难去。如能去得了贪欲，就没有减不了的肥。

37 皮肤有斑、松弛、妊娠纹

问：老师，皮肤干燥、敏感、暗沉、有黄褐斑，容易腹泻，手脚冰凉，舌苔厚白，晚上小便多，口渴，肚子上肉多，松弛，有妊娠纹，该怎么办呢？

答：您好，感恩！这个问题看起来很复杂，既有皮肤病，又有脏腑病，怎么办呢？很多皮肤病都是脾胃病，脾胃病多属于心性病。思伤脾。可服用健脾四群子汤，以助脾运化。

此话怎讲？在《难经》上讲，损其脾者，饮食不为肌肤。也就是说脾胃受损后，你的皮肤因为得不到充分的气血供养，会变差。

所谓万物生长靠供养，失去供养不生长。我们看，千里马为什么会病怏怏呢，为什么跑不动呢？因为食不足，才美不外现啊！就说饮食供养不够的时候，这个才华光泽发挥不出来。

但现在好多人说，我吃得很好啊，天天淮山、板栗，天天营养粥啊，但为什么还说没营养？因为你消化不好。不在于你吃多少，而在于你能吸收得多好。如果天天吃得那么好，你都没吸收，直入直出，有什么用呢？所以手脚照样冰凉，而且小便多。

那脾胃为什么吸收不了？一是你运动少，二是你杂念太多。为什么呢？思多气血伤，思伤脾啊！我们最怕思虑过度的人，脾胃病的好医，思虑过度的难治。

寡欲精神爽，思多气血伤。

你思想上有消化不了的事情，你脾胃上就有消化不了的食物。我们看，好多人边工作边吃饭，大脑还飞速地运转，充血，那脾胃已经堆了好多食物，就会缺血，你让缺血的脾胃去消化大量的食物，就像让饥饿没有力量的马去跑，它能跑得起来吗？不要说拉车了，让它跑它都会累死。

所以，很多脾胃病、身体病，归根结底不是身体病了，而是身体累了。你没让它很好的休息，它就不可能为你很好的工作。所以让脾胃最好的休息，不是给它吃多好，而是你能否不打搅它，让它吃得安安静静。

所谓寡欲精神爽，你少思寡欲了，精神会渐渐充足。当心里头事情少了，你胃里头的气血就多了，所以调脾胃病不过就是在调气血重新分配而已。人每天耗在心念上的能量气血是身体的九成以上，所以少一片妄想，肚子里头就多很多能量啊！

现在很多人只关注长寿老人吃什么，却不关注他们想什么，做什么。人多关注营养学，却不关注心性学，这就是为何营养学解决不了很多疑难杂症的道理所在。所以一切要回归到心念上来调理，这是很好的路子！安心之外无妙方。

38 月经前无力，尿黄

问：老师，请问为什么我每次月经前都会头晕无力？这种情况是在我有一次拉肚子很严重后才有的。

答：您好，这个问题很好。我们看到这时代很多人疲倦乏力，男男女女都是。为何呢？倦怠懒言均是脾虚啊！脾胃虚了过后，九窍都会不利，不要说是头晕乏力，连记忆力都会减退，视力会退化，听力也会减弱，甚至严重的话，味觉、嗅觉都在退化。

所以我们碰到这种慢性脾虚的，用一个补中益气汤居然可以治疗数十种疾病，而且还远不止于此。

中医认为，土能生万物。而人体的土就是脾胃，脾胃主肌肉，肌肉没力了，是因为脾虚，脾胃力量不足啊。有人说，我没时间熬中药，怎么办？有办法，可以不服药把病治好。用什么办法？用艾灸。

古人讲，艾治百病，特别是慢病虚损病，艾灸就能派上大用场，尤其是脾胃阳虚的，直接就艾灸两个地方，一个是膝下的足三里，一个是肚脐下的气海穴、关元穴。足三里乃胃经的合穴，土穴，是真土之穴，土经的土穴，大补脾土。所以有句话说，天天足三里，胜服大母鸡。

还有这个气海，顾名思义，元气汇聚之海。养生有句话叫“气气归脐，寿与天齐”。什么意思？一呼一吸间都是腹式呼吸，都能够纳气于肚脐，那就能够尽终其天年，度百岁乃去。

而如何达到丹田肚脐呼吸呢？可以通过善巧方便，直接艾灸关元、气海。灸过后，肚腹暖洋洋，等于直接帮助脾胃运化，因为脾主大腹，而艾条的艾力又能够透诸经而逐百种邪气，还可以暖诸阳而起沉疴痼疾。

我们通过艾灸两个小小的穴位把阳气托起来，脾胃功能强大了，那些疲劳眩晕之症都会慢慢减轻。但平时还要注意养胃五点以及多听听饮食之道，餐前三分钟，健康少病痛。我们饮食之道的三分钟视频发在明理孔子学堂的微信平台上面，大家可以去关注一下。

餐前三分钟可以让你少生很多病痛。为什么呢？因为会吃好饭不得恶病，我们现在好多人脾胃真不是靠吃药吃好的，一定是靠你去养好的。不然怎么叫“三分治，七分养”呢？

39 经后白带色黄

问：老师，经期过后，白带色黄，平时尿黄，喝水不多，一天一杯水不喝也可以，也感觉不到口渴。

答：您好，这个问题也很典型。现在我们都知道，湿热体质的人太多了，人体为什么会产生湿热体质？跟现代人的生活方式有很大关系。懒生温，躁生热。

我们现在大多数人都有习惯饱食即卧，或者终日久坐，这样食物压在肚腹周围，郁久了它会化热，一热的话，尿肯定是黄赤的了。

还有吃那些凉饮容易生湿，湿重过后，运化不了，运动太少，它会蒙在身体里面让人不知道想喝水，这时该怎么办呢？如果除湿，又怕寒凉伤身体，而清热呢，清热又怕败胃。张仲景有个办法叫作“大气一转，其病乃散”。

我们在跟诊日记上面提到，寒热久痌疗不愈，皆因气血不周济，除寒先将清阳升，散热需把浊阴降。我们要将身体湿热或者寒湿对流起来，先要让大气周转。

所以，最好的药引子不是看得见的药草，而是看不见的导引。我们治疗一些前列腺炎或者妇科炎症的一般会教他练金鸡独立，让气血下聚；治疗颈椎病的会教他顶天立地；治疗内胀胸闷的会教他练春风拂柳。治疗胸脘痞闷的，是整个消化道问题，包括口臭、口疮、咽喉炎、食道炎、胃痛、胃胀、泛酸、便秘，甚至泄泻、痔疮，整条消化道，总之从口腔一直到肛门，这条消化道出问题的，通通依照泰山压顶法就管住了。

所以用这些运动配合辨证论治，我们发现效果比纯辨证论治要好多了，我们把它叫作运动辨证论治法。现在已经到了强强联合，多方联手治疗疾病的时代了，我们把心性学、运动学、饮食学、药物学、营养学各方面统筹起来，才能够看到真正彻底根治疾病的曙光啊！

所以为何我们学完药理学还要学心理学，学完心理学还要学国学，还要学各种学问。到最后呢？到最后就是为了能够真正地从根源上解除我们的身心疾苦。

40 精子活力差怎么办？

问：老师，请问身体健康，a级精子达不到25%，液化时间大于30分钟，畸形率92%。看过中医，但还是这样，如何改善呢？

答：您好，这个问题是当今城市里很多男子都面临的。精子活力不够，数目减少，甚至畸形比例增多。为什么“种子”生命力变差了呢？因为我们的生命力差了。不息身方健，无求心乃安。

当你不能跑时，你的精子也动不了了；当你不灵活时，它也不灵活；当你筋疲的时候，它也力尽了。所以我们如何提高自己细胞精子的质量呢？

我们看，为什么那些鱼要传宗接代，要游到上游去，而且是逆水而游？在这期间它会把身体游得很消瘦，努力地锻炼，身体不断地变强大，到最后产生的种子，产生的后代是最有生命力的、最顽强的。

当雄鹰离开了天空，海燕拒绝了风浪，鱼儿拒绝了逆水，那结果呢？结果就在安逸之中死亡，就会被大自然淘汰掉。所以我们现在很多人生病，只知道有劳，不知道有逸，只知道劳累会伤人，不知道过于安逸也会把人搞病惨了。

古人讲，忧劳可以兴国，逸亦可以亡身啊！就一个人太安逸了，久坐不动，搞得身体都是痰湿，那么怎样呢？那你的精子就会动不了了，所以人都是自己把自己搞坏的。

所以那些筋疲力尽的人怎么办？要加强运动锻炼啊，就像鱼儿逆水而游，我们也要逆波而上啊！我们有一些精子活力不够，精子数目少的就通过简单的爬坡运动，精子的活力跟数目就上去了，这个大家可以去实验。

你如果每天能有一两小时的运动锻炼，而且一定要达到自己耐力、体力的极限，但也不要过于剧烈，你能够持续发汗，持续地燃烧脂肪跟痰湿，那这些一切不利的因素都会因为运动锻炼气化而变成对你有利的动力。

所以身体不是痰湿多，而是炼化少；不是垃圾多，而是我们把它们用于发电发得少；身体不是精神力量不够，而是我们的转化能力退化了。只要我们三天不运动啊，那筋脉就会慢慢地缩小闭塞。

41 不感冒也流鼻涕，怎么治？

问：老师，小孩子老是流鼻涕，不感冒也流，平时就是两筒的鼻涕，总也擦不干净。他爸爸也经常流鼻涕，孩子的奶奶也是这样，人怎么会有那么多的鼻涕呢？感恩老师！

答：您好，这个是孩子抵抗力低导致的。你看，为什么鼻涕那么多？有鼻涕没阳气啊！我们这一代的孩子有些只能用瘦弱来形容。为什么？外强中干，手不能提，肩不能挑，弱不禁风啊！所以孩子没经过锻炼，就不会有好身体。温室里培养不出耐寒的红梅，花盆里难以长成参天巨木。服用玉屏风散加鼻炎康，能迅速好一阵子。

我们有些义工老师刚来时，每天要用好几十次纸巾，鼻涕直流，抵抗力低，好几年鼻炎都没法除去，吃什么药最多只能管一时，一停药，病就返。结果呢？还是回归自然，靠习劳。劳动能够改造身体，就像读书能够改造命运一样。习勤可使一身振，读书能令此心安。

现在孩子们吃了不动的大亏。有人认为，帮别人干点活就有点吃亏，其实你不帮别人干活才吃大亏，见义不为非勇也。没有利他之心，人就会越来越少喜乐感，喜乐感少了，就像心花不怒放，那鼻窍怎么会通，脸上怎么会有光泽？

所以孩子的身体其实可能是家风问题，家人的身体就是整个家族族风问题。现在我们很多家庭已经没有家风、家教、家规了。我们现在最重要的是什么？立家规啊！所以在明理传统文化孔子学堂里头，有周末亲子班教学，教什么呢？教家庭立家规！

我们把这些重要的家规在家庭里面落实。比如说，立上等志，享下等福；勤俭为持家之本；早起习劳读圣贤书，这些都是非常好的家规。

只要父母尽力去做，孩子很快会积极阳光起来的！你想一下，人心不积极阳光，他消极了叫什么？消极了叫病怏怏。所以生病都是消极加重的结果，健康也是积极积累起来的结果。

42 滑膜炎

问：老师，滑膜炎怎么治？

答：您好，这个问题非常好。中医养筋汤对关节筋膜炎症有显著效果。中医认为什么主筋膜啊？肝，肝主筋，这些人体的膜要归肝管，血管上的血管膜，关节里头的那些筋膜都是肝所主。肝主筋膜，如果功能减退，就发生了炎症。

为什么？中医认为木燥起火啊，木如果干燥了，它就会起火发炎。就像人一熬夜疲劳，肝缺水了，缺血了，脾气就会很大，一点就着，很容易跟别人对抗赌气。

所以把水养好，叫水能生木，只要把肾经养足，这些筋膜就会柔软，炎症就会消退。我们看，现在好多炎症的病人，从皮肤炎、肌肉炎，再到血脉、关节、筋膜炎这些看起来是不同部位的炎症，但都有一个共性，就是起火了。

起火不外乎就是天干地燥啊。为何秋冬天容易出现山林火灾？因为雨水少，万物得不到滋润啊！晚上就是人体的秋冬天，如果得不到很好的睡眠，那他白天必定容易着火。

那些得各类炎症的病人，大家可以去看，只要让他们休息好一点，炎症就下去了。所以平时起床后口干口臭，睡觉后眼睛目胀目赤的都是休息不够，是身体提醒你要少应酬，多休息。

我们碰到有好几例眼胀、胃痛、口臭还有关节炎的，并没有用专业的药物，就开了安神助睡眠的药就好了。

所以我们就有一个经验，大凡久治难愈的病，你就调他吃饭跟睡觉，用平胃散、二陈汤或者保和丸，把他的脾胃调好，让他吃饭吃得香，按照养胃五点来，养出好胃口，就会有好身体。然后再用一些安神的药，比如酸枣仁汤，能够养肝，助睡眠，让急躁的肝柔缓柔缓，脾气变得舒缓一点。事缓则圆，人缓则健啊！事情你慢工去做出细活，就会很圆满。

而人如果能缓和安详下来，那身体就会很健康，所以我们很多时候老是搞不通的疾病，你从睡觉、吃饭入手，可能最普通、最平常的治疗方法往往也能起到神奇的效果。

43 乳腺增生

问：老师，请问乳腺增生该怎么办呢？

答：少纠结则气血不堵，寡思虑则经脉无郁。治疗乳腺增生有个次第先后问题。一般初病气结在经，久病血瘀在络啊！刚开始疾病初期就是长期久坐不动或者生闷气，把气压在胸胁部，叫作肝气郁结，好像我们绳子打个结一样，那就是乳腺结节。

这时要把这结节解开来，怎么办？疏肝理气。所以乳腺增生初期的，胁胀痛的，用逍遥散加橘叶、丝瓜络这些疏肝解郁之品，马上气散则结散。

而病久了呢？病久叫血瘀在络，而且这种胀它还带着刺痛，我们会用一些活血化瘀的思路，比如血府逐瘀汤，配合一些引药到胁肋部的药物，还有一些破停痰留饮之品，比如白芥子之类。为什么呢？因为久病过后有瘀血必有痰啊，这叫痰瘀夹杂，狼狈为奸。所以活血不忘化痰，化痰不忘活血。

但是久病过后，一般攻三而养七，这是什么意思？就是你用舒解的药用了三分之后，要用七分调养。你乳房周围都是肌肉，肌肉归哪管？归脾胃。脾胃如果好，那肌肉推陈出新就好。肌肉推陈出新好，那些结节、包块就像垃圾被清扫出体外一样，所以最终还是因为脾胃的动力不够。你看，那些乳腺增生的妇人多有不同程度的脾胃受伤。

这时要注意到保脾十条，保脾十条很重要。像思伤脾，急伤脾，怒伤脾，虑伤脾，疑伤脾，这些情志上的波动让脾胃气机紊乱，使得脾不主肌肉，那肌肉就会长包块。

44 乳腺炎及其治法

问：老师，乳腺炎胁胀如何治疗？

答：您好，这个问题上面我们讲到过了。据中华穴道，胸胁阳陵泉，在阳陵泉穴上直接拍打有立竿见影之效。现在同类的问题很多，大家其实到前面的答疑解惑中寻找，可以有很多启发。

一个人为什么会发生炎症？中医讲，心主火，一个人有心火叫上火了，两个心火一叠加，叫什么？叫发炎了。所以但凡炎症不是你消炎药的力量不够，而是心火点得太多了。那人为什么有心火？因为急啊！古人讲，急火攻哪里？急火攻心。

所以任何炎症，想让它彻底消失不是没办法，就是要懂得过一种慢生活，不要过那种心急火燎的生活。你看，古人造词多好，心急火燎这四个字的成语就告诉我们保健大道。

我们一念急，像打饭，想要抢在第一，那好像第一了，我们赢了吗？我们吃亏了，我们一念着急就上火了。上火有两种结果，一种是津液不够了，因为火能烧水，所以你容易觉得焦渴，焦渴的人多是急性子的。

《黄帝内经》说，壮火实气。所以急躁、着急的人很容易累。世界上有两种人最容易累，一种是着急的人，一种是伤精纵欲的人。着急的人，火往头面上燎，气往上面跑。伤精纵欲的人精华从下面流失掉。

所以，只要能够按照这种缓慢的禅步，走路慢一点，吃饭缓一点，讲话安一点，那么你的炎症、急火之气就会退一点，急火之气退一点，你的病苦就少一点，所以病苦是我们修身练性的磨刀石，是勘验我们功夫的标尺。

人越多病苦，说明我们的修养越不够。人之所以疾病多，是因为修养少了。所以我们明理孔子学堂教大家要心存道，面微笑，烦恼消，疾病少啊！

45 感冒、便秘、嗓子痛

问：老师，一周前发烧，流鼻涕，后来熬过去了，但突然便秘，嗓子痛似有针扎，后来喝大黄、炒白术、黄芩汤，大便可以了，但嗓子痛未解，后经针灸合谷穴还是没用。

答：好，这个问题很好。可加太冲穴、合谷，太冲名为开四关，一切关锁闭塞之症可开而放之。感冒发烧后有人会出现便秘、咽痛的现象，为何呢？因为发热、发烧后会气虚津伤，气虚则推动无力，津伤则干燥起火，所以劳累后人会大便难，而焦躁后人嗓子会痛，发烧、生病就是一种疲劳、焦累的状态。

用了大黄通了便，但咽痛、嗓子痛还未解，何也？因为余热要退掉不是通一两次就可以。所谓炉烟虽熄，灰中有火。我们不少人感冒发烧后用了大量的泻火药、清热药，火泄下去，但把那个郁热给冰伏住了，这叫冰伏热毒。

所以这时不仅仅要靠降火通便的药，还要靠行气、活血、通络的药，把络脉打开来，浊气排下去，所以治疗咽部疼痛咽三药里头会用到威灵仙、白英、青皮。白英解毒都知道，可威灵仙跟青皮通络破气很少人能明白，治咽痛肿怎么用这些行气破气之品？

原来咽喉这地方叫要塞通道，这地方一塞住啊，你用泻火药都没用，必须要用扩管通络以及行气破气的药，把管道由单车道变为双车道，气血对流通畅，疾病即消。

当然靠素食配合运动也能起到这效果，因为两腿一迈开，浊气就下来，蔬菜能够疏通人体管道，而平时咽喉狭窄的人靠读诵经典，用响亮读经法打开喉咙，将来也可以减少很多咽部疾患。

46 便秘、手脚裂

问：老师您好，我父亲今年62岁，便秘20多年，还有手脚经常开裂。请问应该怎么养生？谢谢！

答：您好，这个问题非常好。愁肠百结，年老易忧愁，忧愁的肠子会堵结。一般便秘初起都是肠道有积，有热毒，用一些大黄、番泻叶攻一攻就能通。可是便秘日久，久病多什么？多虚啊！

凡是慢性病久都会累及脾胃亏虚没有动力，所以久病当补气，惜气。我们现在好多人久病难愈，为何？因为他不爱惜自己的元气，没有元气就没有动力。

林则徐《十无益歌》里面有一句话叫，不惜元气，服药无益！老子《道德经》讲，多言数穷，不如守中。人肠胃动力、气力不够时，要通过节言语以养中气，节饮食以养脾胃，念头如果太杂太多了，肠胃的力量就会不够。

农村有句俗语形容一个人很好，很健康，三个字叫什么？叫热心肠。人的一生动力阳气主要集中在哪里？集中在心跟肠子啊！肠子的动力我们可以通过运动四肢来加强，脾主大腹的能力，让小肠蠕动加强，排便顺畅，所以运动可以减少或者减轻便秘。

可有人运动后阳气还不够，为什么？他只热了肠，没有热心啊！所以为何交代病人医嘱的时候，常要用到“善言不离口，乱想莫经心”这两句。这是孙思邈治好了千百万病人后得到的两句最为经典的医嘱。

病人按照这两句医嘱去做的时候，那岂止是能治好疾病，那简直是获得寿康美满人生的秘诀。所以治好病对于懂得修心养性的人来说，那都是顺手而已，叫附带的。现在我们好多人不热心了，不热心会吃大亏啊！

这不是讲假话啊！人不热心了，他的肠就热不起来，肠不热他必会消化不良，那些垃圾排不出体外，所以一个人一勤一切勤，一懒一切懒。只要我们不想干，不想帮人的时候，你的肠都懒得动了。

你一懒，它就不动，而勤劳的人，勤快勤快，越勤，肠蠕动排浊的能力就越畅快。

你看，勤劳服务大众的人，他越劳越有精神，这叫智慧越用越出，而力气却越练越大。那些只顾得自私自利运动锻炼的，他还是阳气不足，而那些无私，个人执着心不太强的人，他们虽然很少去干什么重体力活，也很少去锻炼，只干一些小小的服务大众的活，他们的心却是热衷于帮人的，反而阳气源源不断，身体非常舒适。

47 心肾不交怎么调理？

问：老师好！如何调理心肾不交，上热下寒，心烦脚凉？

答：您好，这个话题很好！无求心火自降，欲寡肾水自生。心肾不相交的人睡眠不好，容易上热下寒，心浮气躁，而四肢却冰凉。我们刚刚学到一招，而且一用就有效。

这一招是什么招呢？原来古人都在一些大道场、大寺庙里头一直流传着的，那就是行步的规仪。估计大家去参加内观禅都知道，内观禅修除了盘腿、静坐、止语、收心外，还有一个很重要的功课叫作行禅。

因为人一天很多时间都在行走之中，如果行走你能够做得好，你的神志会很安，神安了，身体会很舒服。我们发现，以前大家的走路大都有问题，随便或者肆无忌惮地走路是一种消耗精气神的走法。气敛神藏，握固身强。

张锡纯讲到，天道贵啬，人持百年之寿命，功夫全在一个敛字。什么意思？是说天地之道贵在把自己的精气神固密起来，像我们很自然地走起路来喜欢把脚叉开来，这是不是一种很有智慧的走法。

有智慧的人他走起来有两个特点：

第一，他的双脚是平行的，一平行，那个气马上往内收，如果一散乱开来，那个神马会往外散。我们四肢按照这种禅行的方法，走路时会发现以前思维上头顶的，很快就收到脚下。真是当下那一秒就已经心肾相交。这是第一种。

第二，就是走路时一定是鞋底平行着地。我们前脚尖着地的人大多比较急躁；后脚跟着陆的人叫作拖泥带水，大多比较懒散，或者身体肥胖，湿气重；如果前后同时着地的人心态比较平和。

这就是中医，中庸之医也，无过无不及。所以不管是懒惰的，还是浮躁散乱的，他只要注意到走路时双脚平行地面，而且落地时整个脚掌同时落下，这样你走起路来，自然不会躁急散乱，也不会上火，而且越走越有劲。

像这些走禅步的人不会觉得累，因为他走出快乐来了。乐此叫作什么？叫不疲。人快乐后干活、读书是不知疲倦的，你会疲倦是因为没找到方法，没有快乐起来啊！

48 梅核气怎么治？

问：尊敬的老师！习惯每天看您微信学习，收益颇多。想咨询下您：我感觉咽喉部有一种病毒，有时候在气管，咳痰；有时候在鼻根部，打喷嚏，有好多鼻涕。有什么药可医治？谢谢！

答：您好，这个问题问得很好。险夷不曾滞胸中，何异浮云过太空。人多痰相当于什么？相当于阴霾、雾霾。莫教忧郁片刻上身，何来结块长留在体。

大家看，人体的胸肺是什么？是天空。为何胸肺会蒙这么多的痰浊？因为身体阳气不够了，污染太多了。我们看雾霾天气对应的是什么问题？常见的有鼻炎、咽炎、气管炎、哮喘，还有痰饮。

大家看，人是不是越年老越容易咳吐痰，越劳累痰饮越多，越暴饮暴食痰越咳不干净？这些黏糊糊的东西都是阴成形的产物。

阴成形从《黄帝内经》看来是因为我们身体的阳气不够了。阴天时，你的衣服就干不了，当身体阳气不够时，痰都气化不了。故《黄帝内经》讲，阳气者，若天与日，失其所则折寿而不彰啊！人在不知不觉间就老了，因为他的阳气在减少。

那如何保证阳气充足呢？张仲景讲，病痰饮者当以温药和之啊！我们要保阳气才能消痰饮，不管是鼻咽炎、胃炎、肺炎、支气管炎，总之就是那团痰水没有化掉。

我们很多人想尽办法开半夏、南星、陈皮这些优秀的化痰药饮的，还有白芥子去顽痰，更有丝瓜络能够梳理胸膈中气。像这么好的祛痰药为何还祛不干净痰呢？因为这些药都是在流上去用功，在源头上没有端正过来。脾胃为生痰之源，所以养好脾胃，才无痰病。

而且好多怪病都是痰作祟，莫名其妙的病一般是身体常年累积有顽痰瘤瘿啊！你看，那些暴饮暴食的，还有暴怒的人就是把身体的食物营养变成了“沙尘暴”，才会变成浓痰。

你看，人着急的时候叫什么？叫急得面红脖子胀，急得头都会发抽、发紧，叫紧急。那些急性子的人就是把肠胃里的津液扰乱后，翻滚上头面来变为痰浊。故慢性咽炎、胃炎、食道炎这些都有急则气逆的现象存在。

营养过剩，加上着急、怒气是得痰饮病的两个最常见的原因。所以痰饮病不可怕，可怕的是我们认识不到，暴饮暴食加上暴躁的脾气居然可以把身体的营养都炒出痰浊，把它带到上焦来。认识到这个问题时，那就好办了，饭食七分饱，安步以当车。

49 眼睛痛怎么办?

问：老师，眼睛多在晚上9～10点痛，为何？该怎么办？

答：您好，这个问题是很多人心里的问题。须戒久视伤血乃五劳七伤里头一条，现在眼病是普遍性的疾患。戴眼镜的，用眼药水的人越来越多。

眼睛要怎么养？

第一，中医讲，睡养眼，缓养眼。一个人晚上不早睡，眼睛好不到哪去。还有寡欲养眼。

第二，一个人白天急躁了，一急就起火，一躁就眼干，他的眼睛也很难好起来。所以眼睛干涩疼痛燥痒，表面上你用点桑叶、夏枯草、菊花或者蒲公英，随便抓一把，熬水来洗洗眼，它就好多了。但根源上，需要注意白天不要太急，晚上不要太晚。

50 颈椎压迫神经，左手麻痛

问：老师，颈椎压迫神经，左手麻、痛，这是什么原因呢？根源是什么？有什么好药吗？

答：您好，这个颈椎病的问题问得好。现在我们有不少人颈椎不利索，为什么？有两个原因最常见。

第一个是长期疲劳了。疲劳后人叫什么？叫没气力。没气力了，头颈部耷拉下来，它就压迫住神经了。所以如何养足精神是治疗颈椎病的最好出路。

我们治疗所有痛症都会在药方里适当用一些安神的药，比如枣仁、合欢皮、夜交藤，为什么呢？因为诸痛痒疮皆属于心。疼痛是有心脉不通，有心急心躁，先让他神志安一安，神安则痛缓，所以晚上睡不好觉的人痛症不容易好。

第二个是气滞血瘀。气血堵在那里，不通则痛。为什么会有气滞血瘀？中医认为久坐伤肉，不可以饱食便卧及久坐不动。

现在我们好多人吃完饭就卧在床上，或者坐在办公桌前几小时，一上午都不起来。人呆坐在那里就是气滞血瘀之象。当你不能动了，你的气血也流通不了。

所以，每隔半小时、一小时就甩手一两百下，踢腿一两百下，做做头部、颈部运动，再配合圆运动养生功法里的春风拂柳跟顶天立地方法，这就是调理颈部最好的运动啊！

51 肺炎及其治法

问：老师，今日很冒昧地打扰您实属无奈，只因小儿难养！儿子三周岁半，已经连续三年得肺炎。每年1月份是我最难挨的日子，因为那时孩子的肺炎闹得厉害。我想问的是，小孩年年得肺炎，怎样调理？平时要注意什么？

答：您好，感恩大家！我们现在孩子的问题不少于老人的，这让父母还有整个家庭很是着急。现在孩子难养难教真的是一个大问题。

说难的是因为他不会，会者不难，难者不会啊！既然难了，要怎么办？就要学。不明理，小事情都没法调理。

那孩子会出问题主要是什么原因？有两种常见原因使得孩子抵抗力严重减退，所以才有肺炎、鼻炎、食积啊！哪两种原因呢？

第一，肝常有余。孩子在成长过程中，很容易急躁，因为木气有余，木气急啊！如果家庭也跟着急，加上我们这时代电脑网络、高速公路都往极致快速发展，人在使用这些东西时，心性无形中就被提速了，提速到一定程度就是焦虑不安。

人在焦虑不安的时候抵抗力是下降的，所以有风吹草动就可能不是感冒就是头痛。你会发现，在规律平和的生活时，好像什么老病都没有犯上来，一旦紧急躁扰不安时，本来做得很好的事情都会搞得一塌糊涂。平时杯子不会摔碎的也摔碎，筷子不会掉地的也掉地，身子不会撞到墙上的也撞到墙上。这是急生百病。所以《弟子规》教我们“事勿忙，忙多错”啊，要缓揭帘，宽转弯。

这些看似是小规仪，小规仪里头有大智慧。就像现在好多孩子送到传统文化中心或者寺庙的夏令营去，为什么？通过寒暑假，让孩子学一些禅修的生活，这样他的身心会轻安，神志会缓慢，这样就不会扰扰不宁啊。

第二，脾常不足。小孩子脾胃虚了，吃什么都不增长抵抗力，叫脾虚则百病丛生。脾胃为什么会虚？因为劳累啊！叫作劳伤脾。劳倦能够令脾虚。

你看，我们的孩子现在的压力来自父母、学校，被外在的压力压得喘不过气来。父母也累，孩子也累，在疲劳的生活状态里，孩子的身心灵也很容易有危机。本来能够做好的事情，因为疲劳，反应力降低，可能就做得一塌糊涂。

所以我们明理的家长啊，不会让孩子超过八点半睡觉。孩子如果上了初中、高中，也不要超过九点睡觉。因为从中医看来，九点已经到了一日的冬天了，所以想要身体好，睡眠就要早！早睡早起，没病惹你。

52 肺癌骨转移，腰疼腿麻

问：老师您好，天天关注您的课堂，想请教老妈肺癌全身多处骨转移，腰疼腿麻，睡不着觉，肝部也有转移，您有什么好办法？请告之，谢谢，祝您快乐。

答：您好，这个问题问得非常好。恐伤肾骨，怒伐肝木，恨之入骨，怨恨可领病气入骨。癌症不是最可怕的，担忧、没有自信、恐惧比癌症更可怕。担忧是最大的魔咒，恐惧是世界上最毒的药物，恨乃最快转移之催死剂。

现在好多人天天在尝这些药物，受这些魔咒的折磨，却找不到一条明路，这是真苦啊！病苦非真苦，不觉悟是真苦。

那癌症患者应该如何觉悟明理?

第一，饮食上要多食用蔬菜、五谷杂粮。为什么呢？因为植物是静物、灵性食物。而动物呢？大多是动的、躁的，属于惰性食物、躁性食物。凡是这些躁性、惰性食物容易生痰，助长包块。

现代医学也发现，癌瘤包块大多是身体酸性体质的显现。也就是说，肉食多了容易长包块赘肉。按中医讲是湿浊太重了。这时，素食这些碱性食物就可以减少酸性食物的弊端，使体液偏碱性，那包块自然就不会长得那么厉害。

第二，多运动、劳动。我们看，长寿的老人不是爱运动就是爱劳动。在劳动中，叫动中禅，闹中静。那些不知疲倦地工作，乐此不疲工作的人常常有一个好的身体，而一旦闲下来，什么都不想做、不能做、不肯做的人，最后却往往会变得什么都没办法去做。这叫作闲坏的身体，就像闲坏的镰刀一样。

现代医学研究发现，人处于长期缺氧，没运动，肺活量减少的时候，先是亚健康，后来长包块，再后来可能就会变癌。为什么？因为你的身体缺氧了，癌细胞喜欢缺氧的身体，喜欢懒人，它不喜欢身体富有氧气，血脉鲜活的人。

就像细菌、病毒喜欢污臭没有清扫的家庭，而这些鱼呀、虾呀，它们喜欢山清水秀的地方，所以要想河里有很多鱼、虾，有很清秀的东西，那就要提高我们的环保质量，让我们的河流清澈起来。现在很多人天天都做些让自己闭气缺氧的事情。比如，懒动、久坐、饱食，这都是在消耗氧气，闭塞血脉，所以这时宁愿到外面去服务大众，做义工，都比待在家里生病要好。

第三，光明的心态很重要。得癌症的病人，大家去看，大都有一段纠结的心灵史。他们不是为个人私利，就是因为一时的脾气而耿耿于怀。

我们有个词语叫纠结。你一纠结，那身体就长个结，不然怎么叫纠结？又叫思则气结。一旦思虑过度，胁部就开始打结，经脉开始堵气了，刚开始堵只是无形的气聚，堵久后就会变成有形的包积啊！

这些积块日久就会恶变，所以最好的治癌方法就是在身体没长癌时下手。让庄稼成长、杂草消失，最好的方法就是在杂草刚冒苗的时候除掉，这时怎么除呢？除了用一颗光明利他的心去过日子，可能找不到第二条更好的路子了。

53 腰部疼痛，如何运动？

问： 老师好！腰部经常隐隐约约疼痛，有时候早晨起床时甚至会痛得不能直接起来，得靠双手撑着床才能慢慢起来。请问先生有什么针对腰部疼痛的运动方法？

答： 您好，这个保护腰的问题问得很好。湿伤于下，恐伤于腰，我们现在腰部湿气重的病人越来越多，为什么？因为坐办公室坐得太久了，加上人心量没法包容别人的过失。

这腰痛跟心量有什么关系？关系非常大。我们发现同样去干活，如果快乐地去干，干多些活都有劲，而且不伤腰。

你看那些扭腰的、伤腰的不是说要搬很重的东西，而是他不情愿去做，结果搬不重的东西都把腰伤到。所以腰一方面负的是有形的重物，另一方面它还在负无形的心理压力。

那些心理压力大的，他腿都迈不开来，感觉被压得好累啊！所以在心灵上减压是减轻腰痛一条非常好的办法。我们传统文化中心的义工老师们干活时，都知道有这样句话：处难处之人，要有知而无言。

这是什么意思？跟非常难处的人相处，就像同事之间，你要有智慧，不要埋怨，不要辩论，处难处之事要有力而无气。

我们去做这些难的事情时，就要把自己力量发挥出来，但不要把自己脾气发出来，脾气发出来，你立马遍体鳞伤，力量用出来，你很快就身强体壮。

所以，干活不是靠肌肉跟体力去做，靠的是心态。治病也是，不是靠草草药药，而要靠一颗非常喜乐慈悲、安详平和的心。所谓心平气和，心平何劳服药，气和何用寻医？

54 脾不统血、起夜

问：老师好，从天涯追随至今，收益良多。不好意思，又要给您添麻烦了。我月经一直量多，有血块，舌体胖大，嗓子经常有痰。最近看帖子感觉是脾不统血，近一年多每天晚上都要起夜小便一到两次，非常影响休息。最近服用人参归脾丸加炒白芍，还有桂附地黄丸。月经量有一些减少，但是起夜现象一直不能改善。一直坚持每天走石子路，按摩脚底一个小时。请教老师我这种情况还需要怎样调理？希望百忙之中给予指导，不胜感谢！

答：您好，这个问题问得很好。《道德经》曰：慎终如始，则无败事！现在我们很多人都有一个特点，初发心像钢筋条很坚定。然后中间呢？过不久像铁丝，很容易弯。再后来呢？就像面条、油条一样耷拉下来，不坚固了。一年学佛，佛在眼前，两年学佛，佛在厅间，三年学佛，佛在天边，化为云烟。

现在有多少人能够跟着正能量、正念的团队做定课呢？其实我们身体的病是我们自身习气的显现。

习气越重，这个病越复杂；而习气越少，越容易好，越简单。其实治病的过程也是在改习气的过程。

我们很多人为什么会失败，被疑难疾病所纠缠？不外乎就是这几点。第一，只从药物上去用功，却没有自身在明理上面疏通，理不通，瞎用功，就说这个人如果不明理，真的会气死人，明理少病疾。

比如明明知道助人为乐，又叫乐此不疲。当一个人懂得帮助别人的时候，身体就会焕发出源源不断的能量。我记得去年在答疑解惑的时候，又碰上连续开班，人一下子觉得忙不过来啊，连续办两个班还要天天答疑，发微信，但是一想到这些东西都是在利他自利，马上觉得有用不完的劲。

如果想到为自己就有得失之心，得失之心一出来，人好容易累的。所以我们常讲，名不除，则得失惊之；利不除，则毁誉扰之。

就是说，一个人名利之心如果不革除，如果不去私心的话，那外界的得失跟毁誉都会让我们情绪起伏。动情绪就是在动疾病。你看，有多少疾病都是动情绪后加重的啊！

所以我们用小柴胡汤加白芍居然治了一些崩漏的患者，为什么？那就是动情绪抑郁后加重的。还有用小柴胡汤加乌梅治疗一些出血的患者。

我们有八九成以上的疾病的发生和加重都跟人容易动气分不开关系。我们中医里头讲到，这小柴胡汤有诊断之失，而无治疗之误。为什么？太多人动情绪得病了。

我们再看，明理能够减轻病疾，还有呢？还有就必须真帮人，这个慈悲心很重要。人很多时候是因为傲慢，心量小，所以疾病大。我们经常会听到这句话，一个人因为心量小了，所以问题就大了，一个人因为心量大了，所以问题小了。

为什么同样的问题在你的眼中就焦头烂额，在别人的眼中就小菜一碟？同样的病痛在你身体里就化解不了，在别人身体就轻松疏通？有的人，像好多大德师父，常年讲学、讲经不辍，身体那种病苦是常人的十倍，但大师照样露出童子般的笑容，而且活到高寿。

可见小病、小痛不足畏，就怕你没有慈悲喜舍这些无量的心，这在修学里头叫作四无量心，所谓心包太虚，量周沙界。我们活在这个世上，如果量都没有地球那么大，那真的活得吃亏了啊！心量不大吃大亏，心量扁小，那真是病苦不断。功高每以潮作鉴，量小常将海为师。

所以我们在这个书房里面学到：家虽小，包天地；心不大，容太虚。如果有这样逐渐扩展的胸怀，那么你就不会有嚣张的病苦。

55 慢性鼻炎及治法

问：我舅舅今年52岁，独身多年无子嗣，身体健康，但患鼻炎多年，一直都看不好。每次发作时，鼻梁眼眉处胀痛，鼻孔奇痒，另外他也有慢性胃炎，请问该如何治疗啊？能告知您坐诊的地方吗？

答：您好，这个问题问得好。急则治其标，小柴胡汤在经典上有描述，服后效验，上焦得通，胃气因和，因此可用于反复鼻炎、胃炎，可加鼻炎康联用。现在我们得鼻炎、胃炎的越来越多。为什么呢？一是因为空气质量下降。第二呢？是因为饮食不节啊！

空气质量下降，肺就容易闭郁。《黄帝内经》讲，心肺如果闭郁了，鼻子就会不灵利。所以你看那些鼻炎的患者一般心胸都不够宽敞。为什么呢？狭窄的心胸必定会使人体管道狭窄，同时鼻炎还有一个特点，喜欢顶撞人的人鼻子容易出问题，特别是傲慢不服人的人。不服叫什么？叫“哼哼”，那个鼻子就这样哼坏了。所以我们一念傲慢，瞧不起人，一念鼻子就受伤。这个人啊，瞧不起别人，是因为自己修养不够，修养够的人都不会傲慢。

为何呢？学到深时意气平，学问越深的人气越平，心平叫什么？心平则气和啊！人体气和则百脉兴，家和则万事兴。

至于这个鼻炎跟胃炎有什么关系呢？慢性鼻炎都有慢性脾胃的问题。为何呢？中医讲，土不生金，脾胃土不能够生肺金了，土虚则金亏。我们说母病及子，子病要治母。这个肺病了，要治胃，所以养胃五点多注意。

还有鼻炎后容易眉棱骨胀痛，容易烦热，为什么？因为人体的气它郁在身体里，上不能从头顶透出，下不能从腰脚导引走。

你看，那些打坐真正打到位的，他的顶轮跟喉轮通畅，通过诵经跟盘腿，身体的烦热一下子就消掉。如果平时坐姿不正，不能端身正义，那人的郁闷之气就压在那里，即使天气很好，他的身体都会感觉很闷。

还有不爱运动的人，炎症就不容易好，炎症就是气血压在局部，疏泄不开来，在那里沤得发炎、发热了。所以在传统文化中心，会通过走路、行禅、诵经来打通经脉。这样气血冲和，百病不生。可见，现在人们之所以生病是因为两条腿的气血没有疏通。

56 骶髂关节炎怎么治？

问：老师您好，我今年30多岁，患有骶髂关节炎，该怎么治疗？

答：您好，现在我们年轻人患骨性关节炎的为什么越来越多了？肾主骨，恐伤骨，恨之入骨，邪淫伤精败肾骨。肾如果不伤，骨怎么会出问题？肺主治节，肺如果不忧郁，不闭郁，关节怎么会有不利？

现在有些年轻人未老先衰，不仅身体得病，还会葬送了大好前程。我们见过一些强直性关节炎的年轻人，他们后悔啊！后悔什么？后悔没有管理好欲望啊！邪淫伤精代骨。孙思邈讲过莫教引动虚阳发，精竭容枯百疾生。

其实成才很简单，我们看古代的人为什么讲山中有衲子，朝中有宰相。什么叫衲子？山中的僧人穿的衣服叫衲衣，这山中有高僧，那个朝中它会有大儒，好多大儒都是在山间庙宇里头读书成就的，他们不仅身体好，而且还能够为国家担当。

比如我们看，狄仁杰在山里修学读书的时候他碰到僧人，以前的寺庙就是学校，藏经阁就是图书馆，僧人就是导师，这种导师不单是教你把知识理顺，他更能够让你人生理顺，是真正的人生导师啊！

狄仁杰读书就想要有一番成就，师父就跟他讲，想要考状元功名，太简单了。狄仁杰听后觉得好大的口气。怎么简单法？师父讲，只要修禅家的不净观。

禅门里有无数观想，就拿一个不净观来用，读起书就都无障碍。狄仁杰问什么叫不净观？师父跟他讲，远离色欲，观身不净，人不过就是皮囊。欲望起来的时候，这样观想的时候欲望就下去了，欲望下去后，再去用功，心里清净，读再晦涩的书，你都能够读得进。

结果狄仁杰就用这一种办法，保持心没有色欲，非常清净的时候，真是读什么书受用什么。用这种修行的办法来读书，进步会非常快，所以狄仁杰很快就圆满心愿了。

现在我们好多人读不好书，还把身体读坏了，为什么？因为没有拿出真正古代修学十年寒窗的读书功夫，心不专一，书就读不好，连身体也搞不好，这根本不是医院药物能够解决的啊！

57 通络散的方解

问：阅读《任之堂跟诊日记4》里提到通络散有八味药，但是没有说各种药的用量是多少，麻烦老师说明一下，想配点通络散预防未病，感恩老师！

答：您好，这个问题问得很好。气血通则百疾轻，经络畅则万邪安。通络散主要是疏通经络的药散。现在很多人经络不通，比如小孩子经络不通，很多原因是吃伤、食伤，因为小孩脾常不足。

他长身体又需要吃很多东西，一下子吃撑了，这脾胃就像牛一样，小牛拉大车，蚂蚁撼大树，就会拉伤，搞坏。

这时通络散要修复食伤的经络，就要多用一些治疗食积的药配进去，比如鸡屎藤，或者鸡内金。而大人已经有一些控制能力了，他的经络伤很多不是饮食伤的，而是生气气伤的，生气气伤的一般都是气滞血瘀，是大内伤。有的人嘴唇都是乌暗的，碰到这种情况，我们就会用一些三七、扣子七在通络散里加重剂量。特别久病入络，唇必瘀堵，此时用活络通络法，尤为重要。

所以通络散要配出符合病机的还要看是针对什么人，不是说一个药散是固定的，它都是灵活配伍的。同时要知心通百络，心花怒放，人逢喜事精神爽，这时百络畅达，何病能生！

58 怎么记住中药药性？

问：老师您好，听您的讲课受益匪浅。我也是中医爱好者，想问问您，作为一名合格的中医医师应该记住多少中药药性？记住多少中药方剂呢？谢谢，打扰了。

答：您好，这个问题也问得很好。博涉知病，多诊识脉，屡用达药，关键还在于平时多玩味揣摩。如岳美中老先生调慢性病，称一生揣摩一篇古文数百遍。中药有数千种都不止，而汤头、汤方呢，有数万首啊！就像大海里的宝贝一样，捡不完，背不完，学无止境。

这时应该如何学好这些方药？我们古人有句话说，得到半杯水就可以解渴，获得半碗饭可以解饥。有时不在于要学多少，关键在于你有没有学透、学熟。勤学更要善悟，听讲尚须躬行。

拿方剂来说，汗吐下和消清温补八大法，掌握一些代表方、名方，由这个名方然后你会联系起一系列法，这叫类方似象。我们以后讲方剂的时候会从一些名方入手，比如气郁，逍遥散；血瘀，血府逐瘀汤；气虚，补中益气汤；肾虚，肾气丸；心阳虚，桂枝汤；肺气郁，通宣理肺丸。像这些都是很好的代表方，掌握住了代表方，就像你带一个团队，带好了这个团队的班长一样，下面那些方就好用了。

人身体的病不过就是气血、痰火、湿跟食积而已，这些常见的病机明白后，比你光背很多首方都管用。所以为何中医叫作理法方药？未明方药要先通理法，理通则法明，法明则方出，方出则药灵啊！

至于药物要掌握哪些呢？我们到时会跟大家讲一些安全有效而且普通容易学、容易记的方药，常用的有一两百种。我们从一二十种开始学，学到一两百种，像这样由少而多，由粗而精，由浅而深的方法，是修学的方法。王道无近功，《汤头歌诀》《四百味》，循序渐进，学以致用乃正路。

59 舌裂纹、胃寒便秘、牙龈肿

问：请问老师，我舌头上很多裂纹该怎么办呢？

另外，老师，我是一名中药师。我男朋友一直以来一天两便，每次都比较黏，而且还有脚气，起水泡的那种，有些胃寒，不能受凉。我觉得应该是脾胃虚寒不能运湿吧？我就给他配了茶包，有党参、茯苓、白术、炙甘草，因他有脂肪肝又加了些茵陈和山楂，可是喝了这茶一天后他竟然便秘了，我觉得好奇怪，难道不对症吗？希望老师能指点一二！

还有，老师，牙龈智齿位置肿，有些软，有白的部分，怀疑有溃疡，用西瓜霜有疼痛感，嗓子疼，该怎么办？

答：您好，这几个问题都问得很好。万病皆有情牵，如关节骨痛，恨之入骨，肠炎便秘，愁肠百结。我们看一下舌上裂纹，牙龈肿痛，还有胃肠不适，湿气重。这其实是现代人常出现的亚健康状况。虽然是不同的疾病，但它们都有一个共同的共性。什么共性？我们现在很多人是湿热熏蒸，寒火夹杂，脚部懒动，下半身湿气就重，懒的人痰湿多。

我们看，黏糊糊的叫懒痰，痰是很懒惰的，而灵动的叫什么？叫津液，就像水液一样，越黏稠，它越懒越滞塞，而越轻灵，它越巧，越活。

所以想让湿气不重，一个饮食不能重口味啊，口味越重，湿气越重，不是营养越丰富越好。这已经到了该节制饮食，淡食养寿的年代。减衣增福，减食增寿！

如果在饥荒的年代，那丰富的营养是救命粮，一个补中益气四君子汤可能会治好好多病，而在这个营养过剩，普遍饮食过度的年代，那么这些多余的营养会助长病邪。

所以大家看，吃得越饱胀越不想动，下半身湿气重，压力大，这是湿邪的来源。管不住嘴，迈不开腿，湿邪就化不开。

还有那火呢？心主火，现在人就是手脚懒动，而思想却浮躁，人一急就起火了，人着急有两样东西很快就耗去，哪两样呢？

第一就是气。你看，很多急性子的人一下子就累了，没气了，所以干活能持之以恒，耐久的都不是急性子。急躁则气耗，急则气短，所以有气没力，为什么？因为急躁啊！躁则自治不暇，焉能利他。

人一急，一碗饭的能量就蒸发掉了。我们传统文化中心常会提到“事缓则圆，人缓则健”。人气缓了就健康，慢工出细活啊！缓字医家第一功！

现在人们慢不下来，才得疾病多。快节奏的生活是在泄我们的元气，慢呢？慢就是补。所以针灸里有个手法、心法，叫慢则补，快则泄。

急躁第二个伤我们什么呢？伤我们的津液、水液。越着急的人，他到处找什么？找水啊！一着急就焦渴，所以急叫什么？叫焦虑啊！人都焦干了，没有津液了。

没有津液叫什么？叫起火啊！所以树木干枯了，一个星火丢下去，立马着了。人熬夜又着急了，你吃一根炸薯条、一个油炸花生米，就是一个星火都可以在身体变成熊熊大火，咽炎、胃炎、扁桃体炎、口腔溃疡，就纷纷着起火来了。

现在有些人说，凉茶不管用啊！我喝很多水都灭不了火。莲花有种无人种，心火无烟日日烧。这个心只要还是急的，你干什么事情就都起火，都在耗元气，耗津液。所以消渴病是怎么得的？

有一大部分人糖尿病之前都是急性子，吃饭狼吞虎咽，走路手忙脚乱，讲话呢？像机关枪，喜欢插别人的话头，抢话头。如果是开车呢？就是老要超到别人前面去，急啊！终身让路，不失尺寸。人一让，火气就下去，一争火气就上去，所以明理的人绝对不会上火，你会上火是还没明理，是苦还没受够啊！

大家看是不是啊？下面是一派湿，上面是一团火，湿不能够往上走，火不能往下行，这叫什么？叫水火不济啊！水火不济不是发炎、失眠，就是腰酸脚沉、得肠胃病，所大家虽然问的是不同问题，我们答的是人之共性。

只要人离开了水火交济，不晓得缓慢、感动，不知道运动迈开腿，减少饮食，他的病就可能会像马蜂窝一样层出不穷。此即《内经》教义：知其要者，一言而终。不知其要者，流散无穷。

60 胃胀及其治法

问：老师，这段时间我凌晨五点醒，发现胃胀，有时候还是胃疼加上各种不舒服，难受得厉害。我想知道这是什么原因，如何改善？谢谢！

答：夜宵要减，七分饱须行。我们生活过得越简单，幸福感就越强。这叫大道至简。包括饮食、学习、工作，还有运动、休息，人每天就是这些简单的事情重复做，重复的事情快乐做。

就像胃胀、胃痛一样，慢性胃病不是吃药好的，是养好的。叫三分治七分养。不惜元气，服药无益。但凡胃病、胃痛的，大都是违反了养胃五点。

没有明白养胃五点之前，人可能都是在伤胃。胃再好，它都往下掉，所以讲完养胃五点后，有几个学员胃胀痛好了，胃药丢了，这让我们觉得挺欣慰的，好多人都说是奇迹。

古人讲，一言以兴邦，一言以丧邦。邦就是国家，国家就是身体，一句话，我们能够明理落实做到，它可以救一个国家，何况是我们的一个身体？所以不是疾病多，而是读书少，不是病难治，而是理不明。

要言不繁，像养胃五点：少点，慢点，淡点，暖点，乐点。这几点每次吃饭前都想一遍，心存感恩，这样脾胃就是快乐进食，即使多吃点它也不会胀。就像员工如果怀着感恩快乐之心去干活的时候，你让他熬夜加班加点，多干活，他也不会累。

会累是为什么？是没有快乐了。所以这个养胃五点要天天讲，餐餐讲，讲到做到就好，讲到了还做不到，还得反复讲，直到做到，胃就好。

我们也发现，现代人浮躁多而耐性少，所以才特别推出餐前三分钟，健康少病痛的节目。每段餐前我们录制了一个三分钟视频，专讲《饮食之道》，现在在中山明理孔子学堂微信公众号上发表。

我们发心，只要大家每餐餐前看这三分钟《饮食之道》，那么身体绝不会吃坏。会吃好饭，不得恶病。如果大家连三分钟都拿不出来，拿不出来熏修学习，那真的身体的小问题可能都会难以收拾。

61 桂枝汤怎么搭配？

问：曾老师你好！桂枝汤由哪几种中药组成啊？一个10岁的小孩喝，份量怎样搭配才好呢？感恩您！

答：桂枝汤该如何搭配，这在《伤寒论》上讲得很清楚，关键我们要看孩子适不适合服用桂枝汤，为什么要服用桂枝汤。在古籍上讲，桂枝汤外症得之，解肌和营卫；内症得之，化气调阴阳。

现在的孩子不是营养能量不够，而是没有得到很好的疏导，不是粮草不够，而是锻炼得少。桂枝汤能够让我们卫表经固罩，那层表气变得固密，邪气难侵。《内经》上讲，上焦开发宣五谷味，熏肤、充身泽毛，若雾露之溉。多么美妙的意境，人服桂枝汤，如高山云雾茶，一下子笼罩在仙风玉露之中。

靠药力靠一时，靠苦练才能靠一辈子。这叫补是一阵子，练是一辈子。我们看桂枝汤置首方，它是表什么法？它是一首布施的汤法，能让身体上焦开发，水谷精微布散到头面肌表去。如桂枝开放，芍药收敛，生姜达表，大枣守中，甘草调和，诸药合一，外证得之解肌和营卫，内证得之化气和阴阳。

也就是说服用桂枝汤，你如果还是吝啬小气，那等于没服，而且服用后还会上火。为什么这时代好多人吃这上火，吃那上火？不是食物能量太大，火气太大，而是我们的心量太小。

所谓“眼内有尘三界窄，心中无物一床宽”。

所以每个方剂背后都有一个心性，像逍遥散它是乐观的心性；桂枝汤它是布施的心性，是利他的心性；肾气丸是封藏沉潜的心性；补中益气汤是鼓励的心性。

像这些汤方背后有德啊！为什么有人用了效果好？因为他德能配药。德不配药，良药无效。叫一个非常吝啬小气的人服用桂枝汤，这桂枝汤的力量得不到充分发挥。所以能够修心提高度量，孩子稍微借助药草便会有非常理想的效果。度如春夏生发万物，量似江海，不拒百川。

62 小儿体热怎么办？

问：家有幼儿五岁，有时会身体滚热，额头不热，睡眠不安，请问这是怎么回事？

答：小孩子容易晚上发烧、踢被子、烦躁，这是怎么回事？

第一个原因是吃得太好了，营养过剩，一身烦热。他经络管道堵塞，人就烦躁，急躁烦。哪里有堵塞，哪里就有郁热。

现在好多孩子发热、发烧，那不是皮肤问题，而是肠胃问题。肠胃无积，身心轻安啊！中医里有个术语叫作“积热”，不积哪有热啊！这时孩子只需要少荤多素，七分饱，减少肚子里的积，那晚上睡觉就会睡得很好。这叫胃不和则卧不安，胃和则睡能安。

第二个原因呢？可能是家里像个斗闹场。电视、电脑一整天停不下来，令人烦躁啊！烦躁的氛围必养烦躁的孩子，斗闹的父母必出焦虑的孩子。这叫子随母性，板随印。我们孩子的问题都是父母的问题、周围环境的问题以及教育的问题，在这源头上正本才能够清源啊！所以《黄帝内经》讲，治病必求于本。

因此，这时可服用小柴胡冲剂与午时茶颗粒，一边消食积，一边去烦热，极妙组合。

63 有繁体版的经典著作吗?

问：老师，请问有繁体版的古代经典吗？譬如《黄帝内经》《易经》《伤寒杂病论》。有一个朋友特别爱好古代经典，最好能有原著。

答：学海寻珍累也喜，书山探宝苦亦甜。有好友喜似见猎，遇奇书欢如逢官。古人讲，“得力全仗古经典，超伦每效名贤行”。学习得不得力，看我们有没有依教奉行。

我们能不能够出类拔萃，要看我们有没有见贤思齐。学力根深方蒂固，功名水到自渠成。所以我们学儒要学孔夫子，学佛要学释迦牟尼，学医要学张仲景、孙思邈。我们现在很多人只学他们写的书籍，没有学他们的为人，书籍经典跟为人心性是两条腿，两条腿要同时前后交换迈开才能进步。我们堂口必挂仲景图、药王图，面圣的心态读书、临床，会不同凡响。慕贤当慕其心。

如果只有一条腿在那里拐呀拐，跳呀跳，跳久了，第一个是人会累，第二个是跳不远啊！所以有句话叫，“人心微比初三月”，而品格呢？“要高挂五尺天”。

人心、道心微妙得像初三的月牙一样。人的品格为什么高？志高品高，志下品下啊！“心无不可对人言”，心志像高挂在五尺天空。人三尺以上就有神明，五尺以上那就更没有私心了。欲养鲲鹏志，须读圣贤书。

我们都很喜欢读圣贤经典，但大家有没有发现，圣贤经典也是圣贤的心胸做出来的啊！所以心胸决定格局，而志向决定高度，志不高不足以改命，量不大不足以化性。

我们再看《如何做一个健康的人》，现在有义工老师在整理文字版的。估计不用多久就可以全部整理出来，提供给大家，互相学习，互相交流。我们看文字好多人有个习惯：看一遍后不看第二遍，其实好东西要反复消化。字里藏通，文中含法。

人的肠子为什么九曲十八弯？因为你只消化一遍，那食物吸收不够，营养不能充分地为我所用。故古人读书如切如磋，如琢如磨。习来千卷少，悟透半句多。

好像我们得到一两句经句，反复地在那里咀嚼，越细嚼慢咽，味道越好；越囫囵吞枣，越是消化不好。故那些会读书学习的人都是懂得反复学习的，没有觉得看一遍就可丢掉。凡是只图新鲜感的，学术跟学问都可能已经遇到瓶颈了。

古人曰勤耕俭读，耕地要勤于到田，隔时不隔日，即天天在田有身影，而读书是宁缺勿滥，要尚俭，少少读，细细读，不可贪多嚼不烂。

64 月经前容易情绪失控，怎么办？

问：两位老师好，想请教一下，每次来月经之前，我总是有好几天，心跳很快，牙龈出血，眼睛充满血丝，情绪很不稳定（暴躁），心情极度抑郁、灰暗，注意力无法集中，月经一旦开始，上述症状很快就改善了。这是因为肝气郁结吗？我之前有过抑郁症，没有服药，自己看书做心理疏导，感觉是走出来了，但是每次例假前的几天，总是不知不觉就对一切都绝望了。恳请老师能指点一下，该做些什么，让自己的情绪不轻易失控，不绝望？谢谢！

答：月经来临前各种症状，眼胀、头晕、咽痛、胁胀，好多妇人都有。而月经一来就减轻了，为什么？原来月经古人叫月经来潮。像潮水一样，潮一涨，人各个血脉、血管、眼睛都会往外胀，而潮一退呢？潮退则胀满退。

所以这是正常的现象。可是人觉得不舒服了怎么办？那是因为平时没有加强运动锻炼。如果我们把血管的伸缩性练得很好，就像堤坝筑得很牢固了，它即使涨潮了，也没有崩堤的危险啊！

所以妇女经水不调怎么办呢？女人经水不调皆是气郁，平时梳理运动付出少了，等到月经一涨潮，你的血管就耐受不了；而月经一付出去后，身体就好舒服。故我们明理孔子学堂有一句经典的座右铭：付出无所求，还要真感恩，好事自然来。大家看，那些月经很调畅，身体症状很少的，都是热爱付出劳动的人，一分付出，一分收获，特别是不抱怨地付出，收获更大。

你付出了，就是八万四千毛孔同时开放，所以付出的人没有抑郁，没有压力，那些很有压力、抑郁的可能会有不舍得付出的，但身体又喜欢付出，这样来回斗争较劲，身体怎么会舒服呢？所以，还是要付出。好比百货公司的服务员，百问百答，百挑不厌，笑言笑语笑脸相迎。我们答疑解惑用的正是这精神。

65 自学中医如何入门？

问：老师您好！想学中医，应该从哪里入门？

答：您好，感恩大家！药王圣像图，是孙思邈，一手拿经典（深入古籍）一手拿药草（活在临床），这是学医的入门功夫。现在学生们、义工老师们问的很多问题都是我们成长的阶梯。学问学问，小学小问，大学大问，所以我们在答疑解惑之中也会有很大的提升。比如，学习中医要从哪里入门这样的问题。中医是中华传统文化里头一朵灿烂的奇葩。

所以学习中医要从传统文化入手，儒释道学问为根基，根深蒂固才能枝繁叶茂。我们民间有句话叫，山中有高人，朝中有大儒，民间有大商大医。这些大商大医是怎么成就的？都是向这些隐士高人、儒释道的大家学习而后开悟的。

我们现在很多人急着去找老师，却踏破铁鞋也找不着，为什么？老师时刻在我们身边，我们却看不到，像这些圣贤经典跟名人传记都是最好的老师。老师跟我们讲，以老师为师是一时，以这些经典跟古籍为师可以师一辈子，所以真正的学生相、弟子相很重要。

一个到处都能学到别人东西的人他有两个特点，第一是非常谦虚；第二是无比积极。像孙思邈，有一技长于己者，不远千里，俯首请教啊！所以药王是怎么成就的？就是没有一点傲气。古人讲，我慢高山，法水不入。

对周围只要有一个人你瞧不起，你就不可能真正遇上良师明医，当人无比谦虚放低时，你生命中的老师一个接一个都出现了。所以唯虚而能容啊！我们现在好多人学习不够积极，什么叫积极？就说昼夜六时中不间断，以前人用功叫六时精进，不退转。

六祖大师《无相颂》上讲“若能钻木取火，污泥定生红莲”。这精进是修学者第一善根，也是最宝贵的善根。我们之所以进步不快，是因为不够勇猛精进。真正的弟子他跟在老师旁边，老师的言行举止他没有一样不是贴身盯防，默默关注内化的。

就像曾子和颜回跟在孔子身旁，那种专注认真好像很愚很钝，话也不多，但夫子的所有言行、起心动念，这两个大弟子都像海绵吸水一样，全部吸收过来，没有一刻敢懈怠。

所以恭敬到极处，老师的东西真是毫无保留被你吸过来。有时不是老师吝啬，而是我们不够积极精进。

老师的经验向来都是秉持着经验不保守，知识不带走的。古圣先贤有哪个老师会吝啬自己的知识和智慧，从来没有。吝啬知识智慧的都不是明师。为何？公生明。心公可以明理。

所以世界上有两种人的智慧增长得最快，也最幸福，第一种是永远处于学习创业状态的人，他永远都在小茅棚、小山村，像范仲淹寄居在寺庙里，像董仲舒三年不窥园，一心读圣贤书。这样学习不停止的状态，叫学到老，才能活到老，活出真潇洒。

第二种是随时把所学的知识用到民间、大众中去。人的学问就像池水一样，不流动就会腐臭。所以经典里，藏经阁上面都写有一句话："宁可流通至烂，也不束之高阁。"有学生问到，为什么有人学习进步特快，而我学习老得不到秘诀要领？

学习的秘诀要领就一句话，你有没有想到把所学的分享给大众。一个会看人的不如会用人的，会用人的不如会提拔人、教人的。一个人具备点石成金的能力比他去获取更多金子更重要。

我们现在好多人学习都只想去贪求金子，不想把更多金子分享给更多人。受别人的尊敬得到的智慧远远比从别人身上挖取智慧更重要。孔子看到这一点，他在《论语》上讲，没有教人去琢磨别人，而是教人"己欲立而立人，己欲达而达人"。那这样好学加上乐于分享知识，普及知识，你不仅入中医之门，还入了人生之门。这是师道精神，也是学习最上之法，抱着如何教出去之心而学乃为一等入门。学所以利己，教所以利人，不学则不智，不教则不仁。

66 足底热怎么治?

问：老师，我每到夏天就感到足底发热，但手摸又不烫，很是难受。是怎么回事？该怎么办？谢谢老师！

答：您好，感恩大家！答疑须有龙虎气，解惑常带凤鸾音。这些问题都是成长的空间。

足底心一般对应我们的心跟脾胃，所以夏天人容易心烦：第一，是天气热，热火通于心；第二，夏天的时候阳气到外面来，身体里面消化不大好。大家看，夏天好多消化系统疾患，很容易吃伤肠胃，肠胃一有积滞，身体就会闷闷发热。所以夏天还是要清淡饮食。同时，只要身体局部有闷热感，都是气机不对流的表现。

我们看，夏天的时候，你在房间里觉得闷，你第一反应是什么？赶快把窗户打开。我们现在很多聪明人却做了最傻的事。什么傻事呢？就做些塞烟窗、堵下水道的傻事。

人体的毛孔是我们的窗户，而膀胱大肠是我们的下水道，所以夏天吃黏腻难消化的食物是在堵塞下水道，而排斥阳光，不喜欢运动出汗就是在关闭我们的毛孔窗户。

《黄帝内经》讲到，夏天该怎么养生？四个字：无厌于日。就是说不要讨厌太阳。人讨厌太阳，疾病就喜欢他。所以夏天多赤脚走走路，那么你冬天就会少很多寒冷的病，这叫冬病夏治啊！

而且一赤脚，被地上的碎石一刺激按摩脚上穴位，什么烦热郁结都像用砭石刺破那些条索样块状物的体会。人体有很多郁结，特别是年纪越大越多。

运动越少，穴道堵塞得越厉害，这时身体通过烦热、躁扰、不安、失眠来给我们发出信号，是提醒我们该给身体做大扫除的时候了，而发汗发热是最好的身体大扫除。

如若没有赤脚走之条件，可习练足底按摩术，点点按按病去一半。

67 糖尿病的治疗和调理

问：老师，可否请您谈谈糖尿病的问题？

答：我们看糖尿病这问题，这是个世界性难题。糖者，甘也，脾主甘能力下降，方发为糖尿，且糖不化。在古代糖尿病又叫消渴、口干渴，吃东西不解饥，尿又多，身体留不住精华。而这些糖尿病的人大都有一个特点，就是以前穷惯了，节衣缩食，突然富裕起来后又暴饮暴食，以前是做多而吃少，所以身体很好。现在呢？是吃多而做少，结果食物通通不得消化，我们这时代啊，时代病的根源就这四个字：好吃懒做。

大家看，街上美食店到处都是。每个人都基本上有吃撑、吃伤过肠胃，而且还不止一次两次吃撑、吃伤，而是长期吃撑、吃伤。糖尿病可不是那么容易得的，必须是长期持续地吃伤脾胃又不爱运动锻炼，才可能得啊！最为致命，还有一点，思伤脾，心思重，纠结导致食谷不化，饮汤无吸收。

所以国内外一致都认为，只有慢性持久的耐力运动才是最有效降低血糖的方式。现在大家如果只找药吃，却不找运动的方法，这是方向性错误，方向不对，努力可能会白费！我们县里有几个退休老师都得了糖尿病，后来都不是靠吃药治好的，而是去骑自行车跟徒步走好的。所以得病了，放开胸怀去运动，你可能会有意想不到的收获。如果养生这三条做足：夜睡七小时，日行七千步，饭到七分饱，再加附子理中丸，振奋中焦化糖能力，可以明显收到药到病解之效。

68 蚕丝五行属于什么？

问：老师您好，我是古琴爱好者，想求教个问题，蚕丝五行属于什么？我百度过，但没有一个定论，有说属金的，也有说属水的，我想求教一下在中医学方面属于什么属性？如果是属水，可以理解为肝肾的关系么？

答：我们可以推测一下，蚕丝在颜色上属于白色，色白入哪里？入肺；而且丝织品是不是很轻？很轻，质轻走上焦，还是在肺啊！这上焦如羽，所以蚕丝是蚕宝宝吐出来的，肺的精华所聚。同时蚕丝乃桑叶所化，桑入肺大肠，清肺通便。当然肺跟肾是金水相生关系。我们《三字经》上讲，蚕吐丝，蜂酿蜜，人不学，不如物。

明白五行属性很重要，但也要懂得每一样物品都有它的天性，所谓《中庸》讲，天命之谓性；率性之谓道。

懂得天性了，然后跟着万物的天性融合，向它们学习是我们人生立命悟道的一个基础。人为什么能够成为万物之灵？是因为他能够学习万物最灵光之处。

69 丰胸

问：曾老师，中药有丰胸的吗？

答：最重要是要戒思虑。寡欲精神爽，思多气血伤。思虑过度，会导致气血内耗，再多营养也养不壮劳神思虑之人。人体胸部从中医角度来看，是归阳明胃经所主，所以妇人胃好，她乳汁奶水就足，只要胃不吃伤，她胸廓周围肌肉就有源源不断生发的基础。

但是肌肉不仅靠饮食去滋养，如果吃东西能长出肌肉强大的身体，那么军队里的士兵就都不用训练了。哪个国家会缺少吃的呢？但为何还有这么多肺活量小，胸廓不够有力量的人呢？不是其他原因，而是体力活干得少。

我们中医认为，这些有形的东西生于无形的气，叫气能生血，所以劳作气生，气生则血旺，血旺则肌肉丰满。在劳作与不吃伤胃的前提下，适当地配合引气血到胸胁部，比如丝瓜络、王不留行这些中药之品，加入八珍汤里，或生化汤中，自然气血化生，肌肉丰隆，它能够让胸大肌壮实有力。

70 小便黄的脉象和脉形

问：老师，请问小便黄的脉象和脉形。谢谢老师！

答：小便黄，大都有肺热，肺为水之上源，源清流自洁，常用一味白茅根，利水不伤正，又甘甜带补，真乃退黄尿之宝药！夏天水洪流一般黄赤，所以黄，大都是热之势，脉象偏大而急，但也有一些细小的脉象会出现尿黄，这种细小无力的黄叫萎黄，所以《黄帝内经》以及《伤寒论》上有相关阴黄、阳黄之说。

阳黄的要用类似茵陈蒿、大黄、栀子这些药物，把亢盛的脉变平息，而阴黄的脉象无力，一片黄暗，要用茵陈术附汤这些温中散寒之品，使寒湿蒸腾而黄浊退却。

71 掉眉毛是怎么回事？

问：*老师，掉眉毛是怎么回事？*

答：做事须有海绵特性，求知要存钉子精神。掉眉毛有好多原因，眉毛是肝所主，肺能管的皮毛以及脾主的肌肉，脾胃肌肉丰满，毛发会有光泽，所以一些大病、重症到后期甚至放化疗后脾胃生机受损，那么眉毛、头发、甚至胡子都会掉，这时恢复脾胃生机是始终的出路。

我们每天有很多行为都是在损伤脾胃，只是好多人都不知道，所以没看养胃五点跟保脾十条，真不知道这个脾胃天天是如何被伤到的。

所以学员们反映，没有听过养胃五点跟保脾十条，没有想到自己天天对脾胃这么不好。所以健康在于什么？在于明理啊！疾病呢？疾病在于无知啊！病不可怕，找不到原因最可怕。

72 “拧毛巾的智慧”动作示范

问：老师，“拧毛巾的智慧”怎么没有视频啊？想看动作示范。

答：拧劲与握固皆道家养生。“拧毛巾的智慧”这是道法自然的养生功法，像我们可以从拧毛巾中领悟养生，可以从松土里面领悟健脾，可以从南方桌椅凳脚先腐而领悟到升阳除湿，可以从笔管里的纸屑把它震荡出来领悟到拍打、甩手、跺脚之法，这些都是理通而法自明，法明而招式自出。

所以学中医最关键在于一个明理，明理之后你立马就会落实，一个真明理的人他的行动必定是会跟着上去的。现在有些学员说“我明白了，但我做不到”，因为这种明白是一知半解，不是真明白，真明白必有真行动，真明理必有真落地啊！

所以义工老师明白拧毛巾可以让毛巾干爽，那平时干活的时候我们拧手脚，还有洗衣服没有用甩水机，使劲用手力去拧，天天保持手劲的训练，这也是在除湿。

除湿不是除一次就永远不生湿了，世界上很少一劳永逸的事，特别是身体它总会衰老，湿气总会天天出现。吃多点饭，喝多点水，没有运化开，都会变成湿气，所以除湿应该是每天的功夫。

只要人活着，就有湿气，湿气少则少不舒服，湿气多则多不舒服，湿气重则易得重病、重症、疑难病。所以在南方如果没有学会除湿之道，行医跟养生都是行不通的。而这些具体的除湿之法，我们从药物、心性、劳动、练功、修学之中都会一一跟大家共同研修。

有谁能想到连声音洪亮的读书法也能除湿；谁能想到衣服洗后不依赖洗衣机，靠自己双手使劲地拧也能除湿；有谁能想到久坐半小时后到外面晒晒太阳，跺跺脚，小跑十来分钟也是在除湿。

这些小招法如果在日常生活中落实的话，人将会获得一辈子的健康。所以健康不过是一个念头，这个念头变为一个习惯，这个习惯伴随我们一辈子，我们靠着这个习惯就把好身体养出来。

73 困乏，发昏，湿热

问：老师，请您辨一辨：半夜自醒，1～4次，但能马上入睡，睡满8小时自动醒。可白天依然精神不振，尤其是饭后就特别困乏想睡，但午休过后依然头脑发昏，困乏时就会鼻塞。排便不成形。碰到紧张、焦虑时头脑也会发昏，无法聚焦注意力。请问这主要是体内湿热造成的吗？

答：好，这个问题问得很好。习勤能使一身振，专注可令杂念除。我们现代不管男女老少普遍都湿气重，为何呢？因为吃得多啊！现在普遍孩子吃的东西，一个孩子吃的，可以养得起以前十个八个孩子。

食物是好东西，可中医认为，你吃过度了，好东西都会变毒物。这叫“饥来吃饭，饭是宝；饱来吃饭，饭是毒”啊。人胃口不强，喝多一口水，吃多一口饭，那都是湿气啊！人体湿气重的时候，你在那里睡觉充电是充不进去的，为什么？

因为你的肌肉、血脉、筋骨都被湿邪蒙蔽。湿邪蒙蔽他会酸重昏沉，这些湿邪你不逼出去，那都会没劲的。那如何把湿邪逼出体外？中医讲，就三招，就是汗、尿、便。

第一个方面是通过发汗。汗出筋骨轻，汗出到肌肤外来，你会越来越轻松。所以湿气重的人更需要运动，运动能升阳，这叫太极动则升阳，阳气升起来，他就会发热，一发热，他就会把汗逼出体外，就像太阳出来，那个毛巾再沉重，水液被蒸干后都会变得很柔软轻松。

故会养生的人，他在晾衣服、拧衣服之间，他都可以领悟养生之道，衣服还没拧、没晾之前是不是很沉重？是呀！为何？因为水湿多。一旦拧干、晾干、晒干后，衣服是不是很清爽，很好穿？

我们身体肌肉就是脏腑的衣服啊，肌肉里的湿毒不通过劳动、拧关节、锄地、跑步把水湿通过汗的形式逼出体外，身体怎么会轻松入睡呢？所以一天如果没有一个小时以上运动的，他身体福报会不够，吃什么都不香，喝什么都不甜啊。你看，我们军训的时候几个小时运动下来，那白粥吃得比山珍海味还好吃，而且白粥养的身体也很棒。这是第一方面，通过每天运动一小时把汗逼出体外。

那第二方面呢？第二方面是凡湿热湿浊重的，饮食都要清淡啊！我们看，是什么能把碗内的油垢洗干净呢？那就是净水，干净的水。净水能去污垢，所以淡的饮食，清淡的饮食可以涤除身体的湿浊，少油、少盐，加上少荤、多素、七分饱。这五点做到你的身体会一天比一天轻松。

营养的去路，代谢产物的排出主要靠膀胱跟大肠。像蔬菜为什么叫“蔬”？凡草木有助于疏通管道的，吃到身体里来对身体都有好处，所以常吃蔬菜能够梳理胃肠。像大白菜、萝卜在古医籍上记载都可以通利大小便，消骨下气，排尿去瘀。我们天天久坐，膀胱跟大肠周围的气机坐郁了，坐瘪了，湿毒从下面出不去，它就会弥漫到全身去。

所以现在城市人，特别是少运动的，如果还大鱼大肉，那就麻烦了。表面上是三分钟快乐，实际上吃到身体里来，二十四小时都难受啊！像这种吃亏却一点好处都没有的事，我们很多人天天都在干。所以明理的人都会选择少荤、多素、七分饱，身心轻松健康好！

74 牙齿松动，脂肪肝，精索静脉曲张

问：牙龈萎缩、多颗牙齿松动、脂肪肝、精索静脉曲张，这些病对我（男，25岁，未婚）来说太过沉重了。最近两个多月，我一直在看老师的文章，渐渐有所启发，并努力改过。但是病情多有反复，情绪也时好时坏，我很困惑，望老师指点迷津。

答：您好，这个问题问得很好。补中益气丸治牙龈萎缩，金匮肾气丸治牙齿松动。我们很多青少年身体都不如老一辈的，年轻人就示现出了一种衰老相，提前衰老这是生命力降低的表现啊！

人为什么会提前衰老？如何保持身体抗衰，延年益寿呢？我们《神农本草经》上面讲“轻身耐老延年”啊！人如果感受不到自己身体很轻松，那他就已经开始老化了。

那什么是轻松的感受？

第一，脸上常有微笑。心存道，面微笑，烦恼消，身体好啊！年轻人如果他没有以利众事业为志向，那他很难真正发自内心地笑出来。

所以人不能微笑是因为利他少。古人讲“助人为乐”，又讲“求人气短”。你一帮助人，人体那个喜乐就起来了；一旦想求人，那个气就短了，短了就笑不出来了。

所以有智慧的人他轻易不求人。凡做一件事情，做不好，身体养不好，从根源上讲在某种程度上都是没有利他，输在没有利他。

俗话讲：“乐一乐，天堂坐一坐，忧一忧，地狱游一游，笑一笑，十年少，愁一愁，白了头。”所以我们每天最重要的反省就是今天微笑是不是比昨天多了，如果没有多，那只能说明我们这一天白过了。

所以，《论语》开篇就讲孔门三乐。人乐不起来，后面的事别做了，越做你越郁闷，郁闷到没气，能量低于五十以下，人的生命能量会大受影响。好像细胞缺气，它会凋亡，好像花骨朵儿阳光不够的时候，它也会萎蔫。

第二呢？第二就是看你腿脚灵不灵。所谓腿脚走通，气血流动啊！腿脚拖泥带水的，一看就知道，活力不够，气血瘀滞。

我们现在年轻人大步流星，走步稳健有力的人变少了，有些人走路好像垂头丧气一样，悲莫悲于气丧啊！

人长期消耗在电脑、手机与熬夜上，气耗完了就有得重病的危险。在林则徐《十无益歌》上讲，不惜元气，服药无益啊！人不爱惜自己的元气，吃药都没帮助啊！

所以我们如何惜气？第一，要少言；第二，不是真善美惠的话不讲出口。这两条做到后，你一天的气会少流失一大半。

所以人体最大的节约节省，不是说水龙头关紧点，电灯注意不要让它一夜通明。这些都是普通的节能。最根本的节能就是节我们的生命之能，少说无关紧要的话，不讲是非烦恼的言语。

然后，第三呢？第三是看年轻人有没有在色欲上面拐着脚。在《寿康宝鉴》上面讲到，戒得邪欲，即获寿康。

好多年轻人很有才华，有天赋潜质，但是却因为戒不住欲望使得很好的才华流失掉。我们做个比喻，莲花只有从水里把营养送到莲苞才能开出很漂亮的花朵。如果我们从下面把莲杆子划一个口，让那些精汁流出来，那上面的花朵立马萎缩。

所以孩子闯不破欲望这一关，再好的聪明才智，再好的家庭教育，再好的老师耳提面命都没有用，故古人非常宝惜精气神，有十分的精神才做得十分的事业。

孔夫子讲，人年少，血气未定，戒之在色啊！此关打不破，纵英雄豪杰也会沦为凡夫愚痴。我们看好多高级知识分子为什么痴呆得比农夫还快？有的是因为醉情于酒色欲望，脑汁被扰动，就像萎缩的核桃，人很快就痴呆了。

所以只要守住精，宝惜住我们的气，同时存住我们的神，不分心不乱想，这精气神三宝守好，没有养不好的身体啊！

75 骨髓炎、风湿

问1：老师您好，我叔叔今年52岁，5年前在矿场被机器碰伤脚腕和脚趾，住院治疗后，期间一直发炎，吃西药不见效。最近又崴了脚，医院说是“骨髓炎”，要手术把坏死骨头取出。但是，担心不能治根。他最近疼得厉害，请问有什么外敷中药或内服方子可以治疗？期待答复！十分感谢！

问2：您好！我爸爸今年54岁，腰风湿痛，中医怎么治疗风湿？

答：您好，五味清淡精神爽，处世从容日月长。这两个问题都涉及痛症。痛症是一个大问题。我们看，痛字是什么？里面一个甬道的甬，外面一个病字头，病在甬道不通啊，经络管道不通则痛。为什么会不通？一个是因为气血不足了，筋疲力尽，人在劳累状态时就容易崴脚。好多人刚开始打球运动没什么，运动过度后劳累了，一着急就崴了脚，所以，劳累状态第一重要的是休息，而不是去运动锻炼。

第二呢？急躁的人容易崴脚，心急吃不了热豆腐，会烫嘴的。所以一急就会出问题，疾病疾病，不急就是在减病，不急哪有病呢？急躁的人叫急火攻心，火越炎上，所以气血往上面烧，下面脚却是空的啊！

哪些人属于急躁火性呢？一个是讲话多；第二个是不耐烦；第三是喜欢抢别人话头，别人还没有讲完，他就插话进去。不耐烦做不成一桩事业，不自省看不出一身病痛，就说，人如果认识不到自己疲劳跟急躁这两个问题，就算是用最好的云南三七、西藏红花来活血化瘀都没用。这两味药可以说是伤科圣药，对于跌打损伤，瘀血阻滞疼痛，不管是泡药酒还是打粉冲服都是很好的化瘀止痛妙品。

至于老年人风湿关节痛是何因？老来疾病都是壮时招的，衰后罪孽都是盛时造的。人年老时各种怪病，他一回想，原来是年轻时不注意造成的。

张仲景在《伤寒论》上讲，风湿起源于三方面。

第一，是汗出当风或劳累过后洗冷水澡。汗出当风，汗出后腠理疏松，站在风口一吹好凉快，这时风邪已入毛孔。而劳累后呢？劳累后肌表抵抗力直线下降，这时一洗冷水澡，寒气直入皮肉筋骨啊！

那第二呢？第二种情况是伤精后贪凉饮冷。现在我们很多人生病是病于无知，生病起于无知，健康源于明理，源于觉悟啊！不明理你都不知道哪里出问题，明理少病疾。好多年轻人房劳后又开着空调，南怀瑾老先生讲，这样身体必受损，轻则感冒鼻炎，重则风湿痹痛、心肌炎啊。因为身体的精华掏空过后，风寒是直入脏腑骨髓的。

那第三种得风湿的原因呢？最常见的就是忧郁，忧郁则百脉闭，不是风湿就是活动不利。中医认为，肺朝百脉，肺主治节。

而悲忧伤什么？伤肺。故经典讲，喜乐的心是疗伤圣药，忧苦的灵能够令人骨髓都枯槁啊！这些关节痹痛都是缺乏喜乐感。乐一乐，百脉开；忧一忧，百脉塞啊！所以乐不起来，不能利他的人，疾病是很难好得彻底的。

76 恶心，口臭，咳嗽，便秘

问1：老师，我的胃不好，老想吐，恶心，请问是怎么回事？

问2：老师，感觉早晨跑完圈之后口臭严重，有浊气上泛的感觉，还有就是嗓子干，津液损耗，这样晨起锻炼可以吗？还是选择另外的时间呢？

答：您好，无求便是安心法，不饱真为却病方。这两个问题都涉及胃肠。呕吐者胃气之不降也，《病因赋》上这样讲。《黄帝内经》说，浊气在上，则生嗔胀。为什么浊气会阻在胸胃？两个原因最常见。

第一是吃错东西，或者吃太饱，吃撑了。下水道堵塞，浊阴冲不下去，就会往上泛，所以要少吃，吃清淡点。

第二是心思太重了。古人讲，心乱如麻。心胸心胸，心一动乱，这个胸气机升降出入都出问题。

那碰到这种情况该怎么办？恢复升清降浊。如果呕吐是清水的，那可以用些姜啊或者附子理中丸，如果呕吐是黄浊样，尿又是黄赤的，就可以用些大黄来泡茶，或者用竹茹来煎汤，都能起到降胃通肠的效果。只要浊阴下降，这些呕吐感就消除了。当然也可以用一些常见的藿香正气水。

至于早上起来晨跑运动感到口臭加重，这是怎么回事？很简单，有个词语叫作“沉渣泛起”。就是说，我这杯水如果是浑浊的，即使澄清了，你再拿筷子一搅，它又浑浊了，所以口臭、口浊并不是跑步引起，那只是说明你身体血液浑浊了。

这时有两种办法。第一是选择清净的素食，血至净则无病。第二呢？继续坚持运动。俗话说“抠成的疮，睡成的病，水流百步能自净”啊！

这时臭浊它只是身体在排病的反应。像大扫除一样，看似漫天灰尘，但是你扫完过后，房室清，墙壁净，几案洁，笔砚正。这些房子就像身子一样，你不打扫，它满是灰垢，打扫时虽然很浑浊，但那只是一时的，等清扫完后，空气清新，身心灵舒畅啊！所以运动需要坚持，王道无近功，也需要持之以恒。

77 白血病，咳嗽，发烧

问1：老师，刚刚得知身边有个幼儿园小朋友得了急性淋巴细胞白血病，家长很痛苦。老师能不能从中医的角度讲解一下，现在的好多孩子为什么会得白血病？家长教养孩子应注意哪些方面呢？谢谢了！

问2：老师，孩子发烧后，退烧了，老是咳嗽，还有便秘，这该怎么办？

答：您好，这两个问题都是孩子常见的问题，也可称为教养病。不让孩子咳嗽，孩子只会咳嗽得更厉害。不让孩子发烧，孩子得怪病的风险就会越高。

大家看，以前我们的父母辈那时缺医少药，身体问题却很少，偶尔发发烧啊，没有刻意去消炎退烧，就早睡觉，喝点白粥配萝卜干，多补充水分，等烧一退，身体胃口却变得越来越好，才一两个星期，孩子就像雨后春笋那样，节节长高，人也变得更有精神。这在古老的中医学里头叫作变蒸，使身体蜕变，能量转换。像蒸包子一样，必须有一定的发热，包子才能膨胀起来。那些身体的浊气，病理产物才能彻底被烧掉炼化。

现在呢？每次发烧，焦头烂额的父母想要一分钟两分钟就退烧，不给身体烧炼病理产物的机会，结果滥用退烧药会让孩子血液循环变慢，脏腑新陈代谢减缓，火力下降，久而久之，那些沉淀的杂质会越来越多，孩子面目表情会越来越呆滞。

所以退烧药在退烧的同时也让脏腑新陈代谢功能减退啊。久而久之，疾病发不出来，压在那里就可能是肿瘤怪病。所以治疗肿瘤、怪病、疑难病，在治好之后，它会有一两个发烧的症状或者感冒，就正好借助身体的热能，把身体的杂质再度燃烧炼化掉。

而现在很多父母跟家长完全没有这个意识，孩子一发烧就是用退烧消炎药，孩子烧退了老咳嗽，饭也吃不下，个子也长不大，甚至还留下口臭、口浊的现象。为何呢？因为根本不让身体去燃烧垃圾啊！现代医学认为，孩子发烧是为了换掉父母的一些不良遗传细胞。

经常使用退烧药降温，会使皮肤病、怪病增加，而且一损害免疫系统，日后患淋巴癌、系统性红斑狼疮等疾患的风险越来越高，而女孩子在月经期间痛经跟妇科疾患也会越来越多。可见，不是说一发烧感冒就赶紧用消炎药，要给身体一个透发的机会。

像发烧过后，孩子容易咳嗽、便秘是怎么回事？我们现在好多父母不知道孩子贪凉饮冷，睡觉时吹空调，平时随手就从冰箱拿出凉茶冷饮，凉茶冷饮一下肚，身体脏腑功能立马会下降。

孩子可是少阳体质啊，少阳就像春日之苗。农夫都知道，春日之苗最怕倒春寒，一场倒春寒可能让你的稻田颗粒无收。

所以有些不孕不育，是为何呢？你看，前面滥用消炎退烧药，而且贪凉饮冷，使得身体产热功能下降，天气不热不产粮食，人体不热不产精子啊！再加上孩子不喜欢运动和不喜欢太阳，那身体就会像温室的花朵，病快快，像豆芽菜那样非常脆弱。这些都是将来要仔细慎重去研究跟探讨的问题啊！

78 心动过速怎么办？

问：老师您好，请问心跳超速应该吃什么？

答：您好！这个问题很好。急则快，宽则缓。望远方知天地小，凌空始觉海波平。首先我们看心跳加速。《伤寒论》上讲，脉结带，心动悸，炙甘草汤主之。古人汤方里头用炙甘草这味药用得好多。

我就在想，为何甘草称为国老？是在历史上使用频率最高的中药。后来一想明白了，原来甘草属于土，土性缓，而疾病呢？疾病疾病，急躁得病，着急得病，不急哪有病啊？

所以常说急火攻心，急得七窍生烟，急得像热锅上的蚂蚁，心急气败，交通堵塞急躁烦，都是着急惹的祸。

那急性子该怎么避祸呢？急则缓之。所以各类痛症一着急就加重，我们就用两味药，白芍20克，炙甘草20克，一放上去，肌肉筋脉就柔缓松开，这就是中医里头土能伏火，甘能缓急的道理。

人一急就起火，这时呢？炙甘草啊！所以焦虑失眠的患者，心急气败的，有时买点复方甘草片来或者谷维素吃吃就松解了。但关键呢？缓急还要接地气啊！把着急之气导到大地下去，迈开腿，赤脚走，管住嘴，心如水。

79 白癜风及其治法

问：老师您好，想求教一下白癜风的得病原因，用中医是否可以治愈？

答：白癜风是非常疑难的皮肤病，属于“治啥别治皮，治皮丢脸皮”的症。皮肤属于肺所管，肺其色为白，肺色外露，是肺功能严重退失，所以从中医角度看，提高肺活量是必需的。

人没有魄力做不成一件事，胸廓中气肺活量不足，不饱满，皮肤会黯然失色，为何呢？你五脏气都吃不饱，不够用，怎么可能供养到皮肤上去？

万物生长靠供养，失去供养不生长。所以这些顽固的皮肤病到最后只有提高肺活量才是最终出路。你看，一个人病快快、弱不禁风、呼吸短促的，他得什么病都不好治。

一个人感冒都可以拖个十天半个月，甚至半年，由感冒变为鼻炎，再变为肺炎，再变为风湿、筋骨病，甚至心肌炎、肾炎，这都是魄力减退，肺气不足的表现。

那如何提高肺气？我们说，会运动的人是越运动精神越饱满。我们有一种运动叫作上坡负重。这比单纯徒步效果要好，人一负重就喘，一喘，他的肺活量就开始打开，也就是说，你只要有一天不干活，不喘气，不打开肺，你这一天的肺活量就是在下退啊！

所以要想让自己少病就需要锻炼，特别是负重上坡锻炼。《小儿语》讲，意念深沉，言辞安定，艰大独担，声色不动。能咬紧牙关，练它三个月，等你中气、肺气变足后，好多病都不再处于你的担忧范围内。这就是存正气的治本之道。

同时，白乃怕之色，恐忧会让人沮丧惊慌，俗云被吓得气色煞白。因此要壮胆担当，见义勇为，利他为乐，此亦壮肺之举也。

80 孩子睡着后总出汗怎么办？

问：老师，两岁小孩睡着后身体就开始出汗，特别是背部，半小时后退去，这需要治疗吗？应该怎样治疗？感恩老师！

答：小小不吃苦，大了多病苦。阳光不到处，病痛便上门，要多晒太阳。只要孩子醒来，神清气爽，就没什么大碍。如果孩子醒来后疲倦，那就要治疗了。口中臭浊，可服保和口服液。咽干苦心烦，宜用小柴胡冲剂。

孩子肚子里有积，或者白天运动少，汗出不透，他晚上会把汗逼出体外；还有阴虚者盗汗，孩子阴液减少，白天会比较烦躁，这种焦虑带到睡眠中去时，会把汗逼出来。

因为汗为心之液，所以在急性吵闹的环境里头，闹心的家里，孩子容易闹汗啊！平时多带孩子吃吃素，走走路，把孩子多余的气通过劳作疏通出去，经脉舒畅，哪会有那么多液汗呢？就是说因为不通才把汗逼出来。也有人服用竹心冰糖水，令心清神爽，则汗症自降。

81 孩子总发烧咳嗽怎么办？

问：老师，朋友家孩子老是发烧、咳嗽，去医院检查是支原体感染的肺炎，需要输进口的阿奇霉素，这是肺的问题吗？如果孩子加强锻炼能避免这样的病吗？谢谢！

答：您好，这个问题问得很好。刀在石上磨锐，人在苦中练强。春天到来了，我们一个冬天积累的那些浊气到春天都往体外发，这叫春主生发。所以春天聪明的古人他们做两件事。

第一件事是阳光明媚的时候，赶紧到外面踏青，接地气能够降浊气。日月之华救老残，这是《黄庭经》的妙悟，晒太阳可令身强耐老。

第二件呢？是去采采野菜。像我们义工老师们春天去采蒲公英、大小蓟以及蕨菜，这些带着春生之气的野菜能疏肝解郁，能通肠排毒。我们《阴符经》讲“食其时，百骸理”。

我们现在人身体为什么越来越多问题？吃不到当地当季的蔬菜，特别是这些野菜，菜根，好像不是很可口，但对身体可好了，它能将身体败浊，像菜瓜布洗碗那样粗粗糙糙，把碗洗得光光滑滑。

所以孩子越喜欢吃肥甘厚腻的，贪图口腹之欲的，身体越差，孩子甘得住粗粗糙糙，这些粗野的食物反而养得冰清玉洁，身安体健。

细菌病毒它从哪里生来？痰饮啊！没有多余痰饮，就像没有垃圾，哪来苍蝇蚊虫呢？所以杀苍蝇蚊虫不是高明，高明的是把家里各方面清扫干净。

抗病毒消炎不是治根治本。治根治本是如何让孩子不饱食过度，如何让孩子不生痰浊。不生痰，除了“管住嘴，迈开腿”这六个字，没有比这更高明的了。

你看吃一块糖那就是多一口痰，人不运动的时候，多吃一个鸡蛋就多半碗痰。我们客家俗话讲，一个鸡蛋五里路啊！你吃一个鸡蛋得走五里路才能把这个鸡蛋的能量炼化。

所以营养好不好呢？对于运动、劳动者来说，那是好，对于不爱动、懒动的人来说，那却是伤害你身体的痰啊！所以以前老一辈的人都知道，孩子感冒、咳嗽赶紧清淡饮食，平时呢？平时就多运动锻炼。

《左传》上讲，民生在勤，勤则不匮；又说，人体勤劳于行，则百病不能成啊！一个人只要勤习劳苦，病根本在身体待不住啊！

我们中医讲，里应外合，思外揣内。就是说，你有什么外在表现，你身体的内在功能就是什么。就好像一个妇女，她很喜欢打扫家居，经常把房子维护得干干净净，结果她没有吃什么药，身体却很好。

因为中医认为，人在清扫外面环境的时候，身体里面的扫除力正在提高。就像上次有个多痰的病人，老是咳吐不干净，吃陈夏六君子丸都没用。我们叫他把家里反复地大扫除，把桌案、椅子、书柜收拾干净，天天收拾一次，收拾到第八天的时候，他的痰没了。

他便问我们，这是什么道理。我们笑笑跟他讲，外面的环境你清扫干净了，你身体里面的扫除能力也在提高。所以勤于扫地就是在启动我们身体的脏腑清扫垃圾功能。你在外面做什么，身体的里面也在干什么，你在做，它在看，你在干，它在仿啊！

所以常洗碗扫地的人，他身体的垢积会很少。故古代那些冰清玉洁的读书人大多是半耕半读，当他能够劳作出汗排毒的时候，他把活干得漂亮，身体脏腑也养得很平安，所以叫早起三光，庭院扫得光洁，饭又做得光鲜，而颜面呢？颜面很光泽啊！

我们现在的父母，爱不当就是障碍，爱而不教就是害，爱之不用这些天地之道来去辅助，那就是在溺爱孩子，剥夺了孩子做家务的能力，就是剥夺了孩子健康成长的机会啊！所以天底下没有脆弱的孩子，只有不懂理、不明理的父母。

人不是等到强壮后才去担当，而是担当吃苦后变强大。

82 肺炎咳嗽后便秘

问：老师好，我想问一下，最近得了肺炎，咳嗽得很厉害，导致了便秘(没力气排便)，请教老师该怎么办？肺炎也在持续挂水中，一时半会好不了，但便秘很痛苦，想最先解决，谢谢指导！

答：因为肺气闭郁则肠气不通。我们经常会碰到病人一感冒，大便就秘结，感冒一好，大便就通畅，这正印证了中医所讲的肺与大肠相表里。

好多郁闷的人大便拉得像手指、筷子那么大，细细的。为什么？心胸闭郁，肠管就闭。心胸开朗，肠管自畅。所以心与小肠相表里，肺与大肠相表里，古人得出这结论都是告诉我们你的肠子问题都是你的心胸问题啊！可用疏肝理郁的逍遥散，加宣肺散忧的通宣理肺丸治便秘。

那如何解决这问题呢？《了凡四训》上讲，人之无过咎而横被恶名者，子孙往往骤发。这是说，一个人没有什么特别的过错，却被误解冤枉，但他也毁骂不动，结果自己后半生或者子孙莫名其妙就骤发。

为什么？因为一个人他在被埋怨、抱怨、毁谤的时候，他还能笑以对之，那他的容量啊是几十倍、几百倍地增加，他的心量是在不断翻倍。在逆境中练出的力量跟心量才是最强大的，就像逆水划船，虽然进步一点点，但你的内功内力已经升华好几个品级。所以碰到病苦与别人的骂辱，能毁骂不动，逆境不动的，这是忍辱波罗蜜，叫忍可敌灾星啊！

这并不是说我们的身体有问题，是我们的心量出问题了，量大福大，量大能容啊，量大能排。所以明白这个道理，那么我们就不会再去计较纠结任何事，这时再服用普通的治感冒药，一开肺，大便就通掉。这叫肺主通调水道。

83 大便不成形，次数多

问： 老师，请问大便不成形，稀软，次数多，是怎么回事？

答： 无欲则刚。《大医精诚》讲医家修身最重要的一句必当无欲无求，无欲则刚，无求心安，心安体泰，气刚身强。大便又何来软绵绵，烂稀稀？首先我们来看，这个大便不成形，稀软，次数多，是怎么回事？现在城市里营养丰富，大便不成形、稀烂的越来越多。我们客家有句俗话叫“懒人屎软”，什么意思？人一懒，湿气就重。你看人吃了就去睡觉不干活，那叫什么？叫长赘肉。所以现在很多人越不干活，身体越沉重。而大便呢？大便不成形啊！中医叫，肥人多湿，湿重则便烂啊！为什么肚腹会胀？因为肠胃蠕动功能减退。肠胃蠕动靠什么？不靠你吃什么，靠你在做什么。你四肢不勤动，肠胃它也不肯动啊！所以，大凡懒字为病，只有一个字可以解，那就是勤。俗话说，人体勤劳于行，则百病不能成，四肢勤劳，百邪难胜。

上次有位老师，大便有两年多都不成形。我们问他下午干什么，他说，下午也在批改作业。我们说，下午你用一个小时到操场上去发汗吧，把肠管的汗往皮肤外面发。发汗就是在流湿，在排湿。半个月下来，不成形大便就成形了。就这么简单的方法没有掌握好，他却病苦了两年多。可见，很多病根本还没有到非要用药的时候，而是错误的生活方式才导致有这些离谱的疾病。端正一种运动生活方式就是在端正疾病。

84 流口水，耳朵流水，月经时间长

问：老师，请问小孩子流口水，耳朵流水，还有月经时间长是怎么回事？

答：中医认为，这是脾胃不好啊！脾胃虚土，土虚不制水，则水泛高原，水乱下游。脾病则九窍不利。当脾胃有问

题，那眼耳鼻舌、大小便都会出问题。因为中医说，脾开窍于口，嘴巴是口，鼻孔、耳孔、小便孔、大肠孔，那都是孔。如果脾功能减退，这些孔都会出问题。小孩子脾常不足，第一，脾胃常吃伤，一吃伤，他营养就供不上来。所以不是吃不吃枸杞的问题，是有没有七分饱养脾的问题。第二，不运动，脾就不肯动，脾主运化，你得运动了，它才常能消化。现在孩子一整天不是抱着手机、电脑，就是在学校抱着课本，结果眼镜一副一副地换，背一天一天地弯。这些流耳水，月经时间长都不是可怕的，可怕的是没有掌握住一种自强不息的运动习惯，古人都是以一理来治万病的。用万种药来治万种病，这叫医，用理一个道来治万种病，那叫道。所以，养成一种良好的生活方式是在预防和治疗现在乃至将来的一切疾病。我们看，生病了是焦头烂额地去找药，还是努力地反省自己缺运动，太饱食呢？古语讲，不反省看不到一身病痛，不耐烦做不成一件事业。一个人他每天不反省自己一点过失，他都不知道身体有多少问题。如果做事很容易不耐烦，那他不具备成功的素质。所以怎样日省一失，怎样降服烦躁啊，这些在我们早课蒙学的讲解里都有。以后我们一起深入蒙学，加强锻炼，那么不仅是在治现在的疾病，在解当下的疑惑，更是在治将来的疾病，解一辈子的疑惑啊！好，感恩大家！

85 孩子的怪异行为是怎么回事？

问：老师，孩子总有些怪异的行为，经常说梦话，踢被子，咬牙，还咬自己的指甲，这是怎么回事？还有，孩子妈妈睡眠不好，长期吃安定，怎么办才好？

答：您好，这两个问题问得很好。这都是孩子、妇女常见的问题。专注于正事，邪妄自少。致力于读书，恶习自正。孩子有这些怪异的行为，中医认为是肚子里头有积，有痰，痰生怪病，积生怪行为。现在的孩子普遍营养都过剩啊！常有些父母问，那孩子营养不够怎么办？我们笑笑跟他们讲，现在的孩子吃的营养是我们父母辈那时的三到五倍，甚至十到八倍都不止啊！你看，吃得口臭、口浊，吃得口苦、口干，吃得眼睛都是眼屎，这些都是营养过剩的产物啊！

那真正饮食的标准是什么？回到我们上世纪六七十年代，那时人们的饮食都很清淡简朴，所以我们跟那时的人比，稍微丰富一点就可以，太丰富了必得病啊！所以什么叫作中医？中医就是无过，无不及，谓之中。我们总是关爱过度，所以饮食过度。这样孩子消化不过来的食物通通变成痰跟积，身体有了痰跟积，就有了烦躁脾气，有了烦躁脾气，行为就开始怪异。所以你看到的是孩子的怪异行为，而医生却看到孩子身体里的痰跟积啊！

上次有一个孩子经常说梦话，踢被子，咬牙，还咬自己的指甲，很怪异。他父母很担忧，我们说，这都是小问题，就一个素食把积化一半，另外再买几盒保和丸。一吃下去，一个星期，孩子的这些怪异行为就消失了。他们都觉得很神奇。在中医看来，一点都不神奇，就是化痰去消积食。孙思邈《千金方》上讲，人有四百四十种怪病，大都是以宿食为本，没有这些宿食痰积，疾病就没有仰仗的后援，所以断这些宿食痰积就是断敌粮草。

至于妇女常见的睡眠不好，而且长期吃安定的问题，如果安定能解决问题，就不会有这么多失眠的患者。失眠不是什么特难治的病，关键是要调整生活方式。身体里头有消化不了的积滞，心是安不了的，就像家里有贼，你能安睡吗？所以每天晚上那顿一定是素食七分饱，保持肠胃消化好，而下午一定要有一小时的运动锻炼发汗，把内衣搞湿，这样身心如洗，你晚上睡觉，那是一觉到天亮。所以，睡眠功夫不是睡的时候才来听几首轻音乐那么简单，是你白天下午的时候就已经为晚上睡眠做准备了。《清静经》讲，动者静之基。白天你运动不够，晚上即使正常就寝也静不下来，明白了这个道理，然后你再去运动就很容易见到效果。

在广州有个白领，六年都没有睡好觉，事业做成了，身体搞垮了，他问，怎么办？我们说，除了运动，你打坐都没用。他说，他也试过打坐，也试过运动，怎么都没用。我们问他，怎么运动？他说，在健身房里跑步。我们笑笑说，健身房格局太小，你试着到大自然去。我们发现人长期待在钢筋水泥房（不是土）里头，神经是绷紧的，一旦跑到田野山边去，神经是放松的。这比吃谷维素这些放松神经的药还更能让人放松。他第一天爬山三个小时，内外衣全湿透，睡了一个五六年都没睡的好觉。

所以哪里是疾病多，完全是运动少，哪里是疾病怪异，完全是我们现在人的生活习性怪异了，没有回归到正常的生活。《左传》上讲，人弃常则妖兴。人只要坚守，每天运动一小时，饭到七分饱，少吃荤，多吃素的常规，那他身体各种病都会好起来了。所以，大养生家孙思邈看到这点，笑对世人讲，想要高寿，第一要甘得住淡薄，第二要吃得了劳苦。就这两点，我们天天练，不用一两个月，就能够练得身形似鹤形，哪有那么多肥胖赘肉，哪有那么多厌食失眠，都是练得少。不怕疾病多，就怕锻炼得少。天天千步走，药铺不用找。好，感恩大家！

86 卵巢囊肿

问1：您好老师，有段时间，我焦虑晚睡导致突然例假半月一次，至今已有半年，去医院查出是雄性激素偏高而且有卵巢囊肿。在此之前例假都准时而且无痛经现象。现在还是有规律的例假半月一次，每次伴有胸痛。请问老师有什么好的建议吗？之前医生要求我服用激素，但是我担心会有副作用，请问老师中医方面有相应的调理办法吗？谢谢啦。

问2：老师，请问我姑姑有卵巢囊肿，医生说是巧克力囊肿，已经大到要动手术了，但是她本人又不想动手术，风险比较高，中医这块也看了，没见好转，可能是不对证吧，那该怎么调理呢？

答：您好，这两个问题都问得很好，都涉及生殖系统方面的疾患。总而言之，囊肿者，积水成包也，水之患，在土虚不能制，培土乃正治，健脾是王道，防思伤脾乃养生之法，戒劳倦伤脾乃修炼须知。人体健不健康，很简单，就看两个关键点，一个是心胸十字路口，一个是腰腹三叉路口。

第一，心胸十字路口。人体气血上下内外沟通的地方就在这里。所以平时伏案工作，日久的，背驼下去，心胸压抑，气机展不开，久而久之，怪病丛生，所以心胸不可不挺立起来。

第二，腰腹三叉路口。这三叉路口是浊水，浊渣排泄之处，经常久坐不动，气机板结，心又烦，吃东西又吃不下，浊阴一上逆，人就焦虑。

所以碰到这些焦虑紧急的人，怎么办？好简单，让焦虑从脚底消去吧！缓解焦虑不安啊，最有效的不是吃抗焦虑药，而是赤脚在黄土地路，在太阳晒着的地面上，走它一两个小时，手机关掉，人越走越放松。

一个人两条腿迈不开来时，身体没有一处经络会很通畅的。所以呆坐、久坐损人寿命啊！现在我们大多数人吃了久坐不动的大亏啊！《黄帝内经》叫作“久坐伤肉”。脾主肌肉，久坐伤的是脾啊，脾胃不接地气，百脉俱废啊！

我们前几天去参观农场，农场里头有位小伙子很擅长养花。他养了一种多肉植物，又叫钻石花，观音坐莲，很漂亮！他把这花养在架子上，小盆子里生长缓慢，也不强壮，而养在院子里，接地气，土壤厚的地方，肥料也没下那么多，居然比架子上的要强壮多三四倍，叶子饱满，富有光泽。

可见，人不接地气，就像花木在盆里，自然是在减退我们的生命力啊！特别是人平时是火性焦虑的，你看，走起路来，脚跟都不沾地。相书上说，寿夭看脚踵。脚踵脚底跟都提起来，翘起来，能不心高气傲吗？所谓降得浮躁之气定，乃修学第一功夫啊！

我们外出一般穿平底鞋，像老师穿粗布鞋，透气，便宜，简朴。生活过得越简朴，人越自在，越回归自然，身体越舒泰啊！所以，人之所以会多病，是因为离大自然越来越远了。像这些盆腔积液、卵巢囊肿，那不过是局部积水，气血不活的产物而已。

只要管住嘴，迈开腿，大步走，赤脚走，把人体那个三叉路口走通开来，那么往来的气血都会很顺畅。如果还是久坐电脑旁，呆坐不动，那么三叉路口都会变得越来越狭窄，最后两腿迈不开，气血就堵塞。交通堵塞，急躁烦；气血堵塞，你能安吗？安不了。

87 盆腔炎及其治法

问1：尊敬的老师，你们好！我是个盆腔炎已经12年的病人，2004年开始得病，陆续添了咽喉炎、过敏性鼻炎、过敏性哮喘，颈椎、腰椎僵硬，神经衰弱，心悸失眠，喝中药又把胃伤惨了，胃寒，2年多不能吃饭菜。2011年又宫外孕，虽保守治疗，体质又一落千丈。一直去南京挂专家号。去年下半年盆腔炎小发作，今年过年后又小发作，容易胸闷气短，缺氧至头晕，喝麻杏止咳膏解决。上午起床不久就疲劳犯困，乏力，路都走不动。下午午睡后才能恢复点体力。春秋冬都需戴帽子。其他的舌苔我也不知怎么描述，有一层白苔。请一位中医把脉，说我体质像八九十岁的老太太，太差了。但一喝中药胃更寒不化食，无奈现在选择艾灸治疗，口干、舌燥、声哑稍加重，其他都挺好。请老师们帮我会诊一下，我还有哪些方法加快、彻底康复？感恩你们！

问2：老师，请教心脑血管病和神经衰弱如何保健？感恩！

答：这是时代常见的问题。怪症百出，万病不治，必寻到脾胃中来，乃得以治！土强五脏安，土弱五行乱。我们看啊，古人讲，屋漏又遭连夜雨，破船更遇打头风。这时该怎么办呢？趁着天气晴朗的时候重新造屋修船。那么如何重新造化一个身体？最重要的是要生活有节奏，有规律。

乱七八糟的饮食生活规律就会有乱七八糟的身体。所以早睡早起，勤于锻炼身体，这些好像老生常谈，但你去做了，就会得大利益。

比如，你能否九点睡觉？能否早上锻炼一小时，下午锻炼一小时？现在好多人去学几十上百种功法，又是站墙功，又是金鸡独立，还有撞背功、爬行功、站桩功、静坐功……大家都说，练这么多功怎么没用？不是这么多功法没用，而是没有一样功法你能持之以恒，能够制心一处地坚持。俗话讲，有恒为成功之本。

在做事业的时候都知道坚持不懈才能成功，在对待身体时也是。就像一个甩手跺脚你能否每天坚持一两小时？所以不是病疾多，而是能不能坚持的问题。能坚持，铁杵可以磨成针；

能坚持，顽病可以化为无。

那除了饮食、运动、睡眠要规律外，还有什么要注意的？我们现在人普遍都浮躁啊！浮躁则自顾不暇，焉能治世。

就说浮躁，连自己身体都照顾不好，还怎么能够去治理世上的事情呢？靠手术刀跟药物解决不了的问题，只有靠修正自己的言行来解决，这是当今中西医学都已经达成共识的。

那如何修正自己的一些言行，降服这浮躁之气呢？

第一，心要善。孙思邈治疗一些疑难杂病、恶病的时候，常跟病人讲，要善言、善念。唯善念可以破恶病，不怕恶病多，就怕善念少。念念皆能善，何愁病好不了？

所以最高明的养生一定是离不开心念的修炼，离开心念的修炼而谈养生都不是高级的养生。到百药乏效，百医束手的时候也只有心念功夫是最后一根救命稻草。所以我们常说，不怕病情有多么复杂，就怕你的心能否保持念念存善。

人有善愿，天必佑之。天道无亲，常与善人啊！所以每个念头出来都是利人利物，助人为乐的，这样去思维观想，还会有恶病吗？

第二，言要缓。言为心声，讲话心急火燎，叫什么？叫急火攻心。所以急躁的人没福报啊！故曰：静水流深，人贵语迟。那些真正尊贵的人都很爱惜自己言语，而且讲话不急不上火。

现在为什么那么多炎症？一个着急，急火，叫上火了；两个着急，急火，叠在一起就发炎了。所以即使吃素了但还是着急，也照样会发炎，素食都救不了。没有素心的话，你饮食清淡都会上火。

为什么？《黄帝内经》讲，心主火，心急了，它就起火。所以言要缓，唯缓能够治急啊！

第三，走要安。走路可以看出一个人的心性，心安的人走路安详，叫安步当车久。有些人没走几百米就累，不是你没体力，是你心太急。

会走路的人不知疲倦，越走越精神，这叫走出疾病，走向健康。走为百炼之母，单纯掌握安步当车这种走法，你一辈子健康都有把握。所以在山林班的时候，那些学员们看到一座座高山都心生怯懦，打退堂鼓，认为自己不行。

我们笑笑说，步步走不怕千万难，只要有节奏，万里长征你都可以走完。最后下到三五岁孩童，上到七八十岁老翁，走十几二十几里山路没问题。大家都以为是奇迹，哪是奇迹？以前人还要负重走几十里山路。你走不了了，是因为你的心不安了。心安茅屋稳，性定菜根香。心安了，万水千山如等闲；心躁了，到市场去买个菜你都觉得累啊！

88 脚踝肿，尿潴留

问1：曾老师，我老爸莫名其妙地脚踝肿了，是什么原因啊？他去年脑梗，右边手脚不利，出院后天天坚持锻炼，每天走4里路，一直都很好，至少可以自理，但是前天右脚踝肿了，没有什么诱因，要怎么可以救下我爸，作为子女真的心酸啊！希望老师快点回复我，我可以尽点孝心。上次磨牙问了您一下就好了。真的佩服您的技术和善心。

问2：老师好，我父亲膀胱肌无力、尿潴留2000毫升，医生说插导尿管再观察一到两个月，如果不行的话就要进行膀胱造瘘术，想请教老师能否吃中药或者别的办法恢复膀胱肌，盼得到老师指点，多谢老师！

答：您好，疑惑乃上进的阶梯，问题是成长的空间。我们看这个脚肿，常见的有单脚肿跟双脚肿。一般单脚肿好像崴伤、扭伤，局部有瘀血它会肿胀，有压迫它会肿胀。

所以治疗局部肿胀的，一般按《黄帝内经》的大法，疏其气血，令其调达，乃至和平。在农村里常有老妇人脚肿，我们叫她可以尝试艾叶生姜熬水泡脚。也可用按摩脚底反射区，能促进微循环，血行水畅，消肿去胀。

血气遇寒则凝，血不利则为水，寒凝血瘀就会水肿，而血气得温则行，温通血化则肿消。所以利用艾叶跟姜来温阳活血利水，这可以缓解一时的脚肿，还可以配合艾灸。

而肿胀的根源在哪里？脾主四肢，脾跟肾主水功能减退，所以加强脾肾功能才是康复的最后出路。中医里有健脾除湿的白术、茯苓，有补气化水升阳的黄芪、川芎、益母草，这些都能够提升阳气，化掉水气。《黄帝内经》叫，阳化气，阴成形。

我们再看为什么会有尿潴留、水湿潴留？因为阳光不到之处，湿肿就难退，所以老人家要多晒太阳，最重要的是心态要阳光，心若安好，便是晴天。孔夫子告诉我们，人年老千万不要得失心太重，要戒之在得，有一念得失，心就有一念阴云。

故曰：利心不除，则得失惊之；名心不去，则毁誉动之。人有名利之心不去除，这些得失毁誉过来时，他没有不动气的，一动气，五脏六腑像地震一样，好难恢复噢！所以上等的养生都离不开心性的修炼，离开心性的修炼都不是高级的养生。

包括尿潴留、盆腔积液，膀胱有些积水，用导液导水之法，可以一时缓解，但根源还是要靠气化，所以中医的五苓散配合琥珀或黄芪，补气利水，何患积水不去？大凡身体阳气不够的时候必定有湿气、潴留，所以亏一分阳气，就留一分湿气，亏十分阳气，就留十分湿气。

老师常用升阳除湿法。怎么升阳除湿？用一些升清阳的风药，配合晒太阳，爬爬山，就像衣服往上晾，水湿就会往下滴，这叫阳化气。现在好多人用一些利水的药，水湿利不出去，为何？缺乏温阳，补足气阳，一鼓作气，就能把水湿拧出体外去。

89 肺炎，结肠炎

问1：老师，您说过对于5岁左右的孩子来说，只要发烧不超过40度，都是在成长，在变蒸，那如果孩子发烧的话，不需要吃药吗？让其自行恢复还是通过锻炼恢复？不是有的小孩如果发烧不及时治疗，会引发肺炎吗？那又该怎么应对呢？输液我觉得是非常不好的一种做法，可是现在的孩子一般得了肺炎就是输液，中医上有什么更好的解决办法吗？感恩老师的答疑解惑。

问2：老师您好！关注中医普及学堂好久了，因通俗易懂的讲解，让我现在慢慢也成了中医爱好者。现在困扰我的问题是：经常性肠鸣，屁多，尤其是晚上更加明显，不敢吃生冷东西（特别是喝牛奶，加热也不行），稍有不适就拉肚子，但拉完就好。平时每天早上6点大便，一天一次，大便大部分时间不太成形，黏便池，有时也会便秘，手脚冰凉怕冷。36岁，病史有4年多了，是否是脾、肾阳虚？还是西医讲的结肠炎？望指点迷津，叩恩。

答：您好！这两个问题都问得很好！百种弊病，皆生于懒。我们看现在好多孩子特容易感冒发烧，而且一感冒发烧，做父母的比孩子还痛苦，还焦头烂额。这叫什么？在《论语》上叫，父母唯其疾之忧啊！所以有位朋友他还没做父母前，根本体会不到父母的辛苦，等他一做父亲的时候，他慢慢开始体会到父母的辛苦，所谓养儿方知父母艰啊！

孩子他为什么会发烧？发烧也是身体的自救反应。我们看，假如你家里有垃圾了，怎么办？有两个办法，一是把这些垃圾扫出去，排走；二是如果不扫出去，那就地燃烧，把这些垃圾烧成灰烬。如果扫不出去，又燃烧不了，垃圾留在房里，那会怎样？会引起病菌，招来苍蝇、蚊虫、蟑螂，这个家就会很晦气。

人体就是一个家。我们客家话把身体叫作"屋身"，就说我们身体是心灵的房子，当身体里头有些代谢产物，或者营养过剩这些消化不完全的积滞时，身体会有什么反应呢？身体会有两个反应：一是通过胱肠排出体外，所以身体浊气重，饮食过剩时，尿是黄浊，臭的；大便黏滞，排不畅，消化不良。二是当身体通过排泄还不能完全将积滞排出体外时，心脏会启动另一套程序，直接燃烧处理。

心与小肠相表里，所以好多食积的孩子反复高烧低烧，你怎么降温，温度降下去，没过几天又烧起来，为什么？食积粘在胃肠壁、肚子里，你一天不排出去，一天它都会给你惹祸。所以这种食积发热的疾病，该怎么办？你不去除食积，只是降其热，就像垃圾刚燃烧起来，你立马用一盆水，像打吊瓶一样，把它扑灭，结果呢？

垃圾没有燃烧干净，没有燃烧干净的积滞那是什么？那就是痰湿。所以好多感冒发烧的孩子，一旦退烧，消炎，清火后，从此就落下了痰饮病，反复咳痰、咳嗽，久不愈。这就是燃烧垃圾的时候用水把它扑灭一样，像这种举动，世人都会认为很愚蠢，但是对待自己身体时，我们却都糊涂了。

那么碰到常规的发烧发热怎么办？中医有办法，小孩子一般是少阳体质，第一种用些小柴胡汤可以疏通少阳表里，通透气机，使气机舒达对流，那么热就透出去了。第二种，如果发烧发热、尿黄赤的时候，这时可以选择我们的食疗小方子，用萝卜白菜心，再配合些淮山药，煎汤，渴了当汤饮，饿了当饭吃，这些蔬菜之品能够疏通胱肠经络。

如果还是尿很赤，高烧，怎么办？只要孩子神志不模糊都不用太担心，水量的补充要充分。另外，可以用些芦根、葛根、白茅根各抓一把，这些清凉滋润的根类药能够令膀胱排尿排水功能加强。

我们看打铁的时候，要让铁迅速冷却下来，或者很多工厂要让机械冷却下来，要怎么办？要加水啊！水能够带走大量的热。所以这些三根汤喝下去，通利胱肠，能够把脏热腑排，上热下痢，这样阳随阴降，烧就会慢慢缓下来。

但我们一般不去刻意过度干预身体的自救机制，因为在农村好多孩子发烧过一次后，抵抗力更强，身体更壮，因为他没有过多的消炎药、清热药去干预，就像烧垃圾的时候你就别泼水。如果火太大，有引起火灾的风险，那你也要注意控制火噢！

我们再看现在好多城市人他们胃肠都不是很好，时而便秘，时而拉稀，肠胃功能紊乱究竟是脾盛阳虚，还是胃肠炎、神经官能症呢？在中医看来，这叫肝疏泄功能不好。肝主疏泄，木能够疏达土。也就是说像这些时而好，时而坏的疾病，你去看，大多都跟情绪有关。情绪起伏变化越剧烈，病情随着越厉害。

我们经常碰到这种情况，用小柴胡加减变化，理顺肝胆，调达情志，畅气机，那些病无形中就化掉。所以说情轻病亦轻。我们很多人肠胃不好，肠胃不是受不了牛奶，就是受不了水果，是为什么？是我们的心出问题了。中医讲，心与小肠相表里，当你心有消化不了的事情，纠结的时候，你的肠子就有消化不了的食物。

为什么古人讲，宁治十男子，不治一妇人。不是说男女平不平等的问题，是说像妇女这种阴郁忧愁心态的，像很多男子他有这种心态的，也属于妇人之类，像这种病，思虑过度难治。我们有个成语叫什么？愁肠百结啊！人一忧愁，那个肠子它会打结的啊！

又讲心肠不好，也就是说心态不好的时候，肠子它是不好的，这是古人内证出来的成语啊！又有回肠荡气等相关的成语，都是跟情志有关。所以不是肠胃不好，是我们情绪波动太厉害了，我们为什么要做早课，熏修《小儿语》这些经典跟童蒙开智的典籍？因为这些典籍能让人安神定智，神如果安下来，那个肠子消化会很好。这在《黄帝内经》上叫，心动则五脏六腑皆摇。

当心躁动的时候，五脏六腑都在地震啊，五脏六腑功能都大损，都在退失啊！所以每天我们要时时观心，这样事事才顺心，我们每天动气动性越少，身体就越好。我们常跟大家说，有脾气，没福气；心态好，病魔跑啊！所以不是牛奶水果惹的祸，是我们没有把心修好。凡是外面来的食物我们消化不好，根源都在于我们没有修好自己这颗心。

90 肺结核，胃不好，梅核气，打鼾

问1：老师，听说得了肺结核需要通过中医调理和西医的治疗才是最佳方案。我想请教一下肺结核应该怎么调理？

问2：老师，咽喉肿痛怎么回事？

问3：老师，我的胃不好，老想吐，恶心，请问是怎么回事？

问4：老师好，我有一外甥女十岁，有时出现地图舌，是脾胃不好还是怎么了？该怎么调理？谢谢！

问5：老师您好！感冒后鼻子上腭跟喉咙交接的地方有痰粘着，吐不出来，又咽不下去，紧紧吸附着觉得很难受，痰开始绿色，体有痔疮，吃了乙字汤加茯苓白术后，痰变白色，舌苔白，请问是怎么回事？要怎么样解决？谢谢您！

问6：老师您好，请问打鼾怎么治啊？以前运动得少，身体胖，打鼾，现在瘦下来了，也打鼾。希望您能给点好建议！

答：您好，这么多的时代问题啊！不怕问题多，只怕养生不做。慎风寒节饮食，外感百病难生；惜精神戒嗔怒，内伤七情不起。大家都是在代众生问啊！当我们有一个问题想问的时候，不为自己而问，代大家而问，那么我们问的问题都是在利他。

我们看同样一件事情，比如说，我们去砍柴的时候，捆那柴，你抬上肩膀，觉得：哎呀，这个好重啊！为什么会重呢？因为有个自心在那里，这是我在抬，所以很重。

如果转念一想，后面那些义工老师们也要抬柴，他们会不会抬得很累很辛苦，要不我多抬点，让他们轻松点，结果一念利他，你多抬一捆也不觉得重。这叫什么？助人为乐，乐此不疲啊！所以人会苦，会累，会疲倦，因为没有利他心啊。为别人的时候，为大众，力量很大，如果只为自己，那力量就太小了。

我们看肺结核它在古代属于什么病？属于虚劳啊！《黄帝内经》叫，正气存内，邪不可干。当正气很足时，是百毒不侵，诸邪不近。所以古代有几部书，比如《食药神书》《圣柔五书》，以及《李希原鉴》都是治虚劳非常好的书籍，它们里面提到很多保养之法，大家可以去好好品读，以后我们有机缘跟大家一起共修研习。

比如，一个人虚劳，他是怎么会虚劳的？人这三宝不外乎精气神，节色欲可以保精，寡言语可以养气，少动念可以养神，这三方面做好后，精日益充，气日益满，神日益旺啊！这三方面没做好，即使用人参、鹿茸也补不了啊！现在医学治疗肺结核都已经很有把握了，但为什么还有那么多人得这病没办法治呢？因为生活太邋遢了，严重违背了养生的原则。同样一台电脑出厂都是很好的，但有人用几个月就把它摔坏了；有人用几年、十几年都好好的。差别在哪里？差别不是在电脑，差别在使用的人是否能善用其心。

我们再看常见的咽炎，咽痛。咽喉有痰，吞之不下，吐之不出，这在中医叫作梅核气，梅核气是怎么形成的？吃了肥甘厚腻，又赌气，噘嘴，这时那些浊阴下不去，还被顶起来，停留在咽喉部。

而容易呕吐呢？中医叫反胃，呕吐者，胃气之不降啊！胃气为什么不降？吃饱了就坐在那里，或者终日久坐不动啊！你看手脚是手脚，在我们医生看来啊，手脚就是胃的两个轮子，是肠子的四个轮子，胃肠要能够蠕动得靠手脚能动啊，你手脚能动，胃肠它们才能动啊！

古代有一部养生书籍叫《养性延命录》，里面提到保健养生很重要的一点叫不可饱食即卧以及终日久坐。人饱食即卧，它是一个什么相呢？吃饱了就卧在床上，躺在那里看电视，就是一堆痰湿。终日久坐是一个什么相？就好像毛巾。大家看，湿漉漉的毛巾揉成一团丢在那角落里，它会干吗？干不了啊！那怎么让毛巾干呢？你起码要拧干它，晾起来，晒干它。

所以谁喜欢在办公室里，不喜欢到外面晒太阳，不喜欢去运动，拧出汗水来，谁身体就可能会像湿毛巾那样沉重滞腻啊！

那打呼噜是什么问题？不外乎就是痰浊阻在呼吸道上，气流经过狭窄的地方，它就发出声响。这时你怎么做手术都没用。为什么？痰浊还在那里。脾胃为生痰之源，要想脾胃少痰，第一要管住嘴，绝不吃伤、吃撑，第二要迈开腿，绝不久坐、呆坐、久卧、懒惰。

人一懒惰，身体就长湿，一不爱动，身体就多痰。所以痰湿者，懒惰之产物也，气血者，勤劳之精华也。我们现在人吃了不运动的大亏了！不运动后，痰湿随处都可能堵塞，堵在咽喉则肿痛，堵在鼻息则打呼噜，堵在耳窍则鸣，堵在眼睛则视物昏花。堵哪，哪出问题。所以不是病疾多，不是痰湿重，而是气血不活，而是运动少做，所以只要肯勤于运动，哪有那么多病？人体勤劳于行，则百病不能成啊！

91 病毒感冒，支气管哮喘，耳鸣

问1：老师您好！感谢每日宝贵的分享！有个问题想请教一下，最近病毒性感冒特别厉害，尤其孩子得的更多。会有高烧、咳嗽。请问有什么汤药可以自己在家煮着给孩子喝以预防呢？

问2： 感恩各位老师，我从小就有支气管哮喘，我今年30岁，目前一直用舒利迭沙美特罗替卡松粉吸入剂进行控制，请问用中医如何治疗？平时应该如何预防和保健？谢谢！

问3： 老师您好，我常年有这样的一个情况，肚子不是很饿的时候就有耳朵被东西蒙住的感觉，没有去医院检查，也不知怎么个病因，还有我家族都有耳鸣的现象，这是怎么回事？感恩！

问4： 老师，您好，请教您一下母亲受风感冒，嗓子哑了，而且造成心脏没劲，应如何处理？

答： 您好，这几个问题又是多种多样。夫善医者专论脏腑精神气血。但中医不看形式，看实质啊！中医讲肺主皮毛，肺开窍于鼻，肺气通于七窍，所以小孩子感冒、皮肤病还有喘咳以及耳鸣啊，你看起来病象不同，实质上都有一点共通的就是边防失守。

我们看一个国家如果国库空虚，民疲兵弱的时候，结果呢？那就是外围入侵的敌人越来越多，干扰边境的事情越来越多，边境拼命放狼烟也没用啊！只有内壮才能够外旺。我们看历史，二十四史都是案例教学，都是一个个病案、医案，朝代的兴旺更替跟人的生老病死有着异曲同工之妙。

你看，汉朝初年当时汉文帝、汉景帝，“文景之治”崇尚黄老之学，与民休息，不打仗了，恢复国力。因为国库空虚，已经战不起来了。由于有长时间的恢复国力生产，后来才有汉武帝却匈奴于七百余里，使匈奴不敢漠视。现在我们很多人急着把拳打出去，忘了拳还没有收回来，没有收好拳，拳打出去是没有力量的，所以没有休息好，用再多的药物来去攻打病邪，只会越战越乱。等真正精气神充满了，不战而屈人之兵。

所以孩子的哮喘、皮肤病，春天反复容易感冒，为什么？在中医看来，《黄帝内经》讲一句话就把这道理讲得很透了：冬不藏精春必病温。冬天的时候都喜欢熬夜，身体骨髓精油没有封藏好，那春天你的抵抗力就不够。晚上没有休息好，你白天就容易咳嗽，上火，感冒，发烧。所以现在孩子不是疾病多，而是休息少，不是说要等到累了、困了才去休息，晚上九点钟时间到了就要去休息。

如果一个家庭没有家规、家风，没有早睡早起的习惯，这家庭可能容易健康出问题！故曾公讲，看一个家门兴衰就三点。第一点，这家庭成员有没有早睡早起；第二点，有没有习劳；第三点，有没有读圣贤书啊！

人不读圣贤书，做事情可能看不太明白；人不习劳，吃饭都不知饭香，睡觉也不知觉沉；人没有早睡早起，精气神会越来越疲。所以莫谓平常语，便作等闲观。说得平常话，乃是好文章啊！这常识往往比知识更重要。

《左传》上讲，人弃常则妖病兴啊！一个人不早睡早起了，不吃七分饱了，不要习劳了，那么疾病灾难就跟着来了，所以一日三餐，一生平安，早睡早起，身心少疾。现代医学也研究发现，人的血液细胞大多是早睡的时候不断造出来的，也就是说，人没睡好觉抵抗力直线下掉，所以说一日不睡，十日不醒。故古人讲，药补不如食补，食补不如睡补。睡觉才是我们免疫细胞增强的最好办法啊！

好，今天的答疑解惑就回答到这里，感恩大家的提问！

92 脑梗，皮肤痒，溃烂

问1：老师，我曾左侧脑梗死，高血压，目前右侧手指麻木，右腿走快了会有点拖沓，现在通过什么运动或中药能缓解？

问2：老师，我爸今年53岁，吸烟历史30年了，今天检查出来小脑梗塞，伴随有头昏症状，您有什么好的建议？

问3：老师，患者男性，40多岁，身体结实，以前开公交车。最近查胆结石好多颗，最大的直径15毫米。病人脚痒，2005年前就有左脚背痒，抓烂后变硬，像湿疹类型，多处求医吃药无效果。病人受不了，用手术方式把足背皮肤全换，好了五年。最近这几年，反复出现小面积痒、抓、溃烂，痒感觉在肉内，抓不能解决，想切掉脚趾。自诉痒只要里面有肉，就会跑。有什么好方法能缓解？

答：您好，这几个问题好像都是不同人的问题。《内经》云：智者察同，愚者察异。所谓方便有多门，归元无二路。有很多病象它的根源都在一点。我们看，痒不仅是痒在皮肤，而且痒在肉里头，说明肉里头有毒素，而脑梗中风它不是梗在表面，是梗在血脉深处。

当时碰到这个问题时，我们请问老师如何解决。老师做了一个动作，把一片纸塞到笔管子里头，你怎么吹气也吹不出它来。这时要怎么把这片纸团拿出来呢？有个办法。

拿着笔管往下甩，像甩那个探热棒一样，多甩几下，那些松的纸团或者纸片纷纷掉下来。所以有些便秘、血瘀或者结石的患者，他在喝完通便茶、活血药以及化石药时要抖要甩，像那个工地里的震荡机一样。

在《八段锦》里有一招叫作背后七颠百病消，那不是消一病，是消百病。百病皆源于浊气，浊阴不降，百病之源。现在我们普遍人都脾气大，这叫怒则气上，加上饮食肥甘厚腻，容易壅堵血瘀，以及经常看电视，讲话，把气血再往头顶上调，这样导致浊阴降不下来，所以脑出血、脑溢血中风的患者越来越多。

那要怎么预防呢？一个是甩手功，二是抖脚功。第三个呢？第三个就是金鸡独立。大家看过鸡有得脑溢血的吗？自然养的鸡跟鸟很少脑溢血，因为它们一静下来就金鸡独立，引气下行。我们一静下来就坐在那里聊天、看电视，玩手机，把气都往大脑上调，这样脑不出血、溢血才怪呢！

所以平时要预防，就要多做手脚运动来缓解心脑的压力。而病人如果已经中风偏瘫自己不能主动了，那无奈之下只好靠被动。被动的运动锻炼一个是通过针刺手脚引气血下行，缓解脑部压力；另外一个就是通过按摩。这些都是康复常用的方法。

而这些淤浊在身体里面堵哪里，哪里出问题。包括这些瘙痒，为什么换皮肤都没有用？因为湿毒在肉里啊！这时要靠什么？要靠长久的运动跟发汗，只有运动发热发汗才能将淤浊燃烧掉，毒素挤出体外。大家都知道汗法乃八法之首，如果都不重视，《道德经》讲，世人莫不知，而莫能行啊！没有人不知道运动的好处，但没有人能坚持每天都运动一点点。这就是大家不能得到健康之道的根源啊！

在清华大学有一个石刻的碑文，上面写道，行胜于言。我们说一千道一万啊，最后都是一句话，今天有没有管住嘴？今天有没有迈开腿？两腿一迈开，压力降下来，两腿一迈开，浊阴掉下来。有没有甩起手？有没有挺起胸？这都是降浊阴，化瘀血，排湿毒最好的也是最健康的方法。

感恩大家的提问，今天的答疑解惑就回到这里！

93 孕妇运动，皮肤瘙痒，皮炎、鼻窦炎

问1：老师您好，圆运动孕妇可以做吗？孕妇最好怎么运动呢？

问2：老师，最近两年每到天气炎热时节，皮肤瘙痒，痒得难受，只好挠痒，以至于皮肤破损，天气转凉症状就消失了。这是为什么？

问3：老师，几个月之前有过敏，然后变成了皮炎，之后脸上一碰热水会发痒、红肿，医生说是血热，怎样根治呢？一直都好不了，以前皮肤并不是太敏感。

问4：老师，春天一到，我的手和脸上就开始发痒，一挠会起小疙瘩。这是怎么回事啊？晚上特别痒！

问5：老师想问您，7岁的孩子春季适合游泳吗？谢谢！

问6：老师好，6岁的女儿睡觉时用嘴呼吸，可听到有

声音从嘴里发出，去医院拍片，查出有鼻窦炎，请问治疗方法。

答：您好，我们理顺一下这几个问题。疑虽多，答必少，惑虽难，解必开。首先孕妇能不能运动？只要是人，就需要运动，运动就有不同的方法。那孕妇适合什么运动？不管是什么人，都适合走路，走为百炼之母，百炼不如一走。

华佗曾看到好多人生病啊，特别是富贵人家饱食足衣反而病更多，他就琢磨这是什么道理。原来是好吃而懒动，于是发明创造了五禽戏，那些弟子跟他练得都活到八九十岁，而且还耳聪目明，动作不衰。

弟子问，为什么五禽戏有如此效果？华佗说，人体动摇则骨气得消，血脉流通，病不得生啊！就是说这个脾胃它要消化食物，要靠两个力量，第一个是脾胃自身蠕动运化的力量，第二个是外面的四肢有没有运动的力量。四肢有力，脾胃强壮；四肢无力，手不能提，肩不能担，脾胃再好也会日渐萎缩。这叫用进废退。所以现在胃瘫、萎缩性胃炎的病人越来越多，为什么？可能是只知道在消耗脾胃，却没有在锻炼脾胃。

我们再看小孩子春天适合做什么运动？《黄帝内经》中早讲了，春天适合到野外去放松，小跑或者拉筋，为什么？春天为肝木所主，肝气通于筋，所以春天拉筋有事半功倍之效。

我们在春天会压腿，会做仰卧起坐，会悬吊在单杠上面，会做一些深蹲的动作，这都是在拉筋。春练筋，夏练脉，长夏练肉，秋练皮，冬练骨。

我们看，现在好多人的皮肤病、皮肤炎症都有个特点，就是春夏加重，一到秋冬天气凉爽疾病就好像减轻了。

中医讲，秋气通肺，肺主皮毛，肺气肃降，则诸经之气莫不服从而顺行。所以皮肤病、皮炎一派炎热，蒸蒸向上。你看，春夏那么火热的天气，秋风一来，立马秋风渐爽，炎火顿熄啊！所以皮肤病这些炎症啊要降气。

降气最快速的办法是什么？就是傍晚的时候赤脚。为什么这样讲？人体早上属于春气，正午属于夏气，到傍晚太阳西下的时候就属于秋气，借助太阳西下之力量，缓和从容，再配上赤脚引气下行，那么一整天心胸烦恼、热燥通通都消归脚底。

《道德经》上讲，贵以贱为本，高以下为基啊！我们高贵的是心跟大脑，我们低贱的是哪里？是手跟腰脚啊。所以大脑一整天心意识停不下来，烦躁，那浊气都往皮肤外表发。这时一下班，最重要的事情不是去逛超市，也不是去游乐场，而是找片河边、公园清净的地方，踩踩碎石路，赤脚徒步，这样呼吸念念归己，而意识处处向下。

这叫作把心放在脚下，就像太阳下山一样。所以晚上睡觉睡不好，难以入睡的，有个小小的秘诀，叫先睡心，后睡眼。怎么睡心呢？把心放在脚下，从中医看来，心就是太阳，脚下就是地平线，当太阳下到地平线以下那就是提醒你黑夜来临，人体要睡觉啦！所以好多人睡眠质量差，或者失眠不严重的，他睡觉的时候只需要意念放在两脚涌泉穴下面，睡眠一下子就进入状态。

如果这种效果还不好，那你下午加强金鸡独立跟赤脚徒步，晚上一般一碰到床也就入睡了，而且只睡一觉，不睡第二觉。人只要秋冬能收藏得好，晚上能睡个好觉，白天那些炎症火热是发不起来的。得皮肤病、鼻炎的大都有一个共通点，就是睡觉质量差，人没休息好时，这些病症风起，病象加重。一旦睡个沉觉，诸症就稍安。

所以，如何睡个好觉是一门大学问，我们接下来再跟大家继续深入研修。感恩大家的提问。

94 睡午觉就左手指尖麻木，如何进行运动练习？

问：老师们好，我睡午觉就左手指尖木，两只手伸出来明显左手指尖瘪，右手指尖更饱满，练习八部金刚功时右脚心总抽筋。自从学习中医普及学堂后，开始吃素、运动，很受益，只是运动不得要领，时好时坏，感恩各位老师指点。

答：此种肢端之疾，可用桂枝汤，补气血，达四末，持中州，灌四旁。有个小女孩高音老飙不上去，结果带她爬山过后，征服一座一座高山，不经意间她的高音就飙上去了。这是体能上去后，技能突破。

她唱歌面临一个瓶颈的时候，老突破不了，然后去实习时，她在柜台前一站就是八个小时，像士兵站岗那样，刚开始站得她腰酸背痛，一段时间下来，习以为常，觉得体力大增。她也没有刻意去练音乐唱歌，回到音乐老师那里，一唱歌，音乐老师大吃一惊，问你最近怎么练习的，音乐水平突破这么多？

小女孩一头雾水地说，最近我根本没有练音乐啊。可见，音乐、书法、绘画乃至古琴功夫在技艺之外啊，没有内功，学什么都不得要领啊。

所以，《论语》上讲：行有余力则以学文。你体能、体力不够时，不要着急去学各种技艺、技术，把身体练壮，把定力练出来，你学什么都能学得很好。

我们再看在城市里，我们没有田耕、没有地种，如何把手劲和指甲之力练出来呢？好简单，你就把自己悬挂在树干、树杈上，或者找一个单杆在那里用双手进行垂吊，这就是最好的拉筋，肝主筋，肝其华在爪。

刚开始可能你只能顶住10秒钟，慢慢地，你顶12秒、15秒……最后你能够顶1分钟、2分钟、3分钟时，你的指甲立马推陈出新，因为气血都往指甲上面聚，这个比引体向上还有用啊。肯定很多人做不了引体向上，但能像引体向上那样挂在那里。

至于运动，有人不得要领，把身体搞伤，这叫运动伤。《黄帝内经》上讲：知其要者一言而中，不知其要者流散无穷。得到要领后，你运动起来，直接得大利益，不得要领，碰了一鼻子灰，还把身体拉伤。

那运动要领在哪里呢？就在这句口诀——管住嘴，迈开脚，挺起胸，心如水；眉心松，展慧中，面微笑，心从容。

古代弟子向师父学习功夫，师父看弟子学到一定程度后，会传授他一个口诀，只要把这个口诀贯穿在练功过程中，在习劳生活之中和口诀融为一体的时候，功夫就成了。

管住嘴——所以大家不能小看“管住嘴”啊，我们运动时是不是话还很多啊。

迈开腿——我们徒步时是不是还不太愿意把脚迈开来呢？

切实功夫，须从难处做起；真正学问，须从苦中得来啊。我们走路时是不是习惯低头看手机呢？低头则气郁啊。

心如水——水往下归，我们走路时，脑子是不是还在想赚钱，想股票呢？我们的心有没有放在脚心上？心若浮躁，当安心向下。

面微笑——我们运动时，是不是脸还绷紧，只有面带微笑，心才从容啊。

这些口诀，你只要掌握住了，你去运动，无不是得心应手，无不是事半功倍啊。

95 总起夜是不是身体有问题？

问：老师您好，请教您个问题，也不知算不算毛病。我今年28周岁，男，已婚。每天凌晨2点到4点都要起夜上一次厕所，尿量一般，临睡前喝水也不是很多，但如果不去肯定是睡不着，相伴而来的下体也很硬，憋胀得难受。起床撒尿后就好多了，也没那么多事了。宿舍内都是同龄人，别人都不起夜，唯独我这样。

答：为什么要起夜？而且还是年轻人，有两种常见情况：

第一种是阳气少了，人耗得比较厉害，而运动又少，所谓阳主气化，当一个人阳气化少了，阴水就偏多，你看夏天阳气化比较厉害，那些水液都能够蒸出来。好多老人夏天起夜尿情况很少，而一到冬天拼命起夜尿，因为冬天寒冷，加之平时不爱动，又喜欢看电视，那些水液纷纷气化不了，潴留在膀胱，晚上不得不起夜。所以白天没有充足的运动，那么你的气化功能会大打折扣。一般夜尿肾气丸，肾司二便。

第二种是紧张，我们看好多孩子一上讲台，脚会抖，一紧张还想上厕所，一被吓到，就吓得有尿意，这在《黄帝内经》上叫作“恐则气下”。人恐惧不安，你喝水下去，立马从下面排出来，所以消渴的人好多都是长期焦虑不安。此时可用补中益气丸，甘能缓急！

吃什么都吸收不了，吃什么排什么，这会留不住啊。我们看山河大地，那些溪流，很急的，存不住水，而流得很缓慢的呢，能存得住水跟鱼虾。所以观大自然溪流，我们就知道该怎么做人跟如何养生，所以切莫有急躁的脾气啊，降得浮躁之气定，乃修学养生第一功夫。

96 同房后腰疼，怎么回事？

问：两位老师好！我今年25岁，我发现同房的时候时间不长，第二天起来还是会腰痛，这是什么原因？该怎么调理？谢谢回答！

答：情深不寿，强极必辱，过犹不及，物极必反。为什么房劳后腰酸呢？还是年轻人，有三种常见的耗人能量很厉害的方式。

第一种是愤怒。愤怒消耗人体气血很凶，科学研究发现，人生一场气，与人跑三千米是一样的。你慢跑三千米的运动，身体体能增强，而你生气过后，身体会有负作用，身体有气压在那里，所以为什么说大吵三六九，小吵天天有，因为你大吵一次三天才恢复得过来啊。因此一个人只要容易动气的，他体力都不行。

所以明理孔子学堂有一条做事标准是什么？处难处之人，要有知而无言；为难为之事，要有力而无气。就是说我们干活，要用力而不要用怒气，用怒气越干越没能量。

第二种是没有休息好。人并不是疲劳了才去休息睡觉，时间到了就要睡觉，说九点就是九点，说十点就是十点，这是睡觉的定课。

人如果殚精竭虑，精疲力尽，然后再去睡觉，就像你没有谷种了，然后再去播种一样，你想丰收怎么可能？农夫都知道再穷不能吃谷种啊，人体必须要留下三分精力再去睡觉，会恢复得很快。现在我们都习惯十分精力用出去十二分，然后再去睡觉，睡醒了还是觉得懒洋洋很累，因为你睡多久都恢复不过来，这叫透支了。血气足，百病除，气血虚，万邪欺。

所以病人问，我这个病要忌什么呢？要如何忌嘴？讲千条忌，万条忌，其实就一条：忌过度！不要过度透支，你的身体会恢复得很好。

第三种是伤精。消耗能量最快的方式是伤精，纵欲不节沧海绝，不去节制欲望，纵然有沧海般的精水，也能被耗干。孙思邈讲过，精少则病，精尽则亡，不可不思，不可不慎！

97 眼睛干涩有血丝，怎么治？

问：老师，我26岁，男，工作需要经常接触电脑、手机等，但是休息还正常。我发现眼睛外侧眼白经常有红血丝聚集，早晚都挺明显，有时候眼睛干得很厉害，请问排除情绪心理因素，可以用哪些药物缓解症状或者治愈？谢谢！

答：久视伤血，此乃五劳七伤中排前位的劳伤，车开久了都要停一停，机器用久了也要歇，人之精神双目，岂可一日不停，无休无止地透支。我们来看眼目红赤，有血丝是什么问题？中医认为肝开窍于目，当心肝肺火旺，那个眼目就会红赤，这叫怒目圆睁。那么肝的怒火要靠哪里排呢？《黄帝内经》讲肝与大肠相别通啊，所以大肠排泄功能好，肝火就去得快，大肠一旦堵塞，这个肝火排不出去，就容易得肝炎、肝癌等。

所以，我们遇到一些喝酒过后，眼睛红赤，大便秘结的，或者平时熬夜后，又吃了煎炸烧烤，眼目干赤痛的，甚至口腔溃疡、尿赤的，叫他服上防风通圣丸，内清外清，疏肝通肠，大便一通，肝毒下去，眼睛又恢复了清朗，所以眼睛红赤或者黄啊，像什么——“沙尘暴”！沙尘暴来了要如何去掉呢？正本清源，天降大雨，然后植树绿化啊。

所以一个不喜欢自然的人，他眼睛一般不够明亮，一个不喜欢蔬菜的人，身体里的浊气就会很重，就会很堵。我们看蔬菜的“蔬”字，就是草头加上一个疏通的“疏”字，凡是草本植物有助于疏通人体经络管道的，那是蔬菜之功啊。所以平时少吃荤多吃素，阳光底下常散步，身心清净了，寿命比彭祖啊——这就是不药中的大药啊。

好，今天的答疑解惑就回答到这里，感恩大家！

98 关于中药的用药问题

问1：老师，请问下，醋龟板和沙参能否同吃？谢谢！

问2：老师您好！三七磨成粉生服，是止血还是活血？有的说吃煮熟的才是活血。

答：您好，这几个问题有涉及用药，有涉及时代病、激素体质的。我们先来看醋制的龟板和鳖甲，它有什么作用？是软坚散结啊。初病气结在经，久病血瘀入络！

所以身体有些包块集聚的疾病，可以用到这些软坚散结之药，用醋去炮制，醋能够软化血管和坚结，所以如果杯子里有垢，清洗时放点醋下去，垢很容易下来。所以脾气大的人适当地吃些醋有好处，现在好多人都脾气大，刚强难服啊。

比如，失眠睡不好觉，睡前吃一点点酸的东西，酸收啊，酸收则神安。而沙参呢，沙参能养气郁，南方人说话多、出汗多，讲话多叫言多耗气，出汗多叫汗多伤阴啊，所以气阴两虚常用沙参来补益。故在南方煲汤清补、凉补里头我们常会用到沙参配玉竹。

而三七呢，活血不留瘀啊，小剂量用能让气血微循环加快，而大剂量用能破血逐瘀，消那瘀血肿块，所以在于剂量之大小。

三七是伤科圣药，上次有个病人头皮长期流水不愈，我们一看舌底瘀紫发暗，不管他长疮还是什么，直接治他的瘀血，三七和丹参打成粉内服，服用不到一个星期，他几年的头皮流水的现象就没有了。

可见中医治病不看病，而是看他的气机，血不利则为水，血脉周流出现障碍，局部就会有积水、积液。所以中医治疗这些疮肿结块都会用到活血之品，而且久病慢病，叶天士讲久病入络。

久病多瘀啊，故在一些慢性心脏病，还有心脏多痰浊的，我们常用二陈汤配合点三七、丹参，治疗痰瘀病滞效果不错。

99 小便黄、痛经的脉象和治法

问：老师，请问小便黄是什么样的脉象？痛经是什么样的脉象？

答：脉症无绝对的对等！一般尿黄热的，他的心脉比较亢盛，偏数，黄为热火之色，所以尿黄热、心烦、舌尖又红的，导赤散一用下去，黄赤的尿一变清，人睡觉就变好了。

而痛经呢？痛经有寒痛的，脉一般迟紧，还有一些因实挡道阻滞的，脉象一般偏大而痛的，所以这时用药思路都不同，要看人。有是虚痛的，虚则补之啊，如温经汤，安胎丸可用；有是实痛的，实则泄之啊，如桂枝茯苓丸当归芍药散，所以都要因人而治。

100 激素体质该怎样用药?

问：老师您好！一直在默默关注任之堂，受益匪浅！我是一名乡镇卫生院中西医结合医师，工作半年多。基层医生们为了迎合病人治病取效快捷而形成了滥用激素之乱象，普通感冒为了缓解症状必加地塞米松，用他们的话说就是三大素：激素、抗生素、维生素，从婴孩到八九十岁老人，感冒、鼻炎、咽炎、牙龈肿痛、气管炎、风湿腰腿痛、皮炎，必配激素，从病人的反馈来看，确是疗效快捷，而不用激素，普通感冒只要超过三天病人没好，就认为此医师水平不行，何故？这里慢性支气管炎、肺气肿、肺心病十之八九，且中药疗效甚微，皆是激素掩盖了症状，痰浊深伏，久而久之必成肺胀。我不敢同流，却见他人门庭若市，而我门可罗雀。有些病重的慢阻肺、肺心病的愿服中药调理，这些“激素患者”观其舌苔厚腻垢浊而干，可化痰清浊之药用上似乎仍不及激素能迅速缓解症状。为此，我很纠结，为博患者口碑，用激素？坚持原则，又如何生存自处？在此请教老师，这样的激素体质该怎样用药？

答：得山水清，其人多寿，饶诗书气，其子必贤。要人贤命寿，关键勤耕俭读，即勤习劳苦，加读圣贤书。至于激素体质，这是大问题，为什么？你吃的鸡鸭鱼肉有不少是用激素的。

所以，现在好多人外强中干，好多人的身体一拗就断，我在大学就看到有中西医班的同学，走路被凳子一绊，腿骨就骨折了。日月之华救老残！这些阳光的重要大家都忽略了。

这看起来很奇怪，其实你明白现在的食物是如何制造出来的，就一点也不奇怪。我们看去看养鸡场，本来一只鸡要半年到一年才能养成的，现在呢？45天，甚至两个月不到，那只鸡一辈子都活在那里，活在那么大的受局限的环境里。

这鸡一天到晚都在吃东西，而且这个鸡抓出来放在地上，不怎么会走的，把鸡往空中抛啊，一不小心鸡很容易骨折。

以前很少听说鸡会得脑溢血死掉的，现在在养鸡场里头都可以看到这种现象，鸡拼命地啄食，空间又小，激素用量如果太大，那个鸡会在吃食过程中得脑溢血死掉。

食物如果是速生速长，速生者速亡啊，在古代经典上讲：物暴生者必暴亡啊。如果再急功近利，我们自己不能心平气和的话，那么你吃什么都没用啊。

所以，未来的医学已经不仅仅局限于药物上跟疾病博弈，更重视的是人和心性、饮食、运动、工作、学习、家庭各方面联合起来，和疾病打一场长久之战。

这就是我们为什么要进入传统文化里面熏修的道理所在。要把这里面的家庭之道、幸福人生、幸福家庭、幸福企业这些课程的内容融到答疑解惑中来，使我们的答疑解惑能够升华，能够真正解决大家心中、身体、家庭的疑惑啊。

101 鼻炎和咽炎的调养

问1：老师您好，我有鼻炎7年了。我这几天跟着你们说的每天走路2小时，但走到身体刚发热，鼻就开始又干又痛，怎么办？还有出了大量的汗需要吃点什么药补回来吗？汗出得太多会不会更虚呀？盼望老师回答，谢谢！

问2：老师您好，请问鼻窦炎怎么治？谢谢！

问3：老师，请问鼻窦炎加咽喉炎有没有根治的办法？

问4：老师好，我从高三起就有鼻炎，到现在大四了，没有好。一到冬天或者干燥还有下雨的时候，特别容易发作，鼻塞、头晕、缺氧。该怎么办？

答：鼻炎如何保养和治疗呢？在中医上讲这个鼻属于肺管，肺开窍于鼻，所以肺活量不够好的人，这个鼻是瘪的。我们山里的义工得鼻炎十几年了，老是好不了，读一遍《小儿语》或者《弟子规》下来，反复地打喷嚏，要用好多的纸巾。身体不好怎么能读书呢？

《弟子规》说有余力则学文啊。男子汉或者富有朝气的年轻人，应该要有体魄。中医里讲肺主魄，肝藏魂，心藏神，脾就主意，肾就主志，所以年轻人肾精亏耗厉害的，他立不起志。如果脾胃不好的，缺乏运动的人，他的意志力不坚强。

来自部队的小凯来到明理学习非常精进，是为什么呢？他有钢铁般的意志，是个钢铁般的兵。现在好多年轻人都吃了不运动的大亏啊，而且没有军训，没有去当兵。有两种地方改变人最快，一个是部队，一个就是受教育以及寺庙和传统文化的道场。这些地方能让人意志坚定，身体强壮。

所以第一个要提高肺活量。结果小萱通过跑山，现在的鼻炎好了有七八成了，刚开始小萱的胸廓没有发育起来，现在慢慢地也拉开了。

包括吃饭、伏案久了，大家都要拉开胸部，时间久了胸部会瘪下去，我们开车、骑车，都懂得开车前都要检查轮胎有没有气，如果轮胎是瘪的，我们就算是拼命地开，或者踩自行车，也没有用啊。

年轻人就怕胸肌没有开出来，特别是男人，所以你平时做做俯卧撑，在空气流通的地方，做慢一点，再做仰卧起坐，一定要坚持。不用多，每天把半个小时交给身体就可以了。

现在有的人说他学了100种功法，可是他的身体还是不好，因为没有一样功法是他能坚持做下去的。这是第一条，要把肺活量打开来，这点很重要。

第二条就是要早睡。早睡很重要，许多鼻炎病人把原来的餐上11点睡觉改为9点去睡觉，一个星期就能让鼻炎发作的次数减少一半。

做不到早睡的人，鼻炎会越来越厉害，鼻炎其实就是身体透支的信号，包括鼻闻不到香臭，鼻子堵塞，身体透支最容易，恢复的方式是休息，而不是吃高营养食物，所以晚上不早睡，白天身体没有抵抗力，而且脾气会很差。

我们现在许多年轻人郁闷是为什么？就是晚上熬夜，把身体的气血熬干了，就像煎鱼干一样，爆火性子，一点就爆了，所以晚上早睡的话，脾气会慢慢变小，这个经络管道它会慢慢变大。

还有第三条也很重要，就是年轻人不能手淫，手淫和房劳过度，夫妻生活频繁，都是很伤人的。

有些人夫妻生活过度频繁，年轻人手淫过度，会闻不到饭香，因为肾津一亏，其他如鼻部的精华直接塌陷下去了，逃到骨头去保护身体，所以人就没有抵抗力了，一阵风吹来就“哈欠”不断的，因为肾精亏耗了。

熬夜也是在亏肾精。年轻人手淫要不得的，到以后会风湿骨头痛，也可能哪里都痛，就是骨头里的油因为肾透支被掏空了。

以上几点你做到以后，再适当地吃点健脾胃的药，鼻子就能好。健脾胃可以在家里煲一些汤，如黄芪、沙参、玉竹这些，或者买一些六君子丸吃，让脾胃助消化，或者保和丸、大山楂丸，服用过后脾胃消化食物的能力会加强。

再加上运动过后，营养一上供到鼻子来，鼻子就好了。就像向日葵，它本来是要开的，可是我们在花梗下面用刀子切一道口，让液体流出来，花立马就枯萎了，所以年轻人不能纵欲，要少熬夜，这是保命之举。不纵欲又少熬夜的人大脑越来越灵光，所以那些大科学家、大文学家，有大成就之人，他们都是很懂得修身，懂得节制欲望的。欲望可以有，但不可以泛滥。

好，关于鼻炎调理的，就讲到这里。

102 肺癌如何调养？

问：老师好，我母亲今年66岁，2014年得左侧肺癌，手术后到现在做过两次化疗，一次放疗，去年5月份癌转移到腰上。今年最近刚检查出转移到右肺和肝上了，血液里有2倍的癌细胞。我让他做郭林气功，吃灵芝100克，茯苓150克，木耳50克，打粉喝，还有她自己去医院开的中药。我现在就是想减慢癌转移的速度，让她多活几年，不知道该怎么办。我感觉是中医治疗和练习气功总要先加重后减轻，不知道现在是不是这种情况？我后面不知道该怎么帮助她了。而且老妈心态不好，她从一开始就知道这个病，到现在她还要知道所有的检查结果。她的性格不好，所以我越来越茫然，又担心，请教该怎么办？

答：我们这时代的癌症患者越来越多。以前在一个镇听闻一两个人得癌症都觉得是个新闻，现在一个家族听到有一两个癌症患者，都习以为常了。

为什么呢？在《左传》上讲：人弃常则妖病兴。一个人不要这些常规的东西了，怪病就出来了。饮食有节，起居有常，不要了。

有哪些常识、常规我们丢掉了呢？在古代经典里头讲，拥有这些常识比你拥有知识更重要，人有哪些常识能够为我们的健康保驾护航呢？

首先第一条：基本吃素。你看癌细胞它是喜欢酸性的体质体液，所有的肉食都是偏酸性的，所以吃肉多的人身体会有一股酸臭味。

国外为什么流行用香水？他们是想用香水来遮盖身体很重的体味，酸臭的体味容易长癌症，就像酸腐的食物容易长病菌一样。

大家看同样一块肉和一把青菜放在那里，谁先烂臭掉呢？当然是肉了。所以平时吃青菜蔬果的人，身体偏碱性，癌细胞不喜欢这种体质，也很难长起来。所以越是生病，越是要清淡素食七分饱啊。这就是饮食的常识。

第二就是运动的常识。人如果一天没有一小时的运动，他饮食的营养消化不了，心胸的闷气就疏导不出去。以前的人日出而作，日落而息，每天运动量都达到5～8小时了，所以生病对于他们来说，都是极其奢侈的事情。话怎么讲呢？好不容易生一场病，终于可以卧床休息几天了。

一年到头好不容易才能得一两次病，而且得了病还有点高兴，终于可以松下来歇一歇了。所以没有一个长寿健康之人是懒汉。

国外研究发现，运动过后身体会充满氧气，所有的癌细胞它们都是厌氧细胞，也就是癌细胞越是在氧气充足的环境下越是活不了。

身体越憋闷，越缺乏运动，癌细胞越喜欢在这样的环境里生长，所以疾病喜欢懒惰的人，癌细胞喜欢不爱运动的人。

明白这个道理，我们就知道，每天运动一小时，健康生活一辈子这句话有多么重要啊。所以一个人真明理后是很难生病的，因为他会每天给身体一个小时的运动锻炼时间。

好，这个问题我们就解答到这里，以后遇到同样的问题，还会把更多的常识、生活常规拿出来给大家分享。

103 血小板增多，贫血，黄褐斑，忘性大，梦多

问1：老师好，血小板增多需要治疗吗，用什么药好？

问2：老师，请问贫血怎么治？

问3：老师，黄褐斑怎么去除？

问4：老师，忘性大，梦多，怎么办？

答：这些问题都涉及养生的大问题——那就是睡眠！一觉闲眠百病休。人没有充足的睡眠，抵抗力会降低，免疫力会大打折扣，而且造血功能会减退。

西方医学认为，晚上睡觉的时候，骨髓就开始造血，而中医认为，人卧则血归于肝，精藏于肾啊。所以，我们看大自然，种过禾苗的人都知道，白天看不到禾苗怎么长啊，你傍晚去看禾苗这么高，到了第二天，再去看，你会发现禾苗长高了这么多，为什么？

白天它吸饱阳气，晚上它就生长，这就叫阳生阴长啊。所以人只要没睡好觉，就没有健康。古人常讲：一日不睡，十日不醒。所以破坏免疫力最厉害的莫过于长期熬夜啊。

熬夜一旦把造血功能破坏了，就好似一个人突然没有了手

艺，坐在那里坐吃山空，这是很危险的，所以下岗工人才会感觉焦头烂额、压力大啊。

会睡觉的人不得大病，我们现在人想求个好觉真难啊，我们下午不运动，晚上那餐饭吃不香，那个觉睡不沉啊。我们睡觉有什么办法吗？

《清静经》上讲：动者静之基，没有充足的运动，你就算躺在床上，你的那个心啊都在斗闹，在开“运动会”，所以遇到这种情况，处理办法也很简单。

以前的聪颖祖师、明眼的师长，一看到这些学员乐不起来，睡不好觉的时候，就拿禅板打他们，干什么？让他们去跑，跑他个几公里、十几公里，那个心神马上放松，一碰到床就能睡个好觉。

现在很多人夜不能寐，辗转反侧，为什么呢？不是安神药吃少了，不是安神药不行啊，而是你白天的运动量不够啊，没有足够的运动量，身体无法造出好的细胞来啊。所以，贫血、黄褐班这些情况也就不请自来啊。

我们前面讲，天气不热，不产粮食，人体不热呢，不产精子、不产血细胞啊，所以缺乏运动的人，他的造血功能减退，脸部都是灰暗的，而经常喜欢到大自然运动、劳动，挥汗如雨的人，他们的身体充满阳气，面部红扑扑。

就像这个男孩子，他是个军人，经常运动锻炼，还经常去献血，他有用不完的血，贫什么血啊？贫的是运动锻炼，让身体发热、发汗，这叫阳生阴长啊，阳气越来越足，像蒸馒头一样，馒头得到充足的阳气，就会膨胀变得很漂亮。

人体的细胞得到充足的运动和阳气，就会膨胀很饱满，像皮球一样，能滚得很快，很有活力，一旦不运动，就像没有蒸过的馒头一样——瘪了！似没有打足气的皮球——瘪了！弹不起来，且不能动。所以人为什么不能动，都是我们不爱运动啊。

所有这些问题，都是一个问题，就是现在的人吃了不运动的大亏啊。我们究竟要怎样运动，后面会有一些运动方法的解说。没有掌握好运动的方法，会事倍功半，而你掌握了好的运动方法，你会事半而功倍啊！

104 肩颈痛，眼皮肿

问： 老师，以前我累了会肩颈痛，额头肿，上眼皮也肿，后来不累了，下午开始上眼皮肿，现在上午开始上眼皮就有点肿，就是耷拉下来的感觉，左边严重点。肚子一直胀气，胀气会引起心慌，很严重的打嗝。左脚大脚趾后面一直持续地痛，好几年了，请教老师我这些问题根源是脾虚吗？如何调理？能去山里锻炼学习吗？

答： 您好，这个问题很有代表性。当你知道脾虚时，要问为什么脾虚。思伤、劳伤、紧张、多言，还是饱食饮冷等，这才是幕后健康杀手。现在很多人都有颈间、腰腿痛。为何呢？一个是长期疲劳紧张，加上坐姿不对啊。人得不到充足的休息，阳气不够。

就像没气扁了的轮胎一样，你想叫它滚动，好难啊。所以人不是懒惰，而是没休息好没气啊。故林则徐《十无益格言》上讲“不惜元气，服药无益”啊。

一个人好发脾气，喜欢熬夜，不用去找医生、吃药，不但难见效，还有副作用。虽然中医上讲百草皆药啊，但是下一句呢？百药皆毒啊。

你如果没有健康的生活方式，你吃药吃不出它的效果，你还容易吃到它的毒啊。我们看升发清阳最好的动作是什么？就是圆运动功法的春风拂柳，说白了，就是一个伸展运动。

在中医讲，木曰曲直啊。我们看那个豆芽，弯弯曲曲向上生长。所以春天可以适当吃些豆芽、红薯苗尖这类苗尖样的菜。在传统风俗里，有采野菜这个习惯。

这些地面冒出来的毛毛尖啊、野菜啊它含有非常充足的少阳来调达生机。至于如何把背部经脉打通，最典型的莫过于两个动作，一个是直接撞背，背部有很多穴位，背腧穴通于督脉，打通后心胸开朗，头脑清爽；还有一个是儒家的经典动作，叫作肩倒立，这个动作也很容易练。顺则凡，逆则鲜，只在其中颠倒颠啊。

很多时候我们过用心脑后，脑子停不下来，来几个肩倒立，那个脑子就松下来。还有这个毛很粗糙啊，头额有一些瘀血、痛和容易受风，这是为什么？最关键的就是长期紧张的学习、工作。

我们看，古圣先贤造字很有智慧。紧叫什么？紧闭啊，松叫什么？松开啊。所以现在好多头痛啊，百药乏效。为什么？紧张性头痛。

有哪种药物能够让人不紧张呢？心病啊还须心药医啊。现在科学也认为，科学不能左右的就是人的情绪。所以降得浮躁之气定，乃修行养生第一功夫啊。

这就是为何我们要读圣贤书令心平气和的道理。现在很多人不喜欢读书，不知道读书乃养生、养心第一妙物啊。至于这些眼皮肿啊、胀，在中医认为是什么？诸湿肿满皆起于脾啊，脾虚则湿盛。

脾为什么会虚？我们看保脾十条啊，一条条往自己身上归。修养的目的是什么呢？就是离苦得乐，化病为康健啊。现在我们如何去修呢？

很简单，一条条往自己身上归，比如思虑伤脾，急伤脾，怒伤脾，久坐伤脾，大饱伤脾，还有大寒伤脾以及疑伤脾，这些不良的心理，我们要一个个的把它清除掉，这叫病去如抽丝，清除一个，那脾的功能就恢复一点，反复地去清除，脾的功能运行起来会越来越轻松啊。

上次有个读书人考到了省重点大学，经常读书读到深夜，脸皮都读肿了，由于久坐气血不循环，脚也经常肿，在医院里做了心电图，还有肝功能、肾功能检查，都没问题。

但为什么脸皮会肿，就一个道理——只读书而不运动，气血循环不好。所以古代的丛林明眼的师父，看你读死书后他会拿禅板打你，为什么？打你是保护你啊，读“死书”后人会得疑难大病的。为什么？被书所转，而不能转书、用书啊，可能反而会读出病来。

所以，一旦看到一个人读书读出满脸晦气，赶紧把书抛掉，干什么去？到操场跑步去，到田里干活去，帮父母打扫家务去，一个不懂干活的人是不可能读好书的。

自古以来，到国外留学的，能成就事业的大多是半工半读的，没有足够的习劳，就没有充足的体力，没有体力，书你就读不进去啊。

大家说读书简不简单，说简单也简单，就是要劳逸结合，不可以只读书而不干活。现在的父母都以盲引盲，把孩子都拖到“病坑”里去了，都叫孩子你只要读好书就行了，什么活你都别干，剥夺了孩子干活获得健康的能力，孩子病怏怏，怎么会读好书呢？

105 反复发烧，上火，吃鸡蛋引起口臭

问1：老师，5岁孩子反复发烧是怎么回事？昨天洗澡后凌晨两点发高烧，今天吃了护彤加消炎药，九十点钟汗出，烧退了，现在又高烧，怎么办呢？谢谢！

问2：老师，小孩上火怎么治？

问3：老师，孩子未满一周岁吃鸡蛋引起口臭，怎么治？

答：您好，这几个问题都相类似，都是现在父母关心孩子容易遇到的问题。我们医学的经典叫《黄帝内经》，告诉我们什么道理？要内求。食饮有节，何来脾胃之病，起居有常，焉有外感之疾！戒嗔怒，何来炎火烧身，惜精神，自然梦稳心安！

我们中华民族是一个很重视内修的民族。行有不得，反求

诸己。看到别人的不好，看不惯别人啊，为什么？是因为自己修养功夫不够。

对别人还会烦躁，是因为自己肾水不足。所以外求都是治标的，内修才能治本的。就拿孩子反复发烧这件事来看，一般5岁左右的孩子，在古人看来啊，他发烧只要不超过40℃，都是他身体在成长、在变蒸。

什么叫变蒸？就像蒸馒头一样，每蒸一次热一次，馒头就膨胀一点，就长高。所以，古代的孩子，我们的父母辈，每次生完病，感冒、发烧后，身体神清气爽，从此胃口变得更好。

那时候也没用什么消炎药、退烧药。那用什么呢？就在田边山脚拔点清热的中草药，或者在家里用一些蔬菜治病。比如，白菜心、萝卜、淮山药熬成淡淡的青菜粥，可以加点点冰糖，渴了当汤饮，饿了当粥喝。

在《伤寒论》中，张仲景很重视保胃气，这些汤粥能够保胃气，养体力。体力一续上去的时候，烧就会慢慢退下来。

而现在的孩子，家里零食堆得像山那样高，吃下去不消化，他不通过发烧怎么燃烧得了？如果不发烧它在里面就长高了，所以发烧也是自救啊。

你看很多孩子，发烧并不是简单的感冒，他肚子里有积啊，所以长期吃零食，每隔一段时间就要发烧一次啊，除非肚子里的积排干净。所以不爱吃青菜粗粮的孩子，会很难真正的健康。

还有家庭环境也很重要。现在很多孩子容易上火、咳嗽、发烧、发热，为什么？父母关心、热爱太过。热爱太过，就得热过度的病，父母太闹心了，孩子就闹情绪。

所谓热闹热闹，一闹就热，如果家庭老是吵吵闹闹，孩子情绪不稳，就容易发烧啊。所以在《呻吟语》上讲，天清地宁出神灵。如果父母相互指责，天翻地覆的，天翻地覆出“妖精”，出病疾啊。所以父母之间的关系跟气场关系到孩子的身体状态啊。所以反求诸己也要求到父母的身上来。

106 精索静脉曲张，精子活力不够

问：老师好，个人在体检的时候，有左侧轻微的精索静脉曲张，然后检查出精子活力不够。我之前阅读老师发的文章，说“阳生阴长，人体不热不产精子，你去摸这人手脚都冰凉的，精子活力跟数目多是低下跟降低的”。我最近也在按照老师的教导，每天坚持徒步爬楼梯一小时，但我有个问题，每天运动完，发现大腿的大部分都热了起来，但就是大腿内侧尤其是大腿根、腹股沟还是凉的，这是因为我运动的时间不够吗？还是因为普通的徒步无法锻炼到那个部位？那个部位凉跟静脉曲张和精子活力不足都有关系吗？请老师指教，谢谢！

答：世上毛病多，皆因听讲少，天天听一点，烦恼渐渐消。我们很多烦恼跟问题啊，都源自于不明理啊。理通事能容啊。融得性情上偏私便是大经纶，消得家庭内嫌隙乃大学问。

明理以后啊，好多问题都能迎刃而解，所以每天可以明理一点点。现在我们应大家需求，推出音频版答疑解惑，并且坚

持录制每天定课三分钟。

比如，有些朋友吃饭没注意，经常吃伤脾胃，我们就有《饮食三分钟》《饭前三分钟健康少病痛》。我们还有很多朋友运动锻炼时，没掌握方法跟心法，出现运动伤，得不到运动的效果，所以我们有《运动三分钟，健康少病痛》。在运动锻炼前，先练习听讲三分钟。

还有一些朋友读书，刚开始读不进去。我们就有《读书三分钟》。在读经、读书时，先听三分钟，然后书就更容易读进去。

现在碰到这个问题，就是好多人得不到运动的秘密。这是为什么？因为没掌握住运动的真谛啊。运动有五种方法，这是在古籍里面就写出来的，掌握这五种方法，可以从普通的运动里头得到大利益。

哪五种方法？我们都看过《西游记》，知道唐朝有个玄奘和尚，他西行去取经，凭什么一个读书人有那么大的毅力、体力、耐力走大漠，过草地，穿雪山取回真经？

难道这仅仅凭借毅力就能够办到吗？如果没有充足的体力、体能和严格的训练，他根本不可能达到目标啊。

那么玄奘大师他做了哪些运动训练呢？我们看玄奘大师的画像，一看就知道这绝对不是普通的文弱书生。那面相看就像练过功夫、训练过的人。

玄奘大师怎么训练身体？他在取经之前，就知道这长路漫漫肯定有很多危机，然后他通过负重穿行，来提高自己体能。

在家里的时候就背着那竹篓，而且还是穿越那小山坡，负重加上小山坡穿越，还学习冲刺，所以运动的方法是多种多样的。通过冲刺把肺活量练起来，通过负重把骨架练得稳固，通过爬坡把人体的脚力提高。每一方面都练习到了，他才准备去西行取经啊。

现在我们很多人还没把身体练好就想学习，就想工作，就想创事业，结果呢？事业没成功，学习没学好，身体先倒了。所以我们明理孔子学堂，早上风雨无阻，一个小时的运动锻炼时间，徒步行走，为什么呢？为了强身健体，使身体变成革命的本钱、读书的资粮啊。

所以爬楼梯啊，其实效果还不够。爬习惯了，慢慢还要负重怕楼梯，先负五公斤，再负十公斤，当你负上十几二十公斤爬上爬下，身体发汗过后，你会觉得身体更轻松。普通的爬楼梯你不负重，只达到小通的效果。

人一负重锻炼后，坚持一两个月，那就达到大通极通了。这时，身体没有一处会受苦受害。所谓阳生阴长，阳气起来过后，那精子的数目自然就会增加，质量自然就会提高。这就是我们农村常讲的：天气不热，不产粮食；人体不热，不长精子啊。

所以要想身强体壮，就要拿出锻炼的勇气跟精神。凭什么一个文弱书生可以比一个彪形大汉还有体力啊，那就是他训练有素啊。所以大家只看到玄奘西行取经的成果，没看到他背后长时间的翻山越岭、负重冲刺、穿越的付出。

107 腰痛、尿频

问1：老师好，半个月前憋尿后出现腰疼、尿频。近几天发现左腿肿。以前坐长途车也会一边腿肿，不吃药几天后也会自己好的。今晨查尿常规微量蛋白、少量隐血，肾功能正常。像我这种情况是否不能每天跑步一小时了？是否应该吃点药？为啥只是一侧腿肿，麻烦老师帮忙解答！

问2：请问老师，怎么降低肌酐，恢复肾功能呢？谢谢您！

答：这两个问题，都在讲一个湿气的问题。湿伤于下。湿能令木朽，可使铁锈，亦可让人沉重疲乏活动不利。治湿之秘，在温阳利小便！

腿脚肿胀有两个原因。一个是血液循环不好，在《伤寒论》上叫作血不利，则为水。血脉流通不畅，它就会肿胀。特别是单侧脚肿的，一般是单边有瘀血。所以常碰到一些肾炎、脚肿的病人，我们会用消肿三药：黄芪、川芎、益母草。黄芪把气补足，川芎补血，益母草利水，周身之气充满血，血循环顺畅，水能够利出来，人就会康复。

二个是疲累。为什么坐车后肿胀会加重？俗话说“舟车劳顿”啊。人在坐车过程中是很疲累的，一疲累，气血循环就不畅。所以要少劳累啊。至于适不适合跑步呢，一般啊，要按《黄帝内经》来看，微动四肢效果好。

身体病弱的时候适合小动其身。为什么呢？壮火耗气，少火生气啊。所以没有人不适合小劳其身啊，不要急着去跑步，一跑就起火了。

特别是比较弱的人，又容易伤风感冒时怎么办？戴上帽子、披上围巾，在操场、公园或者花园里头来回徒步啊，半个小时到一个小时，以身体微微出汗，不喘大气为度。

还有徒步时心法很重要。我们徒步有口诀啊，管住嘴、迈开腿、挺起胸、心如水。关键在心如水，如何是心如水？

在太极拳里，有个心法，这是习练多年太极的大师都有的感触。所谓心法就一句话，真传就一句话。这句话是什么呢？那就是把我们的心放在我们的脚心下，这叫什么？心如水啊。

水往哪里去呢？往涌泉去、往大海去、往肾中去啊。当人能够念念归下，息必归田，气气归脐的时候啊，人的身体会有用不完的劲。

我们现在为什么人容易浮躁，容易摔伤，容易出血？因为浮躁啊。降得住浮躁之气定，乃修学第一功夫。那心若浮躁该怎么办？当安心向下啊。

所以一个人不谦虚、不向下，那他吃多少药都收不住啊。所以肌酐、尿蛋白、隐血啊，按常规，医院药物处理后，同时我们要配上心性的修养。做到像古人这样息必归田，念念归下，病患或去。

108 脑梗后遗症，老年人牙龈萎缩

问1： 尊敬的老师，一直看您微信，现有邻居一老人80岁，脑梗两年，骨瘦如柴，吃的不多，大小便失禁，半身不遂，左边不能动，浑身痒。医院打吊针，脚底板扎针，平时吃点降压药、通血管的药。请问老师有什么中药可医脑梗，大小便失禁？谢谢！望回复！

问2：老师，有老人年龄60岁，牙龈萎缩，牙齿接二连三地掉。有什么办法缓解呢？

答：这个问题问得很好。治萎补中益气丸，固齿金匮肾气丸，此皆经验之方。老年人要治脾，脾主肌肉啊。身体再强的功能都要依靠脾胃啊，你看老年人牙龈一萎缩，牙就要掉。牙齿是要靠牙龈肉去供养它。

万物生长靠供养，失去供养就没能量，失去供养不生长啊。所以脾胃很重要。包括脑梗的病人啊，后期的恢复全靠脾。脾主四肢，脾它不单主看得见的这些肌肉，它也主我们心脏里的心肌，肠胃里的那些肌肉，还有血管里的平滑肌，这些肌肉组织连在脏腑之间的都属于脾所主。

我们常治的一些慢性心肌劳损的病人，没有刻意地给他用治心脏的药，只给他健健脾，培培土，他心脏就不慌了，跳动就有力了。所以心动悸，脉结带，张仲景用什么方啊？炙甘草汤啊。想明白土能生万物，就能够想通这个方子的设计思想。

培土不单生津，培土，还能生五脏。所以我们治疗一些中风后遗症的患者，建议他们用一些食疗方子，比如黄芪、大枣、枸杞子、山药、核桃等，这些都是补脾肾、益气之品。

就像给土壤施肥，但是你只施肥，不松土也不行啊。只施肥不松土，庄稼吸收不到，土壤板结了，你施再多的肥都没用。所以，聪明的老农在施肥前会给庄稼松松土，让土壤不板结，那么庄稼就长得很茂盛。

现在我们只知道给病人补营养，忽略了按摩导引、运动给肌肉、脾胃松土的这个环节。所以吃了不运动、不松土会吃大亏啊，因为营养白白流失啊。

在农村，大家都知道，劳动力比肥料更可贵，现在我们不缺乏肥料，随便地像黄芪、山药、大枣、核桃、枸杞子这些药效很好，都是非常好的益气血之品，稍微加以按摩导引、运动锻炼，药效则更好。

凡是你练不到的地方，那地方就容易长病。所以，到后来，中风病人的康复都全靠后期的理疗、训练跟家里人的服侍啊。

109 严重失眠怎么办？

问：老师好，我严重失眠数年，经常整晚一分钟也没睡过。吃东西容易拉肚子，经常吃个水果每天都要跑厕所三四次。请老师给点建议，感恩！

答：这是上热下寒，最简单是按脚，能令心肾交，亢龙归海，引气下行。昨日夜叉心，今朝菩萨面。夜叉与菩萨，不隔一条线。疾病跟健康就是“夜叉”跟“菩萨”，它们看似两样，其实一转化，都是一样。

疾病是没觉悟的身体，健康是觉悟了的身体，悟了即健康，迷惑生疾病。古籍叫惑业苦，因惑造业，因业受苦。

好多失眠的人，已经尝遍诸药而无良效，他们不知道有一种药叫作“利他心”。须臾离利他之心，刹那入烦恼苦海！

江苏有一位学长，失眠七年，严重到饭都吃不下，求医无门，听说到传统文化中心做义工能受到启发，参加了一期培训后，失眠问题大为好转。忘我注内时，身体最好。

以前他老想自己的事，现在通过习劳，都是在做利众的事，没太在意自己时，反而没有压力，有益身心，这真是个无药病减轻的榜样。无求真乃安心法，不饱便是去病方。

古经典上说，诸苦皆源于自利，诸乐皆源于利他，由此自利与他苦，确当交换佛子行。

既然自私自利带来焦虑痛苦，助人为乐利他带来欢喜轻松，我们明白了，为何不把这颗心换过来呢？换一种觉悟者的生活方式，就是换一种命运，命运掌握在我们的心上。

因此我们选择为大众答疑解惑来修身养性，天天付出，日日利众，反而吃嘛嘛香，睡哪哪甜。

110 偏头痛怎么办？

问：老师，请问偏头痛怎么办？老师能把处方写上吗？我这偏头痛在压力大的时候加重。

答：俗话说，压力大，身体差，脾气大，身体差。有个偏头痛的民间奇方叫散偏汤，奇效非凡，屡用屡验。还有用天麻，白芷，牛膝，川芎，芍药，甘草组成的治偏汤，众药各15克，也有效果。

为何会脾气大感到压力大呢？

人生的压力大小，不看事情本身，而看我们的心：当我们心小的时候，极其细小的事，你都觉得压力山大；当我们心大的时候，山大的事情都会变得小菜一碟，不值得去紧张焦虑。

各种偏头痛根源就在这里，心胸狭窄，气量变小了。心主血脉，血脉会因为心胸狭窄而变得极其扭曲。望远能知风浪小，凌空始觉海波平。

大家看，时常感到焦虑、压抑的人，他们有个特点，为自己的心、私心可能比较重，所以拓宽心胸是正治法。我们常用逍遥散配桂枝汤拓宽心胸，逍遥散是缓解压力的方子，桂枝汤是布施付出的方子。为名亡、为利死的生活方式才是紧张压力的根源。

《坛经》上讲，心量广大，如日虚空。

桂枝汤让心脏如太阳般布施光和热，是强心、调营卫的方子，逍遥散让体内少郁结挂碍，再加一味川芎就能上达头面，解决常见的偏头痛问题。

任何病痛都不是来折磨我们的，不是身体的惩罚，而是提醒我们要早点将心怀扩大，大其心容天下之事，定其心观天下之变。须常读《醒世歌》，红尘茫茫难睁眼，浮世纷纷怎脱肩。荣华总是三更梦，富贵还同九月霜。

111 孩子不爱吃饭，拉肚子

问：老师，孩子经常不爱吃饭，拉肚子，想问问有什么偏方？

答：您好，前面我们讲过，饮食有节，何患胃口不佳，劳逸适度，自无肚腹难化。孩子挑食是因为不饿，脾胃不好是因为运动少，要换一种好身体，需要换一种好习惯，中医提倡粗茶淡饭保平安，可以试试保和丸。

当肚子经常不舒服时，饮食越普通越好，越自然越好，各类零食养病不养命，吃多了零食，主食就吃不进去了，家里太多“小人”，“君子”怎么能进来？

要想孩子身心健康，需要消除家里的“新四害”，“新四害”不是老鼠、蟑螂这类，而是冰箱伤脾，电视伤肝，空调伤心，手机伤骨。这四种用得好是“君子”，用不好沉迷在里面，就是“小人”。

孩子太早迷手机，筋骨都会长不好，整个人头都低垂下去，有个词语叫垂头丧气。现在“手机一族”的孩子，自称是垂头一族，头垂久了，叫身不正，身不正则气脉不正，气脉不正则记忆力跟健康都会受到很大影响。

还有久坐看电视，坐久了，气脉压在那里，肚子都是湿气，而精华却从两只眼睛往外消耗掉，这样身体的精气减少，而湿气增多，消化就不好了。

那该怎么办呢？把迷“四害”的力量转到修学四大蒙学上去——《弟子规》《千字文》《三字经》《小儿语》。

《千字文》上讲，性静情逸，身动神疲，守真志满，逐物意移。这一句是《千字文》上讲修身功夫最厉害的，其他句子可以淡化、忘了，这一句要常常拿来省身心，可以获得不可思议的智慧与灵感。

我们现在的孩子，凡是玩物迷在声光电热能里头的，精气神都打发在上面了，这是逐物意移，人的精神心意如果没有守在身体里面，病痛就会反复出现。

现在很多人都是在做心神分离的事，吃饭时神还在电视上，睡觉时神还在手机上，根本没法形与神俱，如何像《黄帝内经》上说的形与神俱，度百岁乃去呢？

112 吃生冷后就腹泻，怎么办？

问：曾老师，您好！我爸最近这两年身体越来越差，平时一吃青菜，肚子就拉稀，有时控制不住会拉在裤子上，拉完后就没事了，这是怎么回事？这种情况该怎么调？

答：您好，一般吃生冷或凉利之物，比如瓜果冰饮，容易拉肚子的，这是脾肾阳气不够了，命门火弱了，尤其是中老年人脾肾阳虚的很多。只要舌淡苔白，脉象力量不够，一般都可以用附子理中丸，配合金匮肾气丸服用。还可以用安胎丸直接揉碎，贴在肚脐上。

我们看，一个锅里头要能够将食物煮熟透，前提是什么？有三个。

第一，锅下火要够，像附子理中丸，即补火也。远离生冷之物，免伤阳气。

第二，锅内不放过多食物，放满后容易煮不熟，所以人吃撑后，容易消化不良。

第三，锅盖要盖牢，没盖好，漏气了，结果锅里水熬干了，食物还没熟。

所以那些消化系统疾病都是要寡言以养中气，节饮食以养脾胃，遵这两条黄金医嘱，则无大过矣！昔有年近百岁而动作不衰之寿星，人问其强身耐老之秘，其曰，不以脾胃暖冷物，熟生物，不以元气佐喜怒！此乃要言不烦，真传之语，何须多也！

113 冠心病的用药及饮食调养

问：曾老师，请问冠心病人吃些什么食物或药物好些？还有要注意什么？谢谢！

答：七情喜怒伤心，未论补益先防伤。情深不寿，不可以过度激动！古人说心病宜食薤，张仲景在出治疗心胸痹痛的处方时，就考虑到用薤白。在设计瓜蒌薤白桂枝汤时考虑很周全，通过瓜蒌、薤白洗涤胸膈中痰湿，桂枝温暖心胸，一个令阴霾下排，一个让离照当空，一降一升，符合天地人体升降之道。

在农村老百姓也知道，用薤白来拌粥喝，吃后人容易频频放屁，这薤白导心胸浊气归肠的作用挺强的。我们跟老师上山采药时，在春天就喜欢多采些薤白，食其时，百骸理，这是《黄帝阴符经》的教诲，我们身体需要什么，大自然已经为我们设计好了。

还有心脏病的病人，要保持大便通畅，如果大便干结，怎么办？可以用麻仁粥作为食疗小方，既能补心，又能润肠，即火麻仁、黑芝麻、柏子仁，这几样同时打成粉，拌在粥里煮。

天寒地冻时，心包经容易堵塞，寒凝血瘀，心胸痹痛会加重，这时每天饭后百步走，睡前一盆汤很重要，饭后百步走加拍打心包经，保持经络通畅，心脏压力会减轻。

睡前一盆汤是什么汤呢？可以用川芎、香附各30克熬水，最后煎好，加3至5克的冰片，就可以用来泡脚，一般泡15到20分钟，泡完后睡觉保持经脉通畅，睡眠质量高，心脏就会恢复得好。

这些都是常规的小招法，真正的调治还要找医生来调，一调身体；二调心态；三调呼吸；四调饮食；五调睡眠。调心态最重要，心态好，病魔跑。一般心脏病的人，多是死在自己脾气下面的，人有脾气反应，是因为慈悲心不够。

慈能予乐，悲可拔苦，如何修出慈悲心？很简单，就四句话。

第一，你能否让名于上，即使自己把事情做好了，也说这是领导有方，是师长教诲，是父母养育之恩。

第二，你能否让功于众，有功劳回向给大众，急功近利的人，一般容易得急性的心脏病，叫急火攻心，越急血脉越狭窄，把功让出去，越让胸怀越开阔。

第三，你能否让位于贤，看到同事、同学、同行有作为有出息，你能否随喜赞叹，或者有人更能做好这件事，你能否把位置让给他？古语讲，能外其身者，天不能病。一个人能够不将自己身家性命看得太重，上天都不能降病给他。

第四，你能否让食于幼，你看父母在饥饿的时候得到食物，没有着急着吃，而是看孩子饿不饿，让孩子先吃。把这种慈心扩大到周围去，心态会变得越来越广阔，病痛会变得越来越少，人也会变得越来越受人尊敬。

心更需要温良恭俭让。

114 白发偏多的运动或食疗调养

问：曾老师好，最近几年白发偏多，有什么好的运动或食疗方法？年龄35岁。

答：未老先衰，年半百而动作衰矣，此现象乃违反了《内经》的食饮有节，起居有常！年轻人为何白发多？思维不如法，方才有白发。中医认为发是气血有余长出来的，发为血之余，现在人思虑纠结过度，叫思多气血伤，脾胃产生的气血，还没来得及往头发上面送，中途就让“猴子”跟“马”给抢去了，人的心里有个“猴子”，大脑有匹“马”，这是所有拖延症、疲累的人面临的痛点，用四个字形容叫心猿意马。

为何人容易懒惰湿气重，做事拖延？因为思虑太过，特别是人长期处于想不通的状态，很耗能，这是属于高耗能的生活，只要你言不由衷，内外不如一的时候，身体就处于这种高耗能的状态，在这种状态下，你吃很好的制首乌、熟地黄、黑芝麻、黄精来乌须黑发都没有用。

唯有换一种高能量的生活方式——利他。

凡事不太想自己的时候，人就不会很执着在意，这样气血循环就很顺畅，这就是利他者。他是利他的受益者，病痛者大都是痛在没有利他心上，所以熬白了头发，熬憔悴了脸。

而乌发、生发的窍诀是什么？就是晚上睡好觉，晚上可以服用五黑汤：黑豆、黑芝麻、黑米、龙眼肉、黑枣。气血不足的话，还可以用五黑汤送服生发丸。

同时，发为血之余，血虚则发焦，而血为思所伤，寡欲精神爽，思多气血伤，少思寡欲，发乌固密。

115 总偏头痛怎么办？

问：老师，请问我在单位时偏头痛加重，觉得管人挺辛苦的，怎么办呢？

答：小柴胡汤或川芎茶调散对普遍偏头痛有功。中医认为，人际关系出现问题，脏腑关系也会出现问题。像不能跟领导协调好，心脏就容易出问题；实干能力不够，肝脏就会出问题；想事情不周密，肾脏漏了精；容易丢三落四，做事没有计划，相傅之官肺就容易出问题；不懂得跟大家分享，脾胃就容易出问题，脾胃的营养它都是分享到周身百骸去的。

所以总而言之，利众者还是自利，自他不二也。位高应思天下雨，地位高了要想到为大众谋福。

一个善养生的人，他必定是善于跟周围调和好关系。那么在单位里头，怎样摆好自己的位置呢？古人讲，仁者在上，能者在中，成者在下，智者在侧。

有仁德的人居上位，能干的人在中间，靠智者来辅助，越有成就，地位要摆得越低，这样不管是身体还是公司、单位，都能不断地可持续发展。

这是管理之道，也是养生之道。

116 孩子挑食怎么办？

问：曾老师，我家孩子挑食，经常说不好吃、伙食差，怎么做他都吃不多，也带他看医生了，都没有太大改善。这么办呢？感恩。

答：中医的保和丸与午时茶冲剂是对付厌食挑食的绝配。人活在这世上，不是为了吃饭，要思维吃饭是为了什么？如果心在伙食上，什么都不好吃；心在道上，在奉献利他上，什么都好吃，转换能力会很强。

上次张老师跟我们分享《修心八颂》里的一句话，他说，亏损失败自取受，利益胜利奉献他。

我们把太多的时间都放在吃喝拉撒上，最后一切的快乐都是短暂的，人都会变得痛苦。一个生意亏损的人，可能是因为自私心太强；一个生意兴隆的人，多半源于一颗奉献之心。

同时，把过失揽在自己身上，把益处奉献出去，就像植物把二氧化碳吸进来，然后把清新的氧气放出去，所以它能够成就生命的灿烂，为人所喜所敬。

我们现在很多人吃植物或吃素，都受益不大，不明白植物的精神，吃不到植物的精髓。古人讲“一粥一饭，当思来之不易”，又讲“锄禾日当午，汗滴禾下土。谁知盘中餐，粒粒皆辛苦”。感受不到他人的苦和万物之恩时，你吃什么都吃不到香味，做什么事情都做不到圆满漂亮。

所以真正吃素的人，不是吃蔬菜瓜果，而是吃一种奉献的精神。

当负利他之重任，舍弃爱自如毒食。

一个人应当负起传承家道的重任，那么身体吃什么就都是香的。如果只考虑到自己的口腹之欲，叫欲壑难填，这时吃东西就不容易消化，容易长病。

所以不是伙食差了，而是付出少了；不是你厨艺不够，是你家里没有把孩子的感恩之心培养起来；不是孩子胃口不好，是因为孩子还没有感受到大众的苦恼。当孩子看到街边乞丐风餐露宿，看到国外那些饥民、难民流离失所时，会感觉只要有口饭吃都是那么幸福，这叫常思饥寒苦，温饱便是福。

南普陀寺妙湛长老在临终之时，弟子请师父留下宝贵的教诲。妙湛长老从容地说道：“勿忘世上苦人多。”

别忘了这个世界上比你苦、比你累、比你难受的人还有那么多，想到这句话，没有理由不生起感恩之心，没有理由不萌发慈悲之心，没有理由会抱怨你所遇到的一切境缘。

所以我们需要的不是改善伙食，而是改善一种心态和生活方式。

117 颈僵，眼红、胀痛，失眠，该吃什么药？

问：请问曾老师，这几天颈僵，眼红、胀痛，睡不着觉，请问该吃什么药？不知道怎么保养眼睛，每次视力检查都在下降，感恩老师！

答：七情之变，暴怒伤肝损目。眼红肿胀痛，口苦、咽干、易怒的话，用小柴胡汤加夏枯草、桑叶、菊花，或者直接用白蒺藜、蒲公英、牡蛎，这都是强强联合的治眼三药组，对于肝胆火旺，眼红目赤，效果尚可。

但是一味地清热降火，不能解决根本问题，眼病还是要治嗔心。

经典上讲，若以争止争，终不能止，唯有能忍，方能止争。争一争，行不通。让一让，六尺巷。

这是讲，一个人一争斗搅扰，肠子里的浊气都会翻到头面上来，这叫沉渣泛起。如果只排肠毒，没有将嗔恨心调伏，会有各种身体不舒服，就像推倒了的多米诺骨牌，痛苦一个接一个地来。

有一将军厌倦了打仗，就到大慧禅师面前，想跟禅师修行，说："师父，请让我做您的弟子吧！"

禅师说："你现在习气还太重，以后再说。"

将军说："禅师，我都已经放下了。"

禅师说："你到这里来修学，不怕家里妻妾不贞吗？"

将军一听，怒火爆起，眼红目赤，咬牙切齿，破口骂道：“你这老怪，讲话太伤人了。”

禅师微微一笑说：“轻轻一挥扇，性火又燃烧，如此暴躁气，还说放得下。”

可见这个着急忿怒，很容易让眼红目赤，暴躁气退不下，眼疾就没法根除。中医讲，肝开窍于目，天天动气，就是在天天破坏我们的双眼。

别人的错误，自己却在生气，这不是拿别人的错误来惩罚自己吗？

所有的眼病，都可以参这一条。反思自己是不是目光短浅，不能容人，容不了就看不见，看不到别人的好处，就看不远。所以，有人说近视是书看多的原因，这是表面原因，深层的原因可能还是不能动心忍性，别人轻轻一激，你就火冒三丈，烧得面红目赤，焦头烂额。

所以说，养生修学第一功夫就是降得浮躁之气定。

故在汤方里头，我们为何要加些牡蛎，这既可以软坚散结，又可以降火入定，这叫重镇潜阳，镇定安神。

118 四物汤及其用法

问：曾老师，请问四物汤具体指什么？该如何运用？每个月痛经没力气，怎么就这么苦呢？

答：女子经水不调，皆是气逆，妇人心烦潮热，多是郁生。我们前面讲到，四物汤是妇女血病组方，由熟地、当归、芍药、川芎组成，四味药补阴血，能增加人体的精微物质、血液精华，故称四物汤。四样药物，可令瘦者满壮，虚胖者坚实，有大地厚德载物的功劳，故称四物汤。

像妇人血虚肝郁，容易生气，脸上长斑，就用玫瑰四物汤。

妇人血虚、贫血、痛经，就用姜枣四物汤，使水到渠成。

妇人来月经时，头晕、短气、乏力、懒动，月经量少，就用黄芪四物汤。花朵总是在能量最充足的时候绽放得最圆满。人也是，气血量足，就头脑灵光，四肢有劲。

如果手脚冰凉，容易心悸、心慌，就用桂枝四物汤。

这些妇科杂病，调来调去，不外乎就是调气血，血足气顺，疾病就像抽水马桶往下冲浊物一样，浊垢冲走，厕所就很清爽。就是要气通血足，往下冲出浊垢。

有人害怕生病，其实生病不可怕，可怕的是有生病感，如果说疾病伤人是一的话，那生病感伤人是九。

现在不少患癌症的人，不是死于癌而是死于恐惧。有个词语叫吓得半死，这恐惧、担忧就是最大的魔咒，本身大病已是半死了，另外再加上吓得半死，就等于全死了。

所以古籍上讲，比丘常带三分病，无病不肯出三界。人得什么病不重要，重要是你怎样看待这疾病，你把它看成绊脚石，你就天天都被绊倒；你把它看成垫脚石、磨刀石，你就天天都在上升，都在把身体这把刀磨利。

119 面对病痛如何应对？

问：老师，请问如何面对病痛？学医的瓶颈怎么突破？

答：念身不求无病，无病则不能精进，如此懈怠一起，所做皆非。古语讲，常念病时尘心减，常念死时道心生。但凡有病就是提醒我们，人生短暂，要把最重要、最有意义的事情做了，不要等到人没救时，人生的事情都没有做完。

那人生最重要的事情是什么呢？包容、认真、专注、恭敬！

除了拓宽我们的心量外，其他的事情都是在为别人忙，这叫病后始知身是苦，健时都为别人忙。所以我们老师常会用到枳壳、桔梗，郁金、木香这些对药，膈上不宽用枳桔，气血颠倒用木金，这颠倒木金丸可是《医宗金鉴》上的小名方，枳壳、桔梗是《医学传心录》上的黄金小药对，一个让肝胆气机宽敞，一个让胸肺气机宽敞，都是在拓宽人体心量的药对。拓宽心量，就是在治疗诸痛痒疮皆属于心。这是十九病机里最核心的病机，这句病机明了了，其他病机都会通达。

我们在用药时，见地很重要。你如果在器质层面上用这两组对药来止痛除胀，叫作中工下工；你如果在能量层面上用这两组药去拓宽病人心胸肚量，那你就是站在上工角度上用药。这种见地决定学医的高度，人的格局决定布局，布局决定结局，眼界决定境界，境界决定世界。

所以学医一方面要从基础入手，另一方面要让见地上升到高山顶上去，高高山顶立的是见地，深深海底行的是根基。

120 治膝之法

问：老师，请问膝盖损伤，可以运用哪些汤药和运动来治疗康复？

答：您好，膝者屈曲伸展也！大丈夫能屈能伸！一分柔和忍辱的心态，可令身体筋柔脉和，这叫心转身！常规治膝盖的思路，就是治肝，肝主筋，膝为筋之府，一个人紧张的时候，膝盖会发冷或发热，会抖动，这时用些养筋汤或逍遥散。

像芍药、枣仁，都能够缓解经脉紧张，让人放松，有个词语叫松通。人只有在放松状态，气血才会顺畅地通过，所以养筋汤用枣仁的道理在于养肝血，定心神，安肝魂。

配合怀牛膝，引药至膝，这叫非牛膝不过膝。中医认为，不是牛膝这味药，很难把药力都集中运送到膝盖去。

同时膝盖的损伤，很多跟肥胖有关，车子超载后，轴承会被压坏，人体超重了，腰、脚、膝盖首当其冲。那些暴饮暴食，吃伤胃的，膝盖都不容易康复。

因为《黄帝内经》讲，四肢皆禀气于胃，当脾胃主肌肉的功能加强，腿脚会变得轻健有力，膝盖就修复得快。

所以我们常常会用些白术、茯苓、干姜，把脾胃功能提升，肌肉有力，膝盖康复得快。

至于运动有个很好的方法，不是练膝盖，而是练小腿、大腿上的肌肉，把肌肉练得有力，膝盖就会受到利益，这叫一荣俱荣，土生万物。

坐在凳子上，把腿抬高，离开地几厘米，在那里忍住，酸胀的时候，正是膝盖变得有力的时候；或者像老药工用两条腿碾药材一样，模仿这个动作，能让气血下注腰膝，使腰膝有力。

121 补是一阵子，练是一辈子

问：老师，上班时，很容易觉得疲劳，有没有好的泡茶汤药？

答：您好，人不是干真正发自内心喜欢的事，久了必劳累！疲劳症、拖延症，是现在上班族常见的状态之一，为何人会疲劳、会拖延？

中医认为，首先是气虚，然后是湿气重，气虚则累，湿气重则沉，既沉且累，就是劳累、拖拉，有个成语叫拖泥带水，人好像在泥泞中走，很不轻快。

明白这个道理，我们可以适当抓点益气的黄芪，除湿的苍术，配合葛根升阳，姜枣养胃，就这三五味药，泡泡茶，很快能把精神振作起来。

可一个懒惰的人，单凭药物是不够的，药是救病不救懒，就像金钱是救急不救贫一样。一个气血不够，又很懒惰的人，他脾胃的再生功能会有障碍，给他补气血都是暂时的。靠锻炼利他才是长久的，补是一阵子，练是一辈子。

同时容易疲劳的人，一要远房劳，二要少吃油腻的东西。不要以为饮食越丰富身体越好，当你脾胃不好时，越油腻、越丰富，整个脾胃就像被油脂裹住一样，那些精微物质都运送不到四肢九窍头面上来，你会觉得头面流油，困倦乏力，所以清淡饮食显得极为重要。

淡水是很灵活的，血液清净了，人的反应也是很灵敏的。

还有人为什么会累？为什么做事情会拖延？一是你对这事不感兴趣了，硬着头皮做，就会内伤。二是拖延症、疲劳症的人，心里头都有个“猴子”，脑子都有匹“马”，这叫心“猿”意“马”。

上次我们在素食馆讲饮食之道时，林太深有感触地说，现在人脑子快得很，两条腿却在原地打转，步履维艰，心脑消耗了我们大量的能量、气血。所以，在治疗疲劳的时候，我们时常会用到朱砂安神，柏子宁心，人们不解其故。只有深明体力不足是源于心力憔悴引起的这个道理时，你才能感受到这种治病求本的思路是多么高明。

病人服药后，睡眠质量改善，心静则火降，念不散乱，则精充。有个关节痹痛、腿脚沉重的患者，说话急速，心火旺，治腰腿治了大半年没治好，用朱砂安神丸，把心火镇一镇，火下去暖腰腿，腿脚痹痛就好转了，谁能想到治疗心神的方子，却能收到疗愈腿脚的效果。所以中医治病不是见招拆招，而是随机应变，于整体观之。

122 脑梗塞，高血压

问：老师，请问脑梗塞和高血压临床有何良方？

答：您好，康复在按脚，足底按摩，有益颅脑康复，这叫头痛医脚。脑梗跟高血压有轻重缓急之分，大多数慢性恢复期，都属于窍闭神郁，神不导气，或痰蒙心窍，或瘀血阻脉。

这时这样的病本身不是可怕的，而人的知见偏了才是可怕的，像这个病后康复有很多都需要做的，不是简简单单吃药，吃点舒筋活络、醒脑安神、通窍开闭的药就行了。还有其他很重要的事要做。比如，饮食上调配是否合理；康复运动的安排能否跟得上；作息睡眠是否合理；还有心态跟家庭关系，这些都是恢复的关键。

我们看到那些脑梗、高血压中风后恢复快的往往不是病情轻的，而是家庭成员关系各方面比较好的。像上个月有个脑梗的老爷子，她女儿为他的疾病四处寻医，有一线的希望，有一线能够做到的，他女儿都用十二分的努力。所谓一分恭敬，一分利益，因为这份孝心，也感召到了好的医生，然后帮他调理，没多久老爷子就下床了，慢慢恢复正常了。

所以天底下有一种没办法救的叫什么？叫麻木不仁。人的心如果父子无亲，没有人情味了，那个脉道好的它也都会坏死，如果父子有亲，人有情味，就能够感动。

那么那个脉道堵回去的都能够通开来，这叫孝悌之至，通于神明，光于四海，无所不通，我们的心就是人的神明，四肢九窍就是四海所在之处。所以，真孝之人必浑身乃至整个家庭、家族关系都是通畅的，有不通畅的家庭关系就容易有这些脑梗、偏瘫之疾。

不是说所有家庭关系堵塞都会引起中风、偏瘫大病，但是中风、偏瘫大病，基本上，你去看，大都会有某些家庭关系堵塞瘀滞，所以孙思邈看到这点非常感慨地说，一个善协调家庭关系的医生是真正会治病的医生。

123 金生水，肥甘厚味指什么？

问：老师，如何理解金生水，肥甘厚味是指哪些？

答：您好，金者肺，水者肾，呼吸能从上至下，由表入里，即金生水。金生水，金是肃降，水是收藏，所以，大家看，这个天气，冷空气一下来，炎热之象一下子肃降下来，叫天气降而为雨，这些雨归到湖泊池塘里就变成水。金生水是一个肺气肃降，下归肾藏的过程，所以碰到一些熬夜的病人，毛发焦枯、稀疏、掉落，人很烦躁，腰又酸，我们给他补肾效果不大好，这时就通过用枇杷叶、桑白皮来降金生水，然后减少熬夜，腰肾没有补益却达到补益的效果，这叫什么？叫降本流末，而生万物。

至于肥甘厚腻，包括哪些呢？像酒肉、肥肉、黏腻之物、蛋奶，还有油炸之物，拌了很多油垢的，人吃了之后皮肤都会流油，吃了过后，胃口都会被堵塞、拥堵的。像这些表面上刺激了欲望，实际上却堵塞了经脉。所以减肥表面上减的是肚子上的肉，实际上减的是我们的欲望，欲减则身轻松。好，感恩大家！

124 王凤仪的核心思想

问：老师，最近接触了王凤仪思想，感觉非常好，老师能否给我们讲讲他的思想？尤其是《性理治病》疗法。

答：王凤仪的思想可以调节我们身心的很多问题。心转 身，心性波动，身体难受。《性理疗病》还有《言行录》跟《化性谈》这几部书都总结得非常好，既有鲜活的案例，也有非常实用的理论。比如怨恨恼怒烦，人生五毒丸，吃半颗，要人病，吃一颗，要人命！身受其中伤苦的人，自有一番深切体会。

王凤仪思想的核心是三界五行四大界。大家看里面的案例，凤仪先生不管碰到好的境界，还是不好的境界，他都有一个特点，善于立志，以志来转境，结果好的、不好的，你的心志转过来了，通通都变成好的。

所以，这些逆境恶缘我们能否转的关键在于逢一事历一境有没有去立志。还有看了凤仪先生的故事，我们是把它当成故事，还是把这些故事往自己身上对照。

虽然说，故事都富含有哲理，也都听过，但如果没往自己身上对照的话，书还是书，知识还是知识，自己的生活还是生活，两者之间没有交集，结果这些学习听讲的知识都是无效的或者低效的。

会读书的人，读一句就往自己身上归，所以他读得少但进步大；不会读书的人读一句不是往别人身上归，就是当成知识往自己脑袋里装，结果读了很多书，那种苦相却都露出来了。因此读书要虚心涵咏，切己体察！

至于凤仪先生的《言行录》《化性谈》《性理疗病》，我们会把里面很多通俗易懂的精华慢慢跟大家共同学习分享。

有一种学习方法很好，就是大家共修。就拿《化性谈》来说，小小的一本册子，几个人轮流每人读一两页，然后用这一两页来对照自己，好的继续就让它增长，不好的当下就让它消除，这样进步之快是不可思议的。

125 迎风头痛之法与理

问： 老师，我的头被风吹老易受寒，头皮针扎一样疼，可以吃玉屏风颗粒吗？

答： 您好，小柴胡颗粒，结合玉屏风散，对怕风冷头痛有一定作用。一般迎风头痛需要用到防风这些祛风之药，而头痛如针扎一样，固定不移的，在中医看来是血瘀啊，局部有瘀血或长期紧张过度所致。

这时需要用川芎，故有个川芎茶调散或者散偏汤都是对治风邪头痛，局部有瘀滞的好方子。还有头痛跟我们忿怒、顶撞、太执着分不开关系。

你太在意一件事情，一谈到这件事情你就紧张，像不少人炒股票或者夫妻关系没调和好，一想起那事头就痛，就激动，就亢奋，就焦虑，这时血管都是扭曲打结的。

打结的水管不过水，扭曲的血管不过血，局部不通则痛，所以通过活血化瘀以及以风药引到巅顶来，川芎配合防风就能有效地放松血管神经。不管如何，治本还要重脾胃。《内经》讲，头痛耳鸣，九窍不利，肠胃所生！

126 武术与身心健康息息相关

问：老师，请问练武术能治病吗？

答： 武术跟身心健康也有很大关系。武壮魄，文养神，体魄精神都是人身正气。我们看，为什么有些人生气郁闷后他会摔东西，会打人，甚至会到操场去大叫，狂跑？

通过这些自救反应可以让郁怒得到减轻，因为郁怒后堵塞的经脉不过气血，这时不通过疏导，他憋着难受。人会发脾气是因为自己修行不够，这是心性上讲。

而身体上讲呢？是因为自己经脉被堵住了，不通了，所以通过适当的练武可让经络管道充满力量，保持通畅，你的怒气会减少很多。

但很多人又问，练武的人很多都是火爆脾气，这又是为何？有两个常见原因。

第一个是带着恨意、报复心去练武，你不管做什么事情，有这恨意叫恨伤心，去做的时候，你的情绪都不会好。

第二个是练武时，没有用一颗利他心去练。一个人吵架第一，反过来他劝架也是第一。一个人很凶悍，打人第一，转过来，他也会变成救人第一，所以暴躁彪悍不是不好，看有没有用利他心把这团能量转过来。

每个人他只要来到这世间，都有很大的福气跟很强的能量，转过来之后都可以造福一方，所以不少人早年是练武而且经常打架的人，一旦转过来他就是很出色的治疗跌打损伤的医生、按摩医生，这里头全凭什么？全凭那一念的功夫。

所以古代的拳术家教弟子时，如果弟子利他之心不够，那最核心的东西弟子是永远也学不到的，不是师父不肯教，是你没办法学到啊！

127 肝火旺，腹式呼吸，干渴

问：感恩老师，我是一个长期肝火旺盛的人，每年到了春季都会肝火旺盛，导致月经不调，头疼、头晕、耳鸣。在当地又找不到好的中医，这个问题困扰了我十几年，所以身体一直很差，身形消瘦，脸色黑黄。去年一个偶然的机会在天涯上看到了老师写的《小郎中学医记》，从此追随老师，从天涯到了微信，一有空便会看老师写的文章。去年开始，周围的人都说我变白了，皮肤和气色都好了，我妈妈说我年轻的时候也没有这么好的气色。现在又到了春季，肝火又旺盛了，前几天又开始月经紊乱，而且口干头晕，我没有像往常一样慌乱，而是按照老师的思路，去火，理肝，补水，一有空就做圆运动。坚持了一个月，调理好了，非常感恩老师。

再分享一个我的心得吧。最近可能是没把握好度，去火去重了，总感觉怕冷，而且腿摸上去也是凉的。昨天晚上忽然醒来，睡不着了，感觉腿很冷，而嗓子又有点火辣辣的，就是老师说的上热下寒。我就尝试着用腹式呼吸，吸气的时候腹部胀满，呼气时排空，坚持了一会儿感觉到腿部慢慢地暖和起来，不知不觉又睡着了，而且睡得非常舒服。醒来时腿部也是暖的，希望我的小方法能帮助到和我一样受困扰的姐妹。非常感恩老师，我都不知道用什么语言来表达我的感激之情。好人一生平安。谢谢老师！

答：您好，平安者，心平身安，有得失不乱之心，便有寒暑不病之体。人易着急，这种情况一般叫作肝郁化火。肝气郁结，郁久了会化火，火曰炎上，所以往头上一烧，叫什么？七窍冒烟，不是口苦咽干就是眼胀耳鸣，甚至头痛头晕，这时通过用丹栀逍遥散，里面有逍遥散疏肝解郁，丹皮、栀子清热凉血，烦热的心很快就消下来。

同时要明白春天为什么容易加重，我们春天应该做些什么，顺着节气去养生就像顺着水去推船，你会很轻松，很舒服。

像春天要多吃些青菜蔬菜，能够让人神清气爽，血脉疏通，熬一些野菜粥，这些都是很好的给心灵解压的办法。

你的心得很好，这种呼吸吐纳调和阴阳，平衡寒热的办法，张锡纯在《医学衷中参西录》里头都有讲到。中医里面不仅是吃药、按摩、针灸、刮痧，还有吐纳、导引啊！这点是很多人都忽视的。但是我们每天、每分、每秒都在做。当我们觉得自己气都不够用的时候，其实说明我们的身体已经出问题了，我们使用身体的方式出问题了。

你看，很多人为什么造成上热下寒的格局？心烦躁、纠结，结果所有的能量、气血都聚到心胸中来暗耗，口干舌燥，手脚得不到气血供应就发凉，所以自私心重的人很容易上热下寒，很容易烦躁失眠。

相反，你少想自己，烦恼本是自讨苦，一念放下便是福。那些烦热的人多去布施，去习劳，去付出，你在出力、出汗的时候，你的烦恼也出到九霄云外去了。

所以有位学长他问我们，为什么他的身体怕风冷，容易感冒，皮肤也不好，一点都不彪悍。我们跟他讲，彪悍不是父母给你的，也不是吃人参、黄芪补出来的。

他说，那该怎么办？我们跟他说，彪悍的身体是靠练出来的。所以想要身体彪悍，你得吃得起劳苦，去飙些汗水出来，野蛮其体魄就显得很重要。

我们太重视文明其精神，忽略了野蛮其体魄，就像两条腿有长有短，势必会走不远啊！

128 三心未了水难消

问：老师，喝下太多水，还是渴，这是哪出问题了？

答：您好，喝水牛饮与服食修炼不一样，水用心去品，叫啜，小口小口，叫千口一杯饮，会滋润筋骨，使人耐渴耐饥。一个人干渴了才会想到要喝水，可喝多了又不解渴，为何？因为水液没有汽化。像我们锅里放很多水，但锅盖还是干的，怎么办？往锅底加把火，水一蒸腾，锅盖就湿润了，就不干渴了。

所以中医认为，使用一些健脾胃的药，使水液上升，则咽喉不渴矣。我们治疗消渴常会用苍术配玄参、山药，称为渴三药，玄参、山药的阴分靠苍术可以升提到肌表咽喉上面来，苍术能够助脾，升清阳。

而脾健则九窍得润，脾虚则九窍不利。脾胃健运后，你九窍都得到滋润，所以但凡喝水不解渴，都要调其脾，脾主运化水谷精微，不仅主消化营养，也主运化水液。

所以那些思虑过度，太纠结的人，脾不好，喝水都解不了渴。那些太自私，自我执着的人很容易起无名火，喝水也解不了渴。

这时该怎么办呢？要放下，在古籍上有句话叫，三心未了水难消。是哪三心？过去心、现在心、未来心。

一个人执着于过去就会很后悔，执着于将来会觉得很害怕，执着于当下会觉得很无奈。这过去、现在、未来都不执着的时候，那么那种焦渴的症状也就没了。所以疾病是我们的老师，它是在教我们放下执着。

129 咳嗽治法

问：老师好，我咳嗽一个多月了。现在是有鼻音，上午7～9点胃经时间咳一会，有白痰；晚上11点以后嗓子痒，干咳几声。血常规正常，肺CT检查显示左右肺下叶有些许条索。老师能给些好建议吗？

答：肺病戒郁，诸郁令胸闭，肺不开张。关于咳嗽，我们前面经常提到，治疗的大法是通宣理肺。而对于虚者，健其脾胃；对于郁者，要舒其肝胆；还有一种咳嗽日久，肺部有些瘀滞堵截，我们会在治咳的汤方里头适当加些三七、丹参，为何呢？久病多瘀啊！

你通宣理气再加活血化瘀，那么痰湿就在身体里留不住了。所以看似复杂的一些咳嗽，我们用还算对症的那些汤方效果不理想时，只需要在汤方里面加上一两味药，就好像画龙点睛一样。

因为久病往往深入血分，瘀滞往往堵截得比较厉害。像用三七、丹参，活血逐瘀，把这种咳嗽当成伤科瘀滞、跌打来治也是一条很好的出路。

因为有几例顽固夜咳的，用常规化痰饮，宣肺理气效果不理想时，加上这两味药，却有柳暗花明，意想不到之功，这也是临床上的一点小经验。

130 阴囊湿疹的治法

问：老师，我现在阴囊湿疹，湿热下注，反反复复，请问该怎么治疗？

答：病因为湿，病根在脾土伤，土不胜水，宜强脾护胃，少思固本。有两个办法。第一是用马勃粉外敷；第二是服用龙胆泄肝汤或者药丸除湿清热。同时要戒久坐跟暴饮暴食。

我们年轻人很多不知不觉就吃撑、吃伤，而且肥甘厚腻都不忌嘴，那吃进来的油脂下注到肠胃、阴囊里去，男的会得湿疹，女的就会得妇科炎症，所以饮食不清淡，你即使吃再多除湿清热的药，你也除不完湿热。

为何？因为你没管住嘴。同样迈开腿也很重要，老是久坐，久坐伤肉，久坐伤脾，脾伤则湿热留连而不去也。所以在山里我们每天都有充足的劳动，发现湿气重的人天天都能感受到湿气在减轻。这真是劳动治湿的最好诠释啊！

131 口腔溃疡的治法

问：老师，为什么会起溃疡呢？最近一下起了四个溃疡，水果和菜也吃得挺多，不应该是缺维生素啊！

答：口腔溃疡，缺维生素是表面的说法，深层次的原因是焦虑，焦虑暗耗得很厉害。因为诸痛痒疮皆属于心，所以某一段时间你睡眠质量差，人又特别焦虑、紧张不安、忙碌的时候，你吃多少蔬菜、维生素都不够你消耗，看似吃很多，但还是缺少，所以口角就容易溃烂。此乃思伤脾，脾主肉功能下降，因而溃烂难愈！

这时补充维生素不是最主要的，适当吃一些宁心安神、疏肝解郁、让绷紧的神经变轻松的汤药，比如酸枣仁汤、百合地黄汤配合逍遥散，用这种方式比单纯服用维生素、蔬菜还管用。

总之，就是要给自己解压，不要给自己加压。一个不懂得给自己解压的人，在这个时代除了生病、烦恼、痛苦，没有其他出路了。因为压力大，身体差；心态好，病魔跑。知足之人，淡饭腹中饱，万事随缘了。

132 治夜咳之法

问：老师，咳嗽不停晚上不能睡觉，怎么办？

答：您好，肺主宣降，通宣理肺，胸膈不宽用桔梗、枳壳。中医认为，热咳三焦火，夜咳肺间寒，又认为，夜咳是阴伤，所以在一些夜咳方子里头我们会适当加些当归，在《神农本草经》上面讲，当归主咳逆上气。

它通过润心、肝、肺达到止咳的效果。所以有个夜咳一个多月的病人，我们就给他用四逆散加当归、桔梗，完全不是治肺的思路，是在治肝，吃完几剂后，他的咳嗽明显就减轻了。

可见，咳嗽不一定要止咳，理顺气机和让肺部滋润很重要。同时，久咳不愈之人，要戒着急与疲劳，劳则土不生金，急则水火刑金，皆伤肺之举！因着急、劳累加重的咳嗽，用小柴胡汤合四君子汤效果非凡。

133 脸色发黄调脾胃

问：老师，脸色发黄是怎么了？

答：您好，事情败了，叫计划黄了。叶绿转黄乃枯老之象。故治黄要培土达木，调理中焦。脸色发黄是脾之色外现，国人黄中带有光泽是正常肤色，如果黄而晦暗或者黄而鲜亮都不是正常，这时要注意调脾胃。

在所有治黄里头，有一味药必不可少，它就叫作茵陈，茵陈主黄疸而利水，通过通利小便，疏肝解郁让身体黄浊之物排出体外。

一个人脸色发黄还有哪些方面原因？我们看，鲜花枯萎了叫什么？叫萎黄凋落了。人的脸是心开的一朵花，当心脏的能量不够时，花是开不灿烂的。

每一朵花都是在它生命能量最充足的时候绽放，所以心气不足，血脉就不畅，血脉不畅，局部瘀塞、瘀滞，就会呈现各种浊暗之色。这时会有黄褐斑，焦黄脸！

这时我们通过强心有好效果，所以像桂枝汤加些红参，只要你觉得心气不够，开心不起来，乐不起来，乏力疲倦的，这汤方一下去，你心气充足，能乐起来的时候，那个脸色就转过来了。无论如何，心其华在面，脸面乃心之显示器，心君泰然脸色调和！

134 拔罐是否可以祛湿？

问：老师，请问拔罐的祛湿效果好吗？

答：动一动，少生一病痛，懒一懒，多喝药一碗！拔罐可以在末端上给湿邪一条出路，但要在根源上堵住湿邪，令身体少生湿气，还得靠自己去运动。

我们有句俗话叫“打铁还要身板硬”，还有一句俗语叫作“趁热打铁”。我们可以把这铁看成是人体的疾病、湿浊或包块，你想要把这些湿浊、包块疾病打出体外有什么办法？

有两个办法。第一，要自己身板够硬，体魄够好，你治起病来，你的底气才足。所以同样两个人生病，身体强壮又经常劳动，体魄好的人恢复快，而平时手不能提，肩不能挑，活都堆着不去干的人，他的病难好，因为他的身板不够硬。

第二，打铁要趁热，趁热好打铁。所以除湿你得趁热，湿邪它最怕你身体处于运动状态，运动后汗出如蒸，那些水湿像拧毛巾一样被你蒸出体外，身体处于发热状态，是热气腾腾之状。老是拔罐，吃姜枣茶，或者吃利湿的薏仁山药，这些都好，但你就缺了每天一小时的发汗，你除湿就达不到理想的效果。常运动，一身轻，不运动，一身病！

可见在源头上堵住湿，一要靠运动，二要靠勤劳戒懒。因为懒惰的人身体湿重，勤劳的人身体气充。习勤可使一身振，戒嘴方令百病轻。

135 上热下寒，月经量少的治法

问：老师，我月经量少，颜色似咖啡色，两三天就没了，还伴有上半身热下半身冷，这是什么原因呢？有什么方法可以调理？

答：您好，上热下寒，调其中焦，中焦不思虑气结，何来寒热不调。女人经水不调皆是气郁啊！像这种月经乌暗，呈咖啡色，又有上身烦热，下身冰凉，这是内有瘀血，而上下寒热不对流所致。寒热久疴调不愈，皆因气血不周济！

对于这种寒热不对流，中医用什么汤方？小柴胡汤，对于体内有瘀血用什么汤方？四物汤。所以柴胡四物汤就可以调气机，化瘀血。

小柴胡汤能顺其性，四物汤能养其真，一个汤方调气，一个汤方调血。一般妇人月经很快就没了，是里面经水不够，所以平时饮食可以多熬山药粥，因为经水发源于脾胃，山药大补脾胃，有个成语叫水到渠成，水满则溢。

你身体里面经水足，自然月经通调。所以张锡纯先生治疗一些顽固闭经案，血枯精绝的，大量用山药，大补脾胃。而这种山药以那种野生的为佳。

如果能找到那种野生的山药，那效果非同一般。像我们在老师那里学医的时候，有几个学生特爱入山采药，每次都能挖到一两斤的野生山药，拿回来煮了，大家吃，那种回味真是无穷！同时，金生水，气沉丹田。肺气下降，自然肾水滋生，月经通调！

136 血脂高的原因及根源

问：老师好！打扰老师了，老师能有空讲讲血脂的问题吗？已经高血脂的怎么样才能降下来呢？感恩！

答：您好，这个问题问得很好。脂者，肉之微也！脾所主也！脾善运化，脂质消降。我们经常都会碰到肥胖的人想要减肥，寻求一些泡茶的方子。其中有一味药降血脂减肥，功效挺好，这就是荷叶。

荷叶在古籍上记载，它有瘦身之功。所以我们碰到一些肥胖、血脂高、冠心病、高血压的患者在常规辨证论治基础上，加荷叶二三十克，服用效果还不错，或者直接用荷叶泡茶。

为何荷叶能够降血脂、减肥呢？原来中医认为，肥胖大都是脾虚痰湿交阻，而痰湿又属于浊阴，我们看，这些荷叶生于淤泥之中，不受淤泥所染，是那淤泥之中独生起来的一股清阳之气，所以它能助脾升清阳，辅胃降浊阴。

故李时珍在《本草纲目》中讲到，荷叶能生发清气，助益脾胃啊！而我们脾胃为什么会受伤？有五大最常见的受伤原因，就是说现在坐办公室，在城市工作的人群最易见的：第一是暴饮暴食；第二是久坐不动；第三是思虑过度，思伤脾；第四是劳倦过度；第五是烟酒不忌。

所以这些都是现代人不良生活习惯的通病啊！现代人普遍脾不好，正是因为普遍养成了这些不良习性。

而血脂要彻底降下来，根源还在要加强脾胃功能，故在用荷叶的同时，我们还会配些苍术之类的，这些都可以考虑。

用了苍术，也要懂，戒饱食伤脾，以及思虑伤土。

137 便秘的治法

问：老师，我每次大解都要使出全身的力气，总觉得胸中缺少一股气把大便排出，请问有什么办法补足那股气？

答：您好，无欲则刚，欲望少，气血旺，欲寡气自刚。这个大便难的问题不仅是缺气，还有肠道缺乏润滑，缺气的话重用黄芪配白术，白术大剂量地用，五十克有通便之功，如果大便干，属于血虚的，再重用三十克当归，润肠效果非常好。

因为当归多油脂，质润，也就是说重用的时候就给肠道点油。而大便难，是胸肺没力啊。不在于吃多少补气的药，我们得提高肺活量啊！肺与大肠相表里，肺气足，肠气畅！

提高肺活量快速的办法就是负重爬坡，先空身爬坡，然后再武装负重爬坡，当我们肺在喘着粗气的时候，我们的肺活量就在增长。所以想要免除大便难之苦，就要吃些身体上的劳苦，总之要了病苦就得习劳苦。习劳苦者气血旺，气血旺者二便畅，如顺水推舟，无难矣！

138 乙字汤六味中药的搭配比例

问： 老师，乙字汤六味中药的搭配比例是多少？成人要多大比例？服几副为一个疗程？谢谢！是否一定要饭前冷服？

答： 乙字汤是治疗痔疮、肛裂出血的良方啊！这个汤方像大黄、甘草剂量可以大一点，因为它们起到降消化道灼热的效果，像这些风药透热的，柴胡、升麻之类，就可以适量少用三两克，然后根据病人的情况而加减变化。

大家都知道，痔疮跟饮食、情绪压力关系很大，肥甘厚腻以及煎炸、烧烤、辛辣很容易让痔疮复发，这叫膏粱厚味，足生大疔。

现在为什么痔疮病人普遍增多？一个是大家吃的营养远远超出身体的需要，同时运动消耗又消耗不掉，因为运动得少，再加上出入必是乘车，工作必是坐在凳子上，一坐一整天，久坐气郁，久坐伤肉，那些郁热都堵塞在肠胃里头，没处发泄，只能以痔疮的形式发出体外，不然如果它长在肠子里面那麻烦更大了。

所以正气足的才把疮热、疮毒往外托，往外长啊！还有压力大，身体会压出疮包来。病是吃气，疮是吃火的，若能降得住气火，便能了疾苦。这些疮火存在说明你对很多东西特别执着，执着越重，伤害越大；执着越重，较劲就越厉害，所以为什么讲退一步海阔天空。

人对很多东西看淡不了，这个身体就轻松不了，这个病就好不彻底。我们学习中医很多人说很难学，其实你从心性角度下手，中医不是去学多少知识，你得有自己切身的体验，体验到压力大的时候，浑身焦虑冒火。这时乙字汤大黄、黄芩、甘草这些泻火药一吃，人就活得轻松啊！我们不是要长期来依赖乙字汤，而是想方设法要减轻压力，这才是出路啊！

139 耳朵肿胀，耳堵，如何调理？

问：老师，我左侧耳朵下面脖子根一直肿胀不舒服，耳朵里面感觉堵，请问该怎么调理呢？吃药还是运动锻炼呢？我现在已经按你们说的完全吃素食了，还是没有好转，感恩。

答：怒则气上。有人素食不素心，仍然嗔恨气上头，肿胀不消走。首先像耳朵是与肝胆经，尤其是胆经关系最大，肝胆又相表里，所以情绪不好引起耳朵出问题的很多，所以王清任看到这一点就创造了柴胡、川芎、香附这个通气散。

柴胡通肝胆经最快速；川芎乃上行头目，下行血海，旁开郁结之要药，是血中气药；香附，顾名思义，以香能够附行周身，乃妇科气病之总司，气中血药，所以对于很多肿胀啊，就是那团气绑附在那里，用这些行气药善于走人体侧面耳朵、胸胁。

这胸胁、耳窍通开来，肿结就会减轻。如果肿结红肿疼痛呢？可以适当加些蒲公英、栀子之类的。而为什么耳朵下边会肿胀？这跟长期的紧张压抑分不开，哪里有压抑哪里就有反抗，所以癌瘤、包块、肿胀都是精神情志长期压抑造成的。

我们黄老师给大家总结了解压四句，又叫化性四句，这四句如果读透读懂，在生活中启修，立马就转变过来。这可是黄老师讲《幸福家庭》二十多年的经验之谈。

这四句不仅是夫妻道、父子道、婆媳道，更是领导员工道、君臣道、兄弟道，很重要的。这四句是什么呢？尽道不争理，正己不求人，心常思己过，口常道人善。

一个人做好自己的本分，不跟别人争，你做不好才会跟别人争。一个有信心的人他不会轻易求人，轻易求人的人他自己信心能量都不足，这叫求人气短。所有求人的事情都可以通过正己来实现，我们这时代开发自身的潜能远远比外求更重要。

心常思己过，改一分过，就增加一分能量，一日没改过，一日正气就不够。所以勇于面对自己贪嗔痴的人那是最有力量的，勇于把刀锋对自己习气来改过的人是最有魄力的，疾病都害怕有魄力、有能量的人。

口常道人善。孙思邈讲，一个人能常做到善言不离口，疾病看他都害怕，所以一般不是真善美慧的话，我们尽量少讲出口，宁可不讲话，止语，也不讲恶语脏话，因为脏话恶语讲多了，我们身体必有很多的脏痰和恶病。明白了道理，你就会越来越少病疾啊！

140 孩子扁桃体化脓怎么治？

问：老师，您好，能讲讲扁桃体红肿化脓引起的反复高烧怎样治疗吗？除了服药，其他有没有什么好的方法可以辅助治疗？比如小儿推拿？我是小儿推拿从业人员，现在这样的小朋友太多了。

答：是啊！《小儿语》讲，饱食足衣乱说闲耍，终日昏昏不如牛马！小孩子温饱过度，会得热毒炎症发热问题。这个小孩子急性扁桃体发炎，高烧，食积是非常常见的，常规的办法比如刺络放血是热随血出，阳随阴降，在中医里头刺肺经的少商穴，还有推拿、按摩，打通经脉有助于热气下行。

而中药呢？像凉膈散，对于肚子里有积滞，火热上炎，因积而生热，因热而化火，火热上燎咽喉的，一旦通过撤热下行，那咽喉的火气就会退下来。咽喉它只是肠胃脏腑出气之处，肠胃脏腑火气都没了，等于把敌军的大本营捣毁了，那么它们就不会犯上作乱。

所以为何很多咽炎要通腑？从嘴巴到肛门这一条消化道管道没有积滞了，那咽炎、咽痛、发烧会退得很快。但这些都是在果上治，真正要在因上面治，必须明白病是如何生起来的。

你看，绝大部分扁桃体发炎的孩子都有这几个潜行的因，就说这个病的前奏是什么？

第一，吃零食，特别是瓜子、煎炸花生米、烤面包这些燥性食物，能够让我们津液耗少，人津液一耗干，叫作木燥，木燥就容易起火，所以这些零食，煎炸、烧烤之物真不是给孩子吃的，而是送给疾病吃的，给“敌人”吃的。

第二，压力大。每逢考试前期，痤疮咽痛的学生们排着队在医务室拿药，越是大考，大家折腾身体越厉害。没有过硬的心理素质跟很好的家庭教育，那么碰到这些考试的时候，压力一大，身体马上起火，变得很差。

现代研究有种说法叫作“情绪免疫力”，好情绪可以增强免疫力，不好的情绪让免疫力一败涂地，像焦虑、紧张、恐惧跟忿怒情绪搅揉在一起的时候，身体根本没法对抗外来的邪气，一下子就容易感冒发烧、头痛、牙痛、咽炎等。

所以一个推拿按摩的导师既要擅长于在经络身体上帮病人导引，也要善于在道理上帮病人导引，像很多疾病不是来要我的命，而是来提醒我们，是我们错误行为的一种提醒而已。

所以疼痛的时候，病痛的时候，该针刺就刺一下，该吃苦药就得吃，该受的就得受。如果太安逸，一下子搞好了，孩子容易好了疮疤忘了痛。总之，要乐先苦，要逸先劳！

141 孩子牙齿黑怎么办？

问：老师，孩子7岁时换了新牙，但牙齿似乎像刷不干净，黑黑的！该怎么办呢？

答： 您好，孩子本来牙齿身体都应该是最好的，因为最富有生机。中医认为，牙齿乃骨之余气所化，骨乃肾所主，所以肾精足，牙齿非常有光泽。

而牙齿又是长在牙龈肉上，牙龈肉又是脾胃所主，所以脾胃功能强，那牙齿就会很有力。脾肾功能不足，没有锻炼到，牙齿就会退化。意壮脾，志固肾，意志坚定，脾肾有劲！

现在很多父母说，孩子的牙怎么坏得这么快？是不是糖吃多了？不是的，是意志力不够。脾主意，孩子坚强了，牙齿才坚强；孩子怯懦懒惰，他的骨就不会致密，牙齿也没法坚强。人体最坚强的是牙齿，所以牙齿是我们坚强精神的外现。

坚强从哪里练出来？从习劳吃苦，苦活干少了，这个身体就会变得脆弱，最后懒惰，养尊处优。所以孩子在成长过程中，明白的父母知道习劳苦是身体最好的营养，因为力量越用越出，身体越苦越强。

而肾呢？我们看，现在很多孩子精神都迷在游戏跟网络上，这是盗用肾精最厉害的方式之一。肾精它会被你的心火耗干，在打游戏、上网期间，心火不断被燎起来，肾精就被抽上来消耗掉，肾精一消耗，那个牙齿跟骨头后续之源就不足，不足过后它功能就会长不全。

现在很多家长都不知道这个电子产品用不好是“杀人剑”，用得好是“救命刀”。所以每个生病劳累的人很疲倦，他们脑子里都有一匹控制不住的“劣马”，心里头都有一只没有管好的“猴子”，这叫什么？叫“心猿意马”。所以我们为什么会疲劳，会累，会困？因为我们有心“猿”意“马”。

人每天耗在心意识上的能量是我们身体总能量的八成以

上，所以管不住心念，你就管不住疾病，而能看好心念，用于正知正见，你的身体就能远离疾病。

所以，我们常跟大家谈到，福在受谏，病在观念。大家听这些答疑解惑，能够听进去，去落实做到，那真是有福之人。能够把观念改一改，那真是上医。上等的医治疾病方法那是在调我们的念头啊！明理少病疾，念头正了，一身莫敢不正。

142 胆囊息肉

问：老师好！今天想问老师一个问题。我前年检查出胆囊上有许多小息肉（良性），实在不想做手术，这两年从各方面改变自己，读佛经改变心性，晚11点之前必须睡，吃素。看到老师讲行走的好处，这几天我每天走1个小时，但是早上起床还是有口苦的症状，想问问老师，有没有治疗胆囊息肉效果比较好的中药？我多年一直是脾虚齿痕舌。

答：您好，知道齿痕舌虚脾虚的人多，而知道思伤脾者少！大家看，为什么煮一些硬的肉制品放一些山楂下去？因为它可以酸软，可以消肉积。

中医认为，这个息肉积聚源于无形的气结，无形气结在前，有形肌块在后，所以大凡感到胸胁周围的包块积聚，我们会常用四逆散，柴胡、白芍、枳壳、甘草就四味药，疏肝解郁，降气排浊，不论是乳腺增生、肝部囊肿，还是胆囊息肉或者胸胁胀满，用这个很普通的汤方再因症施治。

胸胁胀满的，可以加些丝瓜络、橘皮；而胸胁刺痛的可以加些丹参、三七，或者元胡、川楝子；至于已经长成息肉的，要消掉，可以加些消肉积的山楂以及像桑枝、威灵仙、海藻、昆布等，这些都是因人而选用。

但总的来说，息肉这些硬块为什么会产生？我们有个词语叫刚什么？刚硬啊！性格爱较劲，非常执着的人，身体的包块积聚也很硬。

大家看，不是所有执着的人都会长硬包、硬块，但是绝大部分长硬包、硬块的人性格都非常刚强，一般不会是那种心态很好很温柔的。

为什么呢？你看古人造词语都造出道来了，温柔温柔，一温百脉调柔；刚硬刚硬，一刚浑身血管硬邦邦，容易堵塞，所以我们有句话叫“心柔万邪熄，念刚百病起”。一个人念头刚硬后，那些结节、包块就起来了。所以三藏经典上面讲，念念成形，形皆有识啊！

至于口干苦都是胸胁部不通畅，所以晚上不能够吃饱，油腻的要吃少，白天要少着急生气，一旦着急生气，肝胆经堵塞。

再有，吃饱吃撑，肠胃经闭塞，肠胃、肝胆一堵，浊阴不降，往上泛，不是口苦就是口臭。所以饮食清淡很重要，心态要看淡更重要，饮食清淡了，心态不淡，淡又有什么用呢？

143 疾病与合理的运动

问：老师你好，一直关注你们的微信，每天都坚持运动。近日我婆婆说她头晕，浑身无力好几天了。我婆婆是急性子，每天都不闲着。平时没事的时候，下午去做机器按摩。听她讲就是一直在脚底按摩。还有晚上去跳广场舞。请问下这是怎么了？该怎么调理？麻烦老师了，谢谢！

答：您好，缓和运动为补，剧烈运动乃疏泄。一般急性子，心急的人有两种情况。一种叫急火攻心，这种人压力大，身体差。另一种呢，叫心急气败，急后会觉得很虚，元气、中气都败坏了，叫盈久必亏啊！

所以刚开始急性子他得的是实火症，用点泻火的三黄片，大黄甘草汤可以让身体站得轻安。可是急性日久，他会消耗大量气血，人会显得很疲惫，头晕，浑身乏力，这时就适当要补补气了，所以用些黄芪、山药、大枣、薏仁、芡实补气健脾。

脾其性缓，以缓能够治急，以甘能够缓急，所以用一些甘温的药物，按照李东垣的说法叫作甘温除大热，甘温补中过后，身体那种燥热急扰之感会减轻。所以只需要根据病人脉象有力无力而定其实火还是虚劳，然后适当用一些补益或者清火之品。

同时，要注意老年人不太适合跳广场舞，尤其是晚上运动对身体不太好。所以运动是有益健康，可是不合理的运动却会把身体搞伤。

在《黄帝内经》中，这叫勿见雾露，就是说，我们运动锻炼在大雾天或者已经夜幕降临，打露了就要少出去。农村村民都知道小孩子的衣服如果打过露后，孩子穿在身上很容易感冒，抵抗力下降，会莫名其妙得各种病。何况是我们整个身体暴露在广场里头打露呢？风湿痹症、关节痛有可能就因此而起来。故曰：有关家国书常读，无益身心事莫为。

144 子宫肌瘤的治法

问：老师，您好，我的母亲今年51岁，没有停经，检查出多个子宫肌瘤，已经占了子宫一半。请问吃什么能消去？或者让肌瘤停止生长？

答：现在子宫肌瘤的妇人非常多，有大有小，有多有少。瘤子为何这么多？中医认为这是肝气郁结加上痰饮水湿停留导致的，叫气结其痰水。又叫气凝血聚！当郁怒与体寒一结合，包块就会长在下半身，当郁怒与热火体质结合，包块多长在中上身子。

现在营养生活比以前好了，人的血液普遍都比较黏稠，体内比较多痰湿瘀滞。再加上家庭关系不好，心量不大，不能容人，气一纠结，就像绳索一样，把经脉绑得紧紧的，这些痰饮水浊排不出去，瘀留在脏腑里面就是包块、肿瘤啊！那该怎么办？

子宫肌瘤，张仲景在《伤寒论》中有个很好的方子叫桂枝茯苓丸。妇人子宫内有一些包块积聚，用桂枝来把包块表层破开来，茯苓把包块里的水湿渗滤出去，当归、川芎、芍药、桃仁这类活血化瘀之品令气通血活，积聚不留啊！

所谓肿瘤者，气血停留也，气血流通，何瘤之有？所以用桂枝茯苓丸加减变化，看到水饮比较重的，可以在茯苓基础上加薏仁、泽泻；碰到瘀血重的，可以加桃仁、赤芍、丹皮、红花、三七，只要嘴唇乌暗都可以用。

还有一些年老体弱，气力不够的，这时要补气行水，所以黄芪也会用上。用汤药很简单，难就难在家庭关系上调和。我们发现每一个肿瘤、癌症、包块的病人他背后都有不良的家庭氛围关系。

虽然不是每一个不良氛围的家庭都会立马产生肿瘤、包块，但是每个肿瘤、包块的病人背后都有不良的家庭纠纷，这就是为何我们要来中山明理孔子学堂修学幸福家庭的道理所在。看病不仅看病机病象，生理上的病因，还要看家庭的病因，心理上的病因。

一个人在家庭里扮演什么角色，是婆婆、媳妇、妻子、母亲还是儿子、丈夫，只要那个（对应的）道你没做好，你身体就会产生相应的病。

这么多道归根结底就一个叫让道，心量是让大的。我们任何疾病叫作病鬼，它背后都有自私心存在，所以自私的人又叫自私鬼。

有人说，自私的人他自利不了，为什么？你的心缩得小小的，身体会好吗？心主百脉，心缩小了，百脉都会闭塞，经络堵截，包块就会因小变大，因少变多。

所以为何热心肠的人身体好，冷漠的人疑难杂病多？人如果不学习啊，真不知道如何爱我们的身体，保养我们的身体。

其实，千种经脉堵塞不过一句话，你有没有让开。同样，生活中的每一件小事，不自私，能让功于人，那么你的经脉因此展开。病邪在你身体根本留不下来啊！所以最好的解病方法就是对人好，对人好首先就是对我们身体最好了。好，感恩大家！

145 五心出汗之因

问：老师，请问手心和脚底出汗是因为哪里的问题？

答：您好，这是一个汗症的问题。汗为心之液，七情动心，汗液出表。手心、脚底心还有额头容易出汗这是五心，汗为心之液。心烦躁扰的时候，你看，那个汗就出来了，而且手脚心、额头心周围它对应的就是人体的心跟脾胃，以心通心，脾胃属于土，居中央，所以心烦气躁容易出汗，脾胃堵塞瘀滞也容易出汗。

脾胃一堵，肺气下不来，它就需要借助毛孔来泄热，肺气不能够从下面脱肠降下去，它必定要通过外面皮肤宣透出来。

所以很多人脱肠排泄不利，他的浊气都从毛孔冒出来，结果不是皮肤病，就是汗酸重，狐臭、口臭，这叫浊阴不降。

关于心的问题，为什么心会烦躁？交通堵塞急躁烦，人体的最大交通在哪里？在任督二脉，以及侧面的胆经。胆经要常敲打，那任督二脉如何疏通？疏通任脉可以用瑜伽的一个鸟飞式，疏通督脉可以用瑜伽的一个摇篮式。摇篮式很简单，就睡在床上，两手抱膝，像母亲摇摇篮一样，来回地摇，督脉打通，那膀胱经排浊功能会加强。

中医认为，脏邪还腑，五脏没有压力，那种彪悍紧张的状态就消失了。

而我们中医又是如何用药的？大都会开一些宁心安神，疏肝解郁以及益气固表的汤方，像浮小麦、枣仁、甘草、百合、黄芪这些，关键还要配合勤运动，当你运动疏通过后，浑身放松，汗症就减轻了。

我们现在有多少人有运动的习惯？很少。培根讲过，习惯是一种顽强而巨大的力量，它可以改变一个人的命运。人的命运就是由无数习惯形成塑造的，所以要改变、重塑命运，就从改习惯开始。每天练一遍养生操，通经活络，百病消。

有人说，我不知道如何运动。你就算是按学校里头的体操认真去做，每个动作放缓半截拍，做到位，那都是在锻炼身体。真的用心了，体操就是最好的太极；没有用心，练太极都不如做体操。

146 牙崩，碰掉牙

问1：老师，15个月的小孩牙齿不好，有的崩了，是什么原因呢？谢谢！

问2：老师您好，妹妹刚刚碰掉了一颗门牙，两颗摇晃，她今年15周岁，怎么办呢？老师有没有好的方法？

答：您好，这两个问题都很好，都是关于牙齿的。孙思邈养生十三法，有一条齿宜常叩。牙齿是骨之余气所化，是长在牙龈肉周围上，也就是说它跟肾以及脾胃关系最大。

肾主骨，牙龈肉属于阳明胃经所主，整个口是脾所开窍之处，所以脾胃好，则牙齿好，而肾气充足，咀嚼就有力。

像这些牙齿疼痛之类的一般分为虚实。实证常见的是风火上攻，用一些通降胃火的大黄、甘草，胃火下行，牙就不痛了；虚症大都是肾阴亏虚，用一些补肾的六味地黄丸或者知柏地黄丸。实证一般是比较急的，叫暴病多实；虚病一般是比较久的，缠绵的，隐隐作痛，叫久病多虚。

而孩子过早地崩齿一是小孩子脾常不足，还有孩子也要适当晒太阳。

我们在山里种了几盆滴水观音，我们发现把滴水观音养在室内，几个月下来，叶片长得越来越白净，那梗变得越来越嫩，越来越脆，一碰就断；而把滴水观音重新放回外面大自然中去，经受风吹雨淋日晒，这时滴水观音的那个杆重新被晒黑，晒壮，变得坚强坚硬。

所以人需要阳光，需要大自然的淬炼。日月之华强体格，吃苦耐劳壮身姿！

孩子牙齿不好不可怕，可怕的是缺乏淬炼，将来骨头都会变得很脆。所以不需要太过担忧、担心，我们要把他放在强大身体方面，忧虑会越来越少。不恐牙之脆，恐磨炼少。刀磨则锋利，人练则体壮！

147 治嗽之法

问：老师，您好，想咨询一下，先是喉咙气管闷堵，然后发痒，然后就剧烈咳嗽数分钟，咳出少许白黏痰后缓解，每日皆数次，发作时欲死。还有特点，就是在野外吹风也没关系，不咳，在空气污浊处必咳，比如遇油烟、煤烟、香烟、粉尘。考虑喉源性咳嗽，用麻黄、杏仁、桔梗、蝉蜕、甘草，前三剂效佳，一剂服下即不咳，但第四天乘公交车感觉空气污浊后再发，后再用药效果欠佳。后方加减运用，症状有所缓解，终不能痊愈，很是无奈。再次诚恳请教怎么办？病史已有十几年，可能是由一次感冒引起。

答：您好，这个问题在城市里头有不少人有，过敏性鼻炎、过敏性哮喘，还有各种咳嗽。多年咳嗽皆疲急！疲劳与急躁，一个土不生金，一个木火刑金，肺怎会舒服。

这个肺，中医认为是娇脏，最娇嫩的，它像钟一样，外感六淫之邪，从外面敲着，它会响，像风、寒、暑、湿、燥、火以及油烟；污染的空气，还有饮食煎炸烧烤、劳累过度、郁怒、情绪不稳从里面敲着，这肺也会咳嗽，钟也会响，所以找到原因很重要。

为什么用麻黄、杏仁、桔梗、蝉蜕之类通宣理肺的汤药吃了会缓解？因为它让肺宣发肃降功能正常。但缓解后又不彻底，何也？是因为肝脾功能没起来。凡是上面的问题都是下面的问题，外面的问题都跟里面有关系，所以上面肺的问题中医看来是下面土不生金，脾胃不好是根本，所谓的感风寒那不过是外在的助缘而已。

中医认为，脾胃是人体最大的免疫力所在之处，所以肺咳急发的时候，要通宣理肺。如果处于缓解期、慢性期，那就要健脾和胃，像我们常用一些普通的四君子、六君子，配上枳壳、桔梗、杏仁或者用一些小柴胡汤配上枳壳、桔梗，从肝脾入手再通宣理肺。

古人讲，小柴胡汤止咳胜金方，为什么？它治的是哪种类型咳嗽？治的是咳嗽反复难愈，往来咳嗽，时好时坏，特别是情绪波动剧烈时，咳嗽加重。这种必须通过调肝，因为肝主情绪，顺其肝气，则肺郁得治。同时，我们要注意所有肺部的疾患都需要通过增大肺活量来调理，像要增大肺活量，必须要增强肌肉的力量。

我们看似肺要调气，要调肺，其实也要调脾胃，因为肺周围的肌肉也归脾胃所主，所以到山清水秀的地方运动，猛烈呼吸，深呼吸，呼吸均匀细长，既有助于调和心态情绪，也有助于增大肺活量。

148 治疝之法

问：曾老师，您好！请问一下，中老年人疝气用中医调理的话，一般要多久才可以看到肿块消失？可以比再去做

手术效果快或者好吗？我干爸63岁，在腹股沟处有肿块，不痛，按着会走动，最近干重活，复发了。之前修补的破了个洞，想劝他尽量不要动手术，但自己没有把握。这是我自己结合您书中所说开的食疗方：海藻、海带粉各15克，小茴香30克，橘子核（4个）或者枇杷核（4个）。如果方便的话再加红枣4个，淮山4小块，核桃4小块，一小把薏米仁，水煎服，一天两次，可以吗？

答：您好，中老年人疝气也是很常见的，疝者，病在厥阴。疝专主肝经，故应治肝经怒气。年老戒之在得，不怒身轻。特别是年老体虚，中医叫气虚下陷。这时除了益气升举没有其他更好的法子。中气足，百病除。中气虚，万邪欺！

但是很多中老年人他气虚下陷又有湿毒留恋，你补气了，又跟湿邪胶着在一起，除湿祛毒的话又很容易加重气虚，该怎么办？最好的办法就是先排空毒素，然后再补中益气。

就像我们俗话说的，先扫干净屋子再请客，先清洗干净杯子再装水。所以通过清淡的素食让身体的毒素减少，浊气排空，然后服用像茴香橘核丸配合补中益气丸。同仁堂的茴香橘核丸治疗这些疝气效果不错，是很好的中老年人保健药。

为什么配合补中益气丸呢？补中益气丸能治本啊！而茴香橘核呢？是核类药，植物的核就通人体的生殖器官。

因为植物是靠这些种核来生殖繁衍后代，人也靠生殖器官来繁衍后代，所以以核通核，通过这些核类药，小茴香、橘核质重能够直接下达下焦，再通过行气理气，在下焦布一个场，利用补中益气把那个中气提起来。

149 汗斑及各皮肤病之因及治法

问：曾老师好！我想咨询下，我家先生前胸后背都星星点点长汗斑。本来前几年只有一点，这个汗斑好像有传播性，越来越多，尤其是夏天，弄得他很是无奈。每年都是去医院皮肤科拿外用药擦，但是无法根治。不知老师有没有什么妙药？感恩！

答：这个问题很好。此病得于汗出见湿冷。又名皮郁。很多人到夏天身体烦热了，汗要出来，但又到空调下吹或者喝了一些冰饮，这样汗孔强迫收缩，那些汗酸代谢物质排出不畅，郁在皮下就会成为皮肤病的根源。

还有另外一种，人在烦恼、紧张、郁闷的时候，身体会产生很多荷尔蒙以及各种代谢毒素，这些负面的情绪需要通过汗孔才能排出体外，所以人紧张的时候会流汗是身体在自救。流完汗后，他就轻松了。

就像武松打虎一样，他在景阳冈看到打老虎，大吃一惊，紧张，加上求生的本能以及忿怒，各种情绪交织在一起，分泌大量的荷尔蒙，进入战斗状态，等一旦把老虎打下来后，身心马上松了，那些汗水湿透了衣服，人才轻松下来。所以人要是不会流汗，那些荷尔蒙及毒素积累在体内，人就会被闷死。

所以我们现在很多人吃了大亏。吃了什么大亏？不去运动流汗。在办公室里头工作的时候，压抑、紧张、不安、焦虑，而空调又开到最大，身体汗孔本来要打开来自救，排泄出毒素的排不出来，还反而被冻闭回去。

像这种塞烟窗、堵下水道的事情是傻人干的，但我们却经常在干这样的事。所以谁不喜欢出汗，疾病就喜欢他。我们看明白这点，再治疗各种疑难杂病的时候，用汗法发现收效不可思议。

一个柴胡桂枝汤居然把很多疑难杂病都减轻了，甚至根除了。那病人都不解，为什么你经常用这方子？我们笑笑说，这是不传之秘啊！感冒用它，皮肤病用它，鼻炎用它，关节痛用它，月经不调用它，还有神经性头痛用它，咳嗽也用它，为什么呢？

只要脉浮，浮主病在表，有这个表象、表证在，用这汤方来解表一身轻，所以这种解表之法可以让我们浑身感到轻松。

像这种窍诀、秘诀一般是很多伤寒名家大师们摸索了大半辈子才得到的，这个都不轻易讲的。如果领悟能力跟悟性不够，还听不懂，不知道为什么一个汤方变化却可以治疗一大堆疾病，这就是掌握十八班武艺不如把一把刀磨利的道理所在。

所以对于这些汗斑或者皮肤瘙痒，张仲景指出一个重要的病因病机。在《伤寒论》上，他老人家说，一个人要出汗的时候，汗出又不畅，郁在皮下，身必痒，这时怎么办？就用解表的桂麻各半汤主之，桂枝汤配合麻黄汤，如果有郁闷情绪，加上空调外面一冻，凉饮里面一吃导致的皮肤病，那怎么办？那就用柴胡桂枝汤。

所以你病因、病机、药性、医理一明白，这些疑难杂病都是很平常的，就一个汗法，汗出一身轻，就一个合方，合方能治疑难啊！

所以关于如何灵活地使用合方，用普通的汗法解除疑难杂病的，我们将来在办医普学堂医门龙象班的时候或者办山林体验班的时候会给大家普及这方面的常识，所谓的窍门讲穿了都是不值一钱的，所谓的秘法说透了都是很普通简单的。

150 长期便秘之因

问：老师，您好，我想咨询一个关于长期便秘的问题。我今年30岁，便秘已经有十几年了，上高中的时候由于学习紧张，那时就出现了便秘的问题。我以为上大学后会好一点，可是便秘问题还是没有解决。有时候会三四天、四五天才解一次。不排便的这几天一点便意都没有，只是小腹胀气，肚子鼓得好大。该怎么办呢？如能得到您的回复，甚是感激。在此谢谢您！

答：您好，这个问题很常见。黄卷催我朝起早，青灯伴我夜眠迟。好多考试前夕的学子们由于熬夜紧张跟过度耗心气，心与小肠相表里，心气耗得厉害，小肠就会动力不够，加上紧张、焦虑、熬夜，把肠道里的阴血、津液熬伤后就像无水舟停，无力行舟一样。

中医把肠道比喻成河道，把大便比喻成舟，这舟要能够行动，有两个条件：第一得肠道润滑，津液足够；第二得心肺有力量能推动它，因为心与小肠相表里，肺与大肠相表里。

大家看，大便的时候都是鼓足一口气，像打气筒一样往下压，所以常见一些慢性便秘的中老年人，我们没有刻意给他润肠通便，只给他补中益气，把气力补够，大便推动就很顺畅。

这种情况我们要解除紧张。人长期紧张，俗话说，紧闭紧闭，一紧，管道就闭塞，所以为何在治疗便秘里头，我们会用一些柴胡、白芍、枳壳、炙甘草，这不是四逆散吗？四逆散看似治情志的病，其实白芍重用能缓急止痛，能增液润肠，而柴胡能够疏肝解郁。只要木不克土，肠管不紧张，很松，所谓松开松开，一松百脉开，放松的人大便总排得很顺畅。

而年轻人为什么会有习惯性便秘？最常见的就是运动少，懒动，你不肯动，肠道它也不想动，你懒了，它更懒，所以越懒的人，最后呢？肚子越大，肠道积滞就越多。

养成晨练的习惯，大便会变得通畅。每天晨练一小时，明理孔子学堂大家一起健康徒步就非常好。

培根讲过一句话，习惯真是一种顽强而巨大的力量，它可以主宰人的一生。这好习惯可以主宰并改善人的一生，何况是小小的疾病。所以疾病难除是因为我们的好习惯没有养成，跟着普及学堂或者孔子学堂一起做晨练的早课，你的病痛会逐渐离你远去。

闻鸡起舞打功夫，气壮山河力量足。年深月久成习惯，便秘怪症一并除。

151 鼻炎和关节炎怎么治？

问：尊敬的老师您好！对鼻炎和关节炎现在除了唠叨，

根本没怎么切入主题，患者鼻孔奇痒，解决的方法呢？我可以看懂但不是所有人都会懂，适当地告诉患者药方，关注度会更高。谢谢！关键是实用，谢谢老师！

答：您好，这个问题问得很好。苍耳子散加鼻炎康，管用一阵子，可去鼻炎，鼻不通气。我们可以看到为什么这时代鼻炎、关节炎、皮肤病、肠炎的患者越来越多，这跟饮食、空气还有情绪三方面污染分不开关系：空气的污染让我们的肺变得宣发肃降困难；饮食的污染让我们的肠道排泄辛苦；而情绪的污染让我们不能够心开郁结。

中医认为，心肺是主百脉，朝百脉的；肺它是主治节的，肺跟心有问题，鼻子很难真正好。因为肺心有病，鼻为之不利，所以这时要通过通宣理肺，使肺开窍于鼻功能加强，肺主治节功能变强。

像用一些小青龙汤之类的，对于慢性关节炎和鼻炎，只要是流清鼻涕的那种效果都不错，因为疗寒以热药啊！

可是我们现在很多人都把身体健康交给医生，而吃药效果不好的时候就抱怨这药质量不行，形寒饮冷的习惯却始终不改。

我们很多人很轻易地把健康问题交到医生手上，其实一旦有这种想法那我们就等于把命运交给别人，而且现在不少人都想走捷径。一方治百病，一药解千愁！痛，止痛片；失眠，安定片；高血压，降压片；而非宽胸戒怒！

走捷径好不好？好，但是你依赖捷径却不好。这种依赖捷径的心理会让我们不肯勤于练功锻炼，本来病痛就是提醒我们要运动舒筋活络，因为通则不痛，我们就去吃三七、红花来活血化瘀取代运动，取代得了吗？取代不了。

所以任何捷径都是弯路，任何小窍门、小招法都是不彻底的，它只能暂时缓解我们的燃眉之急。

为什么这时代大家拼命治病，疾病却还越来越多？只治不防，越治越忙，这是很多医生的心声。其实真正的医生不是他的病号群越来越多，而是他的病人越来越少。

那如何在防治上面用功？像鼻炎，一般顶撞人的，瞧不起人的，鼻子容易出问题；还有纵欲伤精的，纵欲的人一阵风吹来，他八万四千毛孔跟鼻孔都容易堵塞，因为精华下泄不能外布。伤精于下，那灵窍在上就没有防御能力了。

还有得关节炎的，现代研究发现，百分之八九十以上的患者都跟忧伤、焦虑的情绪分不开关系，所以为何我们治关节炎不仅仅是消炎补肾，强筋骨，而且会加一些四逆散解郁的汤药的原因所在。

往往解开情绪心结，再加上治疗后，会收到意想不到的效果，所以从情志、情绪上去舒缓，治起病来常常会有意外的惊喜。这是很好的思路。慎风寒，节饮食，百病皆当退避三舍，惜精神，戒嗔怒，万邪莫敢上进一步。

152 内脏下垂的治法

问：老师，我生完孩子以后过于劳累，总觉得内脏下垂，就吃了点补中益气丸，吃了觉得内脏下垂的感觉没有了，可是肋骨肝的位置特别胀。我原来就因为肝郁吃过两瓶逍遥丸很管用，是不是补中益气丸会加重肝里的郁气？我是应该先吃逍遥丸还是继续吃补中益气丸？谢谢老师！

答：您好，这个问题很好。产后三症，多郁、多虚，多大便难！一般生完孩子后中气、元气会大虚，平时亏虚的这时就容易胀气下垂，所以用补中益气丸可以升提中气。

中医认为，气足举之，它能把脏气举起来，气虚气陷则脏器脱垂。但有些人平时有肝郁的，她补后容易堵怎么办？

有两个办法，一个办法是服用补中益气丸后要多拍打经络，腋下、肘窝、腹股沟周围，还有两边胆经所过的肋下周围，这些地方拍打通开来后，你服用补中益气丸就不容易滞塞。

另一个方法就是在补中益气丸或者补中益气汤里头加些解郁之品，比如陈皮。本身有的药，像木香、郁金这两味药，又叫颠倒木金丸，善解肝胆脾胃郁滞，小剂量地用可以调达胸胁气机，令补而不滞腻，这都是一些用药的窍诀。

当然，碰到这种情况，还要注意养生方面的，养生里有“三寡”。“寡”是寡少的意思。

第一，寡思虑以养神。像妇人或者体虚之人生完孩子，就要少接触电脑。有个妇人生完孩子坐月子期间经常玩电脑，玩到眼睛都看不见东西，这时才引起重视，赶紧休养，慢慢才让视力恢复。可见你体虚之时要养精蓄锐，而不是殚精竭虑。

第二，寡言语以养气。你看，不管妇人男人，多话的，身体一般不太好，为何？言多伤中气，所以所有脾胃病都要守住一条，少说话。

最好能止语，你能够止语少说话，吃一剂药的效果比不止语，多说话，滔滔不绝地讲，却吃十剂药效果还好。特别是吃关于调脾胃，补中气的药。

在古籍上记载，凡是脾胃病、中气下陷的病、脏器下垂的病在服药前后一个小时、吃饭前后一个小时都要止语，所以一天保持守住嘴，你的气就不会漏掉。药王一百多岁，还动作不衰，写《千金方》传世，秘诀在此二句，善言不离口，乱想莫经心。

第三，寡饮食以养身体脾胃。人在生病期间消化力是减退的，吃撑一次会让病加重，很难恢复。故曰“疾病以减食为汤药”，不要害怕营养不够，如果吃少了，你睡眠质量反而提高。

所以出家修行之人过午不食，晚上一觉到天亮，你吃不够的会通过睡觉补回来给你。你看，吃得很撑的睡觉质量一般不沉。这叫胃不和则卧不安！

所以古人讲，夜饭莫叫饱，定能至高寿啊！晚饭不要吃得太饱，这样肚肠保持空空的。晚饭要吃五分饱噢，可不是七分饱。掌握这“三寡”后，你身体的郁闷会减少，中气会提高。

真乃寡欲精神爽，思多气血伤。世人想寿康，便可学药王。

153 关于中药炮制的参考书

问：老师，能否介绍些中药炮制的书呢？另外，牙痛怎么办？

答：可以看中医的《炮制学》《雷公炮制》，这些炮制学的书籍以前我们在中医药大学图书馆里看到有很多。得于网络方便，闲阅三尺案，坐拥万卷书，何乐及此！

一个是读书要以广见闻，另一个要跟师以提高悟性，长见识，所以最好能找一个老药工，或者能到一些像同仁堂的药堂里去实习、见习，熟悉一些药物的炒、蜜制、打粉、九蒸九晒，这些很基础的东西自己去做。然后你就知道这些药物为什么要这样做。在实践中学习，跟师学习是最快见效的，但读书本也很重要，三方面结合，你学起来就会比较圆满。

关于牙齿的问题，有不少蛀了牙，崩了齿，为什么呢？是糖果吃多了还是熬夜熬多了？都有关系，但有一个更重要的就是气火多了。

为何这样说？你只是简单地熬夜和吃糖果、煎炸烧烤还不足以让牙坏得很厉害，这两样再加上你的无名气火，牙就会坏得很厉害。

有句话叫作“气得咬牙切齿”啊！所以一生气，气就往五官七窍上面攻，叫气得七窍冒烟，又叫怒则气上，所以那些气都鼓到牙齿、眼睛来，结果不是眼胀就是牙鼓包。

这时急性的牙痛该怎么办？用大黄、甘草、薄荷、生麻黄这牙痛四药疏肝开肺，通肠降火。特别是大黄，降气火如神，对于脏腑有热毒堵截，有气火瘀滞的，大黄堪称将军，能过五关斩六将，能推陈旧出新血。

而有些长久的反复牙痛一般是疲劳用心过度，或房劳过度导致的。为何？劳则气耗。劳身、劳心跟房劳这三劳要谨慎，干活也不要一下子干过度，干活过度后人气虚会发热，所以要用一些扶正的药，甘温以除大热，因为劳倦伤脾。

房劳后精水亏少，这时身体就会通过牙疼来提醒你，任何一个病痛反应都是身体在自救。你看，我们身体下部的水一旦耗干后，人是不是身体上部就容易显现出燥火之象？

就像一个池塘，当水通过塘底的漏洞漏走后，哪个地方先干？当然是池塘的边缘，水漏石出，先干燥了。所以房劳过度就容易出现咽干口燥，烦热头痛上火这些现象。

而劳心呢？思多气血伤，寡欲精神爽，我们现在人绝大部分气血都在心胸里头暗耗掉，气血不够的时候，你火就起来，如同秋冬天水少的时候，森林火灾就很频繁，这叫干柴容易着火。所以保持充足的睡眠与减少思虑是身体退火、降火最根本的方法。

远离这三劳，这样比拔牙这种掩耳盗铃之举对身体更好。

154 胃癌的中医调养

问：老师，我父亲已经胃癌晚期了，请问怎样才能延长他的生命？老师能告诉我用中医的哪个办法疗效最好？

答：您好，按脚可保肾根，食疗、山药小米粥能护胃气。很多时候不是这些恶病让我们痛苦或烦恼，而是我们对这些恶病的认识与看法，还有恐惧让我们痛苦或烦恼，甚至抵抗力溃不成军，所以有个词语叫自信，又叫自信管理。

首先，人要在战略上藐视疾病。如果这点做不到，人就很难在战胜疾病上立于不败之地。

其次，要在战术上重视疾病。就像胃癌这些癌症，在常人看来都是谈癌变色，谈虎变色。可是在那些觉悟明理的人看来，这些癌症都是有前因后果的，找到了前因后果，再对症施治。

所谓的“老虎”也不过是“纸老虎”，尤其是癌症。得病的这个人在家庭、学习、工作、生活中可能有一些不良习惯。

良好的习惯是一种顽强而伟大的力量，它可以改变人的命运。也就是说恶习得到的恶病，我们可以靠养成良好的习惯，然后把恶病改变过来。

那如何养成良好习惯？什么习惯是最良好的？利他的习惯是世间最良好的习惯。如果说世间只有一等恶人恶事，那是什么人，什么事？就是不利他的人，不利他的事。

特别是我们看癌细胞，它是很自私的细胞，怎么说？像肠癌它转移到肝上，在肝里它都在复制扩展自己的地盘，想在肝里造一条肠出来，自私自利地扩展地盘，这是什么心态养成的？是私欲的外在表征啊。

所以病苦一念放下便是福啊！我们很多人在碰到恶病的时候放不下，这问题就会变得很大；放得下，然后无我去利他，反而很多生命的奇迹都可以出现，所以这是一个现象。

很多癌症肿瘤病人，你看，他们能够挺过来，活得绘声绘色的，不是因为他们拥有世界上最顶级的医生与药物，而是因为他们拥有世界上最美的心态——利他。

而这种利他不一定是癌症病患者去做，他的家人去做照样有好处，为什么？同气连枝，连根养根。

为何家里的儿女尽孝到极致，父母的身体气质都会产生改变？这就是为何古人讲，儿女是父母的良药啊！

155 小腿肌肉跑步拉伤的处理

问：老师您好！请教一下，小腿肌肉跑步时拉伤怎么处理？喝了一个月三七也未见效，其间也坚持慢跑，《黄帝内经》中关于厥阴病，应该怎样判断和治疗？

答：这个问题非常好。伤筋动骨一百天，你可别一边养伤，一边熬夜喝酒，打麻将折腾，这样灵丹无功，宝药归空。关于身心疗愈康复能力的研究是现代医学的一个重点。现代医学提出了一个“情绪免疫力”，也就是说我们的免疫力、康复力受最大影响的是情绪，其次是睡眠，再次是饮食还有运动。这四方面是免疫力身心康复的关键。

我们有一位老师有个体验，以前他得肺炎，还没有完全修学传统文化前，总容易怨这怨那，特别是人在疲劳的时候，又抱怨别人，一阵风吹来都会感冒，一个小感冒就会拖得你身心疲惫，很长久。而学习传统文化后，黄老师发现他不抱怨别人了，结果同样得病，病情变轻了，病程变短了，身体恢复后更健康了，所以黄老师用切身体验告诉大家，不抱怨人，免疫力会超乎你想象的强大。我们大部分能量气血都在抱怨人中兑消了，所以开心人的免疫力提升得快。

为何一个月的劳损跌打伤，吃了那么好的三七还没法完全康复过来？除了睡眠不够好，或者伤筋动骨一百天，没有注重节制欲望外，最重要的一点应该看，我们的情绪是不是每天起伏得很厉害。如果是的话，赶紧调过来，心平气和，气和则伤愈啊！

至于厥阴病是自古以来研究《伤寒论》的千古悬案，这方面我们以后跟大家共修《伤寒论》时，再跟大家一起共同学习。

156 乳腺增生怎么办?

问：老师您好！请问乳腺瘤系数高于标准值，怎样调理？另外，内分泌失调系数高于正常值怎么办？

答：您好，凡是乳腺、乳房、胸胁周围的疾患跟气郁都分不开关系，中医叫肝气郁结。无郁何来结。我们看，人碰到不如意的事情一般会怎么样？会紧张，会不安。一旦紧张不安呢？他就会纠结，好像有心事，心里有疙瘩。这就像孩子从学校回来，你一看他噘着嘴闷闷不乐，你就知道孩子在学校里不是受委屈就是碰到不如意的事情了。所以，会察言观色的父母，不用孩子讲，眼睛一看孩子的面貌，就知道孩子肚里的东西了。心里长期纠结得不到调解，结果呢？结果身体就会结出那些条索样的包块结节，这就是所谓的肝气郁结。

为何现在妇女得乳腺小叶增生，甚至乳房囊肿、结节、包块甚至乳癌的越来越多？就是长期的肝气郁结没有解开。

我们该怎么去解开呢？从粗重的呼吸入手。我们发现，一个人如果呼吸很粗重，说明什么？说明他体内缺氧，缺氧久了，他就会长癌细胞，长瘤子。因为癌细胞、瘤子它们是厌氧细胞，你越缺氧，它们生长得越高兴。

而哪种类型的人容易缺氧，呼吸会粗重呢？第一个是紧张；第二个是生气；第三个是焦虑不安。

所以为何《小儿语》讲“性躁心粗，一生不济”？一个人心性粗躁，一辈子都很难有出息，在家里莫名其妙得病，在工作上老是搞砸，做生意也不知道为何经常失败。

而另外一种心平气和的人就不同了，心平气和不是孙荣便是子贵。我们的子孙也是我们的细胞，我们的脏腑。

那些呼吸粗重的人容易缺氧，呼吸均匀细长的人体内富含氧气。

所以为何那些去打内观禅，参加内观的人只要懂得觉知呼吸，保持呼吸均匀细长，结果他练出来后，身体的病痛不同程度都减轻了，可见疾病从另外一个角度来说，是身体缺气了。靠黄芪来补气有用，但是要靠你降服浮躁心，使气平和来补气用处更大。人生本逍遥，不为病烦恼！

157 中年人如何补钙？

问：老师，中年人怎样补钙最有效？

答：《黄庭经》云：“日月之华救老残”。缺钙，即老残之象！缺钙缺的是阳光与锻炼，我们现在正常的饮食营养已经足够了，不够的是运动。营养的堆积如果没通过运动炼化吸收不了，你吃再多钙片都没用，所以提高脾胃吸收能力是补钙的关键。

上次有位老人腿抽筋，吃钙片效果不理想，我们让他吃六君子丸，因为老人家老是咳吐白痰。结果吃完痰少了，腿抽筋也好了。培土制水，健脾消痰！

他就问，这六君子丸是不是富含钙离子啊，怎么可以当钙片用？我们笑笑说，你吸收能力好了，你吃什么都补；吸收能力不行了，吃什么都堵，都会没用啊！而且抽筋乃风木动摇之象，厥阴不治，求之阳明，培土健胃，肝风自息！

158 寒湿重，坐月子怎么调理？

问：老师，我现在月子第12天，感觉自己寒湿比较重，肺气不足，请问怎么调理？感恩回复！

答：自静其心延寿命，无求于物长精神！坐月子要拿出母鸡孵蛋的安宁与耐心，这是子宫与身体的脱胎换骨！一般坐月子会服用一些补气活血的产后生化汤，使气血能够源源不断生化起来，以推陈出新。现在人是不愁营养不够，就是担心吃进营养后会不会把胃给堵住了。

如果吃太多，堵住后反而使脾胃生化吸收功能减退，结果导致气力不够，寒湿逗留啊！所以产后元气亏虚的时候，饮食还是要有所节制的。

我们只要按照《黄帝内经》中讲的“三有”养生法，身体都会恢复得很快。

第一，饮食有节。看我们的《饮食之道》，上面讲得很详细，要从哪些地方节制。宜少不宜多，宜淡不宜咸，宜暖不宜寒，宜软不宜硬，宜乐不宜苦。如果噘着嘴，堵着气吃东西，你吃什么都容易堵塞，不吸收。

第二，起居有常。妇女产后身体不好，一般两个原因，一是晚上得不到充足休息，二是着迷电子产品，用手机或者电脑，耗散了大量的神气啊！所以哺乳期要远离手机。

第三，不妄作劳。这句话告诉我们不要劳累过度，但是也不要养尊处优。养尊处优，你的肌肉会变得松弛没有力量，那么你的肺活量会减退，你的寒湿就排不出体外。

所以为何作母亲的为了孩子都要努力的运动锻炼，让消化吸收变好。如果懒惰安逸，贪图别人服侍，这一念偷安的思想会让你身体体质下降。而反过来，一念付出的思想，你的乳汁会像泉涌那样无所阻滞，你的力量会像涌泉那样有使不完的劲。

所以归根结底还是我们不够慈悲，如果一个人老是问题多多，老容易起习性反应，那是因为他的慈悲心没有真正生发起来。

慈悲心生发起来后，对自己孩子那样慈爱，对家公家婆，对邻居乡里同样那样慈爱，这都是平等心。不纠结，你的能量必将超乎你想象。

159 颈椎病、肩周炎的治疗

问：老师，颈椎病、肩周炎怎么办？

答：葛根三两能疗颈，灵仙五钱可医肩！颈椎病从表面上看是颈椎经脉不通，受压迫所致，或者是受了风寒，坐姿不当，未能端身正体，而深层次的原因却是长期疲劳、较劲。有个词语叫作“硬颈”，这个颈为什么会硬呢？因为我们很执着。你看，越执着的人，好像越理直气壮，那个颈会绷得紧紧的。越想控制占有，人越僵硬拘急！

这在《伤寒论》上叫作“项背强几几（僵紧紧）”，所以颈背部僵硬提醒我们不要太执着了，再执着下去就像板结的土壤不长庄稼，板结的肌肉肩颈也长不了气血。

肩周炎表面上看是炎症，要消炎，实际上是肩部经脉痹阻。为什么会痹阻？因为心气、心阳减少了。

所以，很多肩周炎的病人都是四五十岁、五六十岁这个年龄阶段，因为这时阳气减少，加上一跟家里人较劲，那肩部就显得能量不够。

这时，你用再多的跌打药酒，再好的按摩手法，它都没办法让心舒坦。所以说心病还需心药医，心药就两个字“放下”，有智慧的人都会选择“放下”，“放下”不是“放弃”，是不带执着地去生活。

人只要有执着就有闭塞、纠结，只要有一处放不下，一处就有病。对上头放不下，头颈部僵；对子孙放不下，腰脚部僵；对兄弟手足朋友家人放不下，手部就会僵；脏腑关系僵硬，它多有家庭关系、五伦关系僵硬为前提，特别是那种长期慢性的久病。

急性颈肩腰腿痛可能跟风寒痹阻有关，直接用桂枝汤加葛根、丹参、姜黄、威灵仙这些活血通络之品，效果非常好，常常一剂减轻，三剂得愈。

但慢性颈椎、肩颈病还得把心调缓慢下来，把心放舒坦。心舒坦了，百脉舒坦，凡闭塞不通之处皆恢复通畅，又何病之有呢？必君泰然，百体从令！

160 过敏之因及治疗之法

问：老师您好！我想请教过敏性荨麻疹的中医治疗是什么？只要是过敏，西医的常见治疗就是激素，不太理想。

答：您好，这个问题很常见。过敏属风，风通肝，《经》云厥阴不治，求之阳明，说白了，就是肝的郁躁风动，你搞不定，只需绕过，求救胃的消化喜纳，则肝自动条达，木也逐渐稳定。我们看有些人对海鲜、香菇过敏，有些人对药物过敏，有些人更离奇，对大米都过敏。

大家看，是不是过敏了就什么都吃不了，做不了，只能坐等是吗？不是，找到过敏的原因很重要。

人身体有个免疫系统，免疫系统是保卫我们身体健康的军队，这个“军队”为什么会自乱阵脚？像呼吸道感染、皮肤病、胃肠过敏等发作时。

用一个形象比喻是“军队”喝醉了酒，胡乱打人，还有各类风湿性关节炎、系统性红斑狼疮以及糖尿病这些自身免疫性疾病。

为什么军队会把正常的细胞当作敌人呢？有四方面因素会影响我们的免疫系统。

第一，饮食。饮食方面，像蔬菜、瓜果偏碱性的食物，又叫灵性食物。五谷杂粮，充满维生素，能够让身体免疫力加强，而且要吃这种当季的食物，食物是完整的，如果吃那些反季节、提纯的维生素药片，那是达不到效果的。

第二，睡眠。睡眠不好，百病浮躁啊！人在睡眠的时候免疫系统恢复得相当快，所以同样一场流感，睡眠质量好的孩子不容易感染到，即使感染到也很容易好；睡眠质量不好的孩子很容易感染到，而且一感染到很难好。

所以你如果睡觉质量好就不容易过敏，你会发现很多长期过敏的病人，他睡眠质量跟以前比，一落千丈，真的相当差劲。

第三，运动。运动好，免疫力好。所以放松心情，到户外去运动，深呼吸时，免疫系统的功能就在提升。人运动的时候，那些代谢物质，沉淀的荷尔蒙、毒素纷纷从汗孔排出来。

身体汗出一身轻，浊气排干净，身心灵都很清静舒坦，所以不爱运动的人免疫力都会逐渐下降。在《伤寒论》上叫“尊荣人”，吹一阵风都会感冒，养尊处优，就像只养兵而不练兵，你说这兵能打仗吗？这兵能有力量吗？

第四，也是最重要的，情绪与心态。从情绪与心态来保护免疫力。免疫力这些免疫系统需要微笑。

人心情不好时，特容易感冒，所以你一生气怎么办？赶紧提醒自己，生气即是生病，病是吃气的，疮是吃火的，既气又火，免疫系统就一塌糊涂，所以不要生气，我们身体要紧。

现在研究出“情绪免疫力”，情绪好，免疫力好。我们碰到一些过敏性皮炎、过敏性皮肤病的患者，你用一些抗过敏的思路治，效果不理想，却发现用《伤寒论》张仲景的柴胡桂枝汤或桂麻各半汤去治疗，效果还不错。

《伤寒论》上讲，以其不能得小汗出，身必痒，桂麻各半汤主之。一个人身体不能常出些小汗、微汗，汗酸积在皮下，心情不愉快时，汗孔都是闭的，出不来，身体就会痒。

这时用桂枝、麻黄来强心宣肺，心脏快乐，肺盖打开来，汗酸把毒素带出体外，那免疫力就很快增强。

所以这桂麻各半汤不仅是治皮肤病，它通过汗法来增强我们的免疫力，让我们开心。所以，有些病人服药后说：“咦？我本来以前很容易抑郁，发脾气的，怎么开心多了？”这就是强心宣肺令人开心，免疫力增强的道理啊！

161 腹腔积液，四肢水肿，如何调理？

问：卧床老人，腹腔积液如何调理？还有四肢水肿怎么办？感谢您老师！

答：您好，积液，水肿，皆水湿，其治在脾，土能治水，燥脾之药苍术、厚朴治之，水液健运，积肿自退。老人的护理很重要，是尽孝的关键。

卧床的病人水液很容易潴留，为何呢？有两个原因。

第一，卧床日久，肺活量会剧烈下降。一个正常人卧床几个月，啥事都不干，肺活量都会减半。因为身体的功能就是这样，你不去练它，它就会适应你懒惰散漫，如果你卧在床上，它就适应卧床的那个肺活量，所以说用进废退啊！

故老年人卧床后，气力不够，有积液肿胀的，我们通常会煲一些黄芪、赤小豆、山药、薏仁这些健脾胃、益气与利水除湿的食疗小方子给老人补气排水。

就像抽水泵一样，你得有能量、有气力才能把水抽出来。人也是这样，只有心肺有力量，才能把身体的代谢浊水逼出体外。

第二，出汗少了。汗出一身轻，汗解百病。人出汗少了，水湿停留在身体就多了，所以很多人一段时间不出汗，面部就好像蒙了一层灰，你怎么用化妆品，怎么去洗脸感觉都洗不干净。因为那些浊阴是在皮肤底下的，不是皮肤表面的。

那该怎么办呢？通过泡脚、针刺、艾灸、按摩让经络疏通，微发其汗，或者服用一些通宣理肺、开毛孔的汤药，肺气一开，那小便、浊气就下来。

我们见过一例卧床的病人大便不通，还有小小的鼻塞，吃了好多通便药，没效，一换感冒冲剂，发点汗，大便通畅如顺水行舟，这正是汗法之妙。

汗法善用了，它不仅可以通便解表，还可以利小便排浊啊，甚至还可以解开情绪的郁闷。

162 腰疼是否还可以练圆运动功法？

问1： 老师好，咨询一下，腰疼，主要是中间这块儿疼，还能继续练圆运动功法吗？请问，还有什么注意事项？谢谢！

问2： 老师，请问月经期间可以练圆运动里面的功吗？经期（35岁，月经量少）吃点什么可以排污排得干净些呢？谢谢！

答： 常运动一身轻，不运动，一身病！圆运动功法就像走路那样平常，人不能走路，他也能练圆运动，为什么？在床上只需把手举起来就是春风拂柳，把腿盘起来就是老僧入定。用手来举一些书本重物，上下来回，像举重运动员那样，只需把速度变缓慢就是养脾胃的泰山压顶。

所以，我们学东西不能学在相上啊，要学在心上。比如说圆运动功法，这个叫圆运动的养身功法，我们还有一套圆运动的养心功法。

春风拂柳练的是肝，养的是仁爱之心，用的是仁爱管理。

顶天立地练的是心，养的是礼敬布施利他。

泰山压顶练的是脾胃，养的是诚信之心，养的是诚信管理，自信人生。

金鸡独立练的是肺，养的是大义，义不容辞，见义勇为，慈悲对待一切，见人有苦难，若已有之，念念都想去帮助比自己更苦的人。所以，练圆运动功法，自己再苦，也要感受到别人比我们的苦还要多十倍百倍，勿忘世上苦人多。

有个老师父在临终前，弟子纷纷请教有什么要留下的。老师父只说了一句话："勿忘世上苦人多啊！"听懂这句话的弟子没有哪个无成就的。

因为你常思别人苦，你自己就没有苦。常思别人苦，自己很知足，知足者常乐也。

而老僧入定练的是肾主封藏，养的是智慧水，智慧之心。智慧是从静定中来，静定生智慧。老僧入定一般定五到十分钟，身体痒了也不去抓，有这功夫跟定力，你做起事情来更容易做好。

至于一些腰酸痛或者月经量少，这都是能量、气血不足，像花朵能量不够就萎靡不振一样，元气储备充足后，病象自动消失。

像月经量少，可以用姜枣茶在月经前五天补充进去，可以化升气血，以助月水下注。

恐伤肾，而腰部酸痛，多拍打委中。拍打时，啪啪作响，亦可壮胆。腰者，转摇也。你痛，你还要轻轻地转摇它。痛，你越怕痛，越不去动，它周围越不通，将来问题就越大。

163 腰疼的调养及运动方法

问：老师，我35岁，男，2014年10月曾在余师处就诊。

脉，双寸关郁，裂纹舌，苔薄，弦，数。最近一直在用肥儿膏和填髓膏。练习圆运动功法一般早晨在6点，持续20分钟吧。春风拂柳，做动作腰就疼，现在腰中部站久有点疼，您说适合接着练吗？还有些什么注意事项？谢谢。

答：这个问题很好。恐伤肾，练功时，不能带着担忧害怕之心。但凡脉象有郁结的病人，我们的余老师常建议先要疏通郁结，疏通郁结不补之中有真补存焉。

所以这些肥儿膏或者填髓膏，凡是膏药补益之品在经脉不够通畅，身体有些湿浊的情况下，它是不好吸收运化的，所以要清扫干净身体再进补。

这时练圆运动功法怎么样呢？如果能够先热身再来练圆运动功法，效果更好。

如何热身？像明理孔子学堂义工老师们每天晨起有健康徒步一小时。刚开始走路你可能脚都会走出血疱来，不过这不怕，只需要管住嘴，迈开腿。

保持均衡的心态跟均衡的步伐，那个腿脚拉开，血脉那些瘀结点都会慢慢化散开来。这些血疱、水疱都是在发血脉、筋骨上的汗酸代谢物，所以，刚开始学员走的时候痛是痛，但换来的是身心的舒畅。

有些学员服用抗抑郁药都没法解除的抑郁，就这样走一段日子把抑郁药丢掉了，笑得像一朵花那样灿烂。所以郁脉不可怕，可怕的是你在逃避运动，碰到一点身体上的小小疼痛就不干了，放弃了，碰到身体刚刚发热了，要燃烧病邪的时候，才二三十分钟你就不坚持下去，练出效果往往就是在你最难坚持的那些时候。这叫劳作治郁。

所以我们发现，健康徒步穿越后一个小时下来，平时双盘半个小时顶不了的，突然间可以上到一个小时，为什么？

因为你在徒步之时，就把经脉疏通开来了，通则不痛啊！同样运动量够，时间够长，你的经脉会很柔软、疏通，你这时再练各种功，包括瑜伽、圆运动功法效果都好，都会觉得更舒畅。

所以，运动前，练功前先走路，走路是最有效的血管体操。走为百练之母啊！百练不如一走！佛门为了缓解参禅久坐，或做法事之疲劳，用快走，又叫跑香来疏其气血，令其条达，乃至和平，真乃巧妙之法，极高明之养生，大道遇于常，善法藏在平。

164 妊娠恶阻的中医治法

问：老师，您好，《金匮要诀》里桂枝汤治妊娠恶阻作何解？学生理解不了，望帮忙解惑。谢谢！

答：您好，夫善医者，专论精神。桂枝汤是强精神气力第一方。任何一个汤方治一个疾病它都有局限性，包括像治呕吐，寒呕，你会用生姜；治热呕，你会用竹茹或者芦根，所以，没有固定的汤方，都是灵活变化的方法与原则。

守住寒病用热药，热病用寒药，这叫疗寒以热药，疗热以寒药。所以学《药性赋》最关键的，是先把这味药的寒热性质分清楚。

桂枝汤治妊娠恶阻，你看，很多妇女妊娠期间，感了风邪，营卫不和，气往上逆，或者心阳不够，那些胃气下不去。因为胃的动力源于心脏，当心脏君主力量不够的时候，那胃下行动力是不够的。所以，我们碰到一些顽固的厌食、恶心的病人，长期用消食药、开胃药，有时，山楂用到五六十克之多，效果都不好。

这时我们一看，原来她脉象的力量不够，这叫有力无力辨虚实，既然脉象力量不够，为什么还要去打压，去消食化积，去降逆呢？不如把正气托扶起来，所以用桂枝汤去强心阳，用柴胡汤去解肝胆郁，反而厌食呃逆之象得到解除，脉象变得有力了，肠胃向下的力量也加强了。

所以，我们论病，更要论人。中医看的不是病名，而是病性，明白病性，用药就没有大的疑惑了。

165 嗓子疼，耳朵疼

问：老师，我先是嗓子疼，后流清鼻涕，色黄，夜里右耳一阵针扎似的疼。第二天白天，偶尔，耳朵一阵针扎似的疼。怎么办呢？

答：您好，这是常见的风热侵其上焦所致。俗话讲七窍冒烟，而嗓子疼、鼻涕黄、耳痛，何尝不是怒则气上的产物。擒贼要先擒王啊！我们以为耳朵痛或者咽痛可能是肾的问题，其实久病属于肾，初病的大多是外感邪气，或者内在的情绪波动所致。

所以，我们常会用到小柴胡汤加些解表散风热的银花连翘来解口干、口苦、咽痛，还有耳朵胀痛，因为这时已经提醒我们要减少情志之火以及饮食之火，早休息，清淡饮食。

关于这个耳窍的保养，我们从心性角度上看，《黄帝内经》中叫作“心寄窍于耳，肾开窍于耳”。当我们对别人讲的话不耐烦听的时候，耳朵就出问题了。所以说烦伤肾，烦人是因为我们量不够大，肾水不足。

任何境界的提升都是心量的扩展，任何管道、血脉的通畅都是心量的变大，所以扩宽心量，你的耳道、咽喉要塞之道都会通开，这就是为何在耳鼻喉常见病里，我们会用到一些银杏叶、红景天之类的强心之品，因为心肺有病，人的上焦七窍都会为之不利啊！

166 磨牙的本质

问：老师好，我想请问一下小孩子或大人晚上磨牙是怎么回事啊？感恩！

答：电子产品横行，白天眼睛装进大量争贪搅扰的信息，夜间在脑，电波异常，会有各种入睡不安的动作表现。磨牙我们讲过好几次，表面上是肚子里有积，或食积，或虫积，或者白天紧张焦虑过度了，而在心性上讲却可能需要我们反思是否有一些不可告人之事，或者做了一些伤人的事，恨人的事。在《增广贤文》上面讲，如果我们没有怨恨人的事，世上应该就不会有咬牙切齿的人。

世上应无切齿人，所以咬牙是提醒我们要放下仇恨、怨恨。

一个真能改掉自己毛病习气的人，必得到他人的尊敬与佩服，必得到健康与长寿，因为他能够真正面对自己贪嗔痴时，所产生的力量是相当强大的。

167 甲状腺结节

问：老师您好！有个问题原本不想问的，因为老师之前说过很多问题需要自己在学习中思考，不要轻易提问。但最近办公室体检，一半以上的同事都查出甲状腺结节，而且办公室都是二三十岁的年轻人，大家甚至认为是职业病。根据我跟着老师微信学习的知识，这个应该是情志病，甲状腺在中医看来是不是应该属于肝经的疾病？所以应该从心性上调整，做到不生气、不着急、不抱怨，积极乐观。另外阳化气阴成形，这些结节是气血痰湿瘀堵的产物，需要通过持续的发汗运动来炼化。在饮食方面，要少荤多素，少吃鸡蛋，因为鸡蛋走肝胆经，对于已经有瘀滞的人来说要少吃。以上是我自己的简单认识，不知道对不对。还请老师指点，怎么才能化解这些结节？感恩。

答：很好，您总结得非常好。若非气火急攻上，何来咽脖结成串！我们看一下在大自然中，凡是狭窄之处，就容易阻截：河流狭窄之处，垃圾会淤塞；马路狭窄之处，车辆会堵塞。人体如果通道狭窄了，那么它的局部就会产生气郁，叫肝气郁结。

我们都知道外界的通信网络不断在升级、发达，从2G 到3G， 再到4G、5G，可我们身体的通畅程度却在下滑。为什么没有升级，反而下滑了呢？因为各种不良的生活习惯都是在闭百脉。调理须从以下方面入手。

首先，从饮食上来说，黏腻生冷的东西要少吃。比如说，你吃完鸡蛋、牛奶，还有各种肉制品觉得胀热，然后从冰箱里拿出凉茶冰饮，灌到肚子里头，所谓热胀冷缩。黏腻之物本身就难以排出体外，再来一瓶冰水，一下子血脉收缩，加上外在空调一冻，里外夹击，那些营养浊垢不能按时代谢出体外，留在身体里面就是“炸药”啊！

所以，人只要没有多余过剩的营养在体内囤积，他很难有结节、包块，这是饮食上的。

其次，从运动上说，中医叫阳化气，阴成形。我们阳气足够，因为阳主动，那些瘀滞在局部就待不下去。就像河流奔腾不息，我们运动后血脉汹涌澎湃，它在扩大，流量在加快，局部的阻截通通被冲到下游或者逼到毛孔外面去。所以运动习惯一养成，好多恶病在萌芽状态就被很轻松消除。

这就好像每次上完洗手间都要冲水，把浊气冲走。人每天吃完饭，也要通过一定的运动，把代谢产物炼化排走。

再次，最重要的是还是心性。心性光明了，身体没有阴暗，所以不仅是要不抱怨，不抱怨只能让你身体保持少生病而已，你还要能够做到找人好处，承认自己不是，配合不抱怨。

这三条是协调人际关系的金钥匙，也是协调五脏关系最好的窍诀。一个人人际关系能协调得很好，他的脏腑不会有大问题。

第四，是睡眠的问题。睡眠不好，身体的气血会减少，气血减少，垃圾就会增多。譬如河流水减少了，那你生活的垃圾冲不走，堵截在局部，那就是燃眉之疾患啊！

第五，就是药物上的调理与保养。像咽喉属于肺所管，肺气闭郁，咽喉开不了，诸气膹郁皆属于肺，这时通过张仲景的半夏厚朴汤可以开喉轮。

还有，后世逍遥散解肝郁，肝气只要不郁，它局部就不会长结节，通过半夏厚朴汤专解咽喉部瘀滞，而逍遥散调达上下气机，郁解气畅，合方治疑难，联手愈恶困，何患结节不消啊！

168 中医如何看待以及治疗自闭症？

问：中医如何看待以及治疗自闭症中的男孩子？孩子八岁了，他与人之间缺乏视线交流、情感交流，听不懂玩笑以及话外之音，一旦开讲就是讲自己喜欢的事物，讲很多术语。有时，沉迷于半路中遇到的一件事甚至听不见父母喊他。因这些被同龄人排挤而抑郁。孩子幼时摔倒了，也不会撒娇地抽抽搭搭地哭，而是爬起来像没事一样。由于多动易摔，真让人心碎。我想向博大精深的中国传统文化求助，希望孩子不再受苦。

答：您好，这个孩子的问题让父母操碎了心。险中有富贵，病里有智慧。我们的孩子成长是缓慢的，慢不下来的是父母着急的心啊！慢下脚步，静待花开。

有些孩子就是晚成就，好像《德育故事》上面讲，李密八九岁才会走路，如果他奶奶放弃了，那么后世就没有《陈情表》。

爱因斯坦有扁平足，连去参军的机会都没有，反而成为了大科学家。还有在国外有个森林幼儿园，一个发育特别迟缓的孩子，他像自闭一样，人家叫他不搭理，但老师很有智慧，让孩子在森林边看蚂蚁。孩子可以看一个上午，一动都不动，可是后来却成为超越周围平常人的艺术家、导师。有些孩子小时候让人笑话，长大后的成就却让人家惊讶。

试想一下，如果当时老师与父母对他没信心，把他从观察蚂蚁当中打断，那么他将来如何成长呢？所以不要拿孩子跟周围人比，要多向古圣先贤学习。

我们是在养育孩子，同时孩子也是在伴我们成长。这些所谓自闭症、疾病问题不是问题，真正的问题是我们看待这些疾病问题的心态。

所有的改变不是我让孩子改变，而是我自己改变了。

我们最怕的是焦灼不安的父母，你让孩子天天看到负面的能量，就算是正常的孩子都会病殃殃。所以对于自闭的孩子，父母首先要想办法乐观起来。

不在孩子面前显露半点的焦虑跟忧心，你的自信会让孩子振作。人生十大品质排第一的就是自信。而这些自信心唯有靠多读圣贤书，先发愿立志中得来。

欲养鲲鹏志，多读圣贤书。

169 孕妇感冒嗓子疼的治法

问：老师，孕妇感冒嗓子疼怎么办？

答：水亏则火旺，人缺水，易上火。孕妇最好的养生就是与孩子一起接受胎教，读经典，听德音雅乐，一起成长。会成长的人他都是陪伴孩子一起成长。

像《德育故事》里有不少可以养德的，厚德载物。这些福报外物它的根都在德上，德高元气厚啊！所以像这些平时的不舒服、小恙很常见，一般到医院找医生都能够很轻松地解决，难以解决的是我们德行没有日日长。

有德之母，气气归脐，怡养胞胎，子寿且慧，《了凡四训》称肆者自敛，浮者自实。

《弟子规》讲，能亲仁，无限好，德日进，过日少。

《黄帝内经》中叫“德全而不危”。道德日全，危机会越来越少。反过来，德危则不全，道德出现危机，身体都难以保全。

所以，这时代有一项新的研究叫“德行免疫力”，德行好，情绪好，免疫力就加强，德行是免疫力重要的因素之一。

孙思邈讲，道德日全，不祈寿，而寿延，不求福，而福至。如果道德不全，纵有玉液金丹，难以治病延寿啊！

所以，胎教最重要的是养德，而且贯穿孩子一生的都是在养德，在防病阶段用功，将来的病痛会很少。

《格言联璧》开卷：古今来许多世家，无非积德；天地间第一人品，还是读书！

170 如何理解甘温除大热？

问：老师，甘温除大热，怎么理解？

答：很好，这个话是出自李东垣《脾胃论》里。李东垣这位金元四大名医之一，生长在战乱的年代，那时人们吃不饱饭，好多疾病都是饥荒、紧张不安引起的。

李东垣看到这种情况，就发明创造了补中益气汤，一旦让脏腑吃饱元气，吃饱饭，那脏腑就不躁急了。

我们看，人在亏虚饥饿状态，他会表现出莫名其妙的着急不安，甚至躁动，像这就是一种浮躁、浮热之象，一旦有几个馒头、面包填饱肚子，气就顺了，神就安了。

所以在《济公传》上面讲，这个馒头也是药啊！治什么病？治饿病。

这个补中益气汤以甘温补益之力量让脏腑不缺气，那么脏腑就不躁急，所谓急则生火，火则发热。

一旦不急了，那不就少火，不热了吗？

可见这是一个很能够入微的医生才能看到现象而发明创造的方子。同时甘温能补脾，补脾即补中。上下有病调之中，寒热不调理之中，因此甘温不单除大热，还除大寒！

171 眼睛浑浊、发黄怎么办？

问：老师，我从几年前开始，眼睛就开始浑浊不干净，发黄，并且还有血丝。起初以为是睡眠不足，后来发现早睡也是一样。这问题一直困扰着我，请问这是什么原因引起的？可以治疗吗？谢谢！

答：您好，早睡一天，小管用，你早睡一年试试，马上目昏生精光！眼睛偶尔的发红泛黄可能是用眼过度，或者肝火上炎，搞点桑叶、菊花、夏枯草或蒲公英各抓一把，煎水服用，凉肝、退火、明目。

长期的眼睛浑浊，有血丝，那就不是简单的肝火上炎了，必定有长时间的动气。心里每天都在翻江倒海，眼睛是五脏气机的体现，眼睛浑浊说明我们五脏气机混乱。

我们有句话叫：“莲花有种少人种，心火无烟日日烧。”所以，每天这个气火如果都很大，这叫气得七窍冒青烟。你看，烟是不是浑浊的？这些气如果往头面上攻，那你就不单是眼睛浑浊，咳吐的痰也浊，流的鼻涕也浊，甚至脸上泛的油脂也是浊垢的，把那个胃肠的浊气都发到头面上来。

这时该怎么办？中医有个汤方叫防风通圣丸，有病无病，防风通圣，能够里清外清，上清下清，通利脓肠，排泄污垢，但要中病即止。

同时，身体舒服后要养成不动气火的修养，这方面我们在前面答疑解惑上反复都有讲到。

大家可以共同去研修如何少动气火，除了找到别人的好处亮点，认清自己的不足外，没有其他更好的路子。

人之所以会常动气火，是因为看不到别人的苦处难处，人之所以脾气频繁，那是因为还没有真正找到自己的不足。

如果真找到自己的不足，他内修的时间都不够了，怎么还有心思去跟别人动气火呢？

172 吃什么丰胸又减肥？

问：老师，吃什么可以丰胸？可以让胸部丰满呢？可我又在减肥中。

答：您好，这问题听起来有些矛盾，怎么又想减肥，还想让自己胸部丰满。

这其实不矛盾。因为一个人脾胃不好时，她是好肉不长，专长赘肉的。

脾主升清，你肚腹周围的营养炼不化，它会沉淀变为湿浊、赘肉，像游泳圈那样，但是人体上半身的清阳却不足，容易昏沉疲倦，乳房也发育不好。

这时中医会通过升阳除湿的思路，像升阳益胃汤或补中益气汤加薏仁、荷叶，让下半身的湿邪除掉，然后让阳气能够升到上半身去，所谓气足则能升行。

这时再通过运动锻炼加强阳化气，你的气机源源不断往上长肌肉，那么身体的丰满是指日可待的。

一个愿望的达成必定是各方面明理同时做到位。

首先，你能够在饮食上不暴饮暴食，不伤脾胃，减肥就有保障。

其次，在运动上能养成一种习惯。所谓的习惯就是长时间固定地做一件事，习惯是一种顽强而伟大的力量，它可以改变人的命运，何况是普通的身体问题呢？所以养成锻炼的习惯，像以前的村姑、村妇一样，她们不仅徒步锻炼，而且还要负重穿行。走路基本靠两条腿，交通基本靠走，通信基本靠吼。

人的身体很奇怪，你负了多少重，你的身体就会产生多强大的肌肉力量跟它相适应。你一段时间不负重锻炼了，它的力量也就退化了。

所以，人应当是活到老，锻炼到老。现在有些人不明白这个道理，也不重视这个道理，所以，身体力量下滑得很厉害。

体弱宜观铁炼钢，身虚当悟珠弹雀。

173 素食健康吗?

问：老师，请问吃全素食行不行啊？我看网上说法不统一，有的说营养不够，有的说可以，有的说不是所有人都适合全素食，到底该信谁的呢？我个人倾向不吃肉，可有人说甲亢不能吃全素，哪个说法对呢？

答：您好，矮人看戏何曾见，都是随人说短长。养生强体须有综合眼界，而非一孔之见。这是一个大家都会越来越关注的问题，饮食合理与否直接关乎健康。

一个观念对不对，不要听大家怎么说，要倾听来自我们身体的感受。我们在缺衣少食的年代，大家一整年吃的营养不到我们现在的十分之一，他们照样活得好好的，所以要自己去体验。

你看，你吃素食有五大改变。

第一，脾气小了，没那么暴躁了。因为绿色的植物，五谷杂粮能够减轻情绪的压力。

第二，你的皮肤变细嫩，肤色变好了，毛孔也变得很细致，没那么粗浊了。这都是心平气和的结果，心改变了，你的貌也改变了，这叫心貌变好。

第三，你的体臭减少了。所谓生病就是臭气绑附在身体里，存多了，排泄不出去，身体就通过发烧、发炎的方式，要把病邪燃烧掉。

所以聪明的家庭，有智慧的老人，他们每隔一段时间就会给肠子、脏腑洗洗澡，就是坚持一周过午不食，或者三天两天吃全素，喝白粥吃萝卜干，让胃肠有饥饿感，那么你那些常年累月积累的过剩营养就会被消化掉。

我们很多人奇怪，中国的节日有寒食节，也有一些节日只吃素食，或者有些地方过春节的时候，那七天都是吃素。

大家不知道为什么，其实这就是在淡化我们的病邪，食淡病亦淡，情轻病亦轻啊！我们饮食清淡了，疾病会淡化，情执减轻了，病邪、病痛也会减轻。

第四，睡眠好了。吃大鱼大肉胃肠压力大，神经兴奋，睡眠质量不会太好，而素食叫冰清玉洁，血至净则无病，血越清净，心越安宁啊！

第五，素食让人有智慧。在中学的时候，我们就读过那篇文章叫《曹刿论战》的，曹刿讲“肉食者鄙，未能远谋”。

就是说，常吃肥甘厚腻的人，这些肉制品会在肠胃里消耗大量的氧气，让你大脑缺氧，记忆力减退，不能专注，容易昏沉。

而素食不但容易消化、吸收、排泄，还能让你心脑压力小，脑子轻松灵光。

所以昏沉的孩子一旦远离零食，少荤多素后，他的记忆力都提高了，学习都变好了。

这就是自古以来富贵人家多败儿，贫穷家庭孩子多有出息的原因之一。

可见，荤食的“荤”通“昏沉”的“昏”，素食者智，这方面大家可以花三个月去体验。

有人说，素食营养不够。你看看，素食里你要会搭配，那些块根样的植物如淮山、马铃薯、红薯营养足得很。

所以不是营养不够，是我们没有运动，肠胃不懂得吸收，是因为我们纠结太多，心里暗耗太厉害了。

所以素食的目的，我们要理顺了。素食的目的不是在于挑剔吃什么，而是在于有没有达到素心的效果。

所以要学佛家什么呢？学清净心，学觉悟心。觉悟者清净，慈悲者有力。

你看，同样干一件活，不是吃得多的就有力，而是你的心有没有放在利他上面，利他者有力，慈悲者有力。

所以我们这时代提高消化吸收能力，提高利他的心态，提升心灵的境界才是健康的真正出路。

如果吃素了，还到处这看不顺眼，那看不顺眼，就像师长讲了，你如果还有计较、对立、占有、控制这些心态，想教别人，希望别人改变，那你学十年百年你都还没入门。

真正入门的人他不是试图去改变别人，一切的改变不是我让大家改变的，而是我自己改变了，我的气质靠素食，靠读书得到了变化，受到了大利益，那么你就不会纠结甲乙丙丁各种说法了，你也不会去迷惑于东说长西说短了。

174 淋巴管瘤怎么治？

问：您好老医师，请问一下小肠系膜囊性淋巴管瘤很多是怎么形成的？活检是良性的会不会癌变呢？谢谢！

答：您好，这里要纠正一下，我们不是老医师，也不是老中医。如果要定位的话，只不过就是中国传统文化或中医文化热爱者、传播者、普及者以及学习者。

我们看这些淋巴瘤或者肠子里的包块结节是什么原因形成的呢？

淋巴系统是人体免疫力的重要组成部分。我们前面讲过，免疫力有四大要素：饮食、情绪、睡眠与运动。其中有一条至关重要的，是现代科学技术无法完全作用的，那是什么？就是情绪。

为什么我们的身体会产生肿瘤癌变呢？我们来仔细分析一下。

免疫细胞有个特点，就是牺牲自己，成就大家。你看它一发现体内有异物、毒素，就立马冲过去吞掉它，消化它，像勇猛的战士一样，像爱国的将领一样，这种行为就叫作正气，叫浩然正气。

所以，怎么养浩然正气？免疫细胞已经给我们表法了。

最后，中西医学都会汇通，都会达成这样一个共识：凡是环保利他，为世界人民谋福祉的人，他的免疫细胞都会很强大。因为他的行为是利他的，利他的行为必定熏陶养出无数利他的免疫细胞。他能够忘却小我，成就大我。

而癌细胞呢？恰恰相反，癌细胞又叫自私细胞。因为它只有自己，没有别人死活，就像它扩散一样，到处扩张地盘势力，直肠里的癌细胞到肝里去，它就要在肝里圈地、画地，造一个直肠出来，到处传播。这样你说行不行呢？

所以自私带来的是毁灭，无私带来的是再生啊！不是癌细胞可怕，不是淋巴瘤、肿瘤可怕，可怕的是我们没有去利他。

所以天底下最好的情绪就是无私地利他。这就是现状医学研究出来的情绪免疫力。

有大我的人，古代叫什么？叫浩然正气、大义凛然。

像文天祥处于那么恶劣的环境，受监狱里七种邪气侵袭，结果多年却未生一病。文天祥曾说：“我用一腔正气去对七种邪气，邪不压正啊！”

所以，要提高淋巴系统、免疫系统的能力，最快速的办法就像大家到传统文化中心去做义工那样地利他。

义工就是大义所聚，抛弃私利，这样的人很容易就获得开心跟动力。

我们看，得大病、怪病的人，他人生的动力有时是来自自己的私欲，而健康长寿的人，他人生的动力大都是利他助人，在家庭里，帮家里圆情补漏，托满整个家，兜住整个家，在一个企业里，也能与企业共存亡。有这个心态，他的免疫力会越来越好。

所以，当我们的免疫力出现障碍时，容易反复感冒，鼻炎闭塞的时候，我们要反问一下自己，是不是最近我们的气量变狭小了，导致免疫力不能提高？是不是最近我的利他心少了？是不是我纠结了？你看，很多胃肠问题都是心态的问题。

为何？古人说，热心肠。你是个热心的人，你的肠子动力绝对不会弱。

如果为了自己私利，为一己的私欲而纠结，那你的肠就像绳子打了一个一个的节，那叫什么？叫结节，又叫愁肠百结。

所以，患得患失的人抵抗力相当差，大公无私的人身体正气提得很快。这就好像劳累了一整天，一觉起来又是一条好汉，恢复得很快，因为他没有纠结啊！

所以，我们要远离愁肠百结，转向变得热心肠。做个热心肠的人，你的肠子就很难有瘤结。做个纠结的人，你的肠子很难舒坦。

175 阳痿的原因及治法

问：老师，想问问阳痿怎么治疗？

答：《内经》云：食饮有节，起居有常，不妄作劳。何止一个阳痿能康复，万病的康复共路都在这上面。

大凡阳气萎弱都跟以下几个原因相关。

第一是情志上不够积极。你看，我们有个成语叫“垂头丧气”。消极的人不够积极，他的阳气就会萎弱。

第二是喜欢吃冰饮。冰冻伤阳，冰饮加上空调以及运动少，身体的阳气会日渐减少。

第三是脾胃不好。中医讲，脾胃主肌肉，阳明主中经。脾胃是力量的来源，阳气减退，其根在脾胃，所以善护脾胃的人他善于治阳痿。

这几点注意到，加上不纵欲，一般阳痿都不是什么大问题。

现在最多见的阳痿是情绪上低落，肝气郁结，因为《黄帝内经》讲，肝经是下络阴器的，肝经阻截了，气血能量根本运转不到那里去，就像一个人悲愁郁闷，消耗掉大量能量，精神当然不振。

所以，为什么我们临床上遇到肝脉郁结的，就用逍遥散加蜈蚣、葛根来壮阳。很多人看不懂这个方，不知道蜈蚣疏散经络郁结，而葛根乃中药里能起阳气，号称中药里的“壮阳之品”，这种壮阳不是去兴奋阳，而是让你的阳气升起来。

176 结石的原因及治法

问：老师，结石的原因是什么？

答：夫结者，出于肝，肝气郁则结，治结必解郁。四逆散乃基础方。结石最常见的是胆结石、肾结石。这个我们前面作过取象类比，讲过好几次。

大家看，大自然中长江黄河容易沉淀，河床会年年抬高，必须要清理淤泥，不然河流很容易堵塞。我们可以看出有三种常见原因导致河床抬高，河底板结结石，哪三种呢？

第一种是水液浑浊了。大家看，是黄河容易结石板结，河床抬高？还是长江更容易如此呢？当然是黄河。为什么？黄河是一碗水，半碗沙，所以，浑浊的水，沉淀物就偏多。

故人体肥甘厚腻，晚饭吃饱吃撑，海鲜、牛奶、鸡蛋吃得多了，体内体臭重，汗酸味重，这样身体就容易结石。

即使不是结石也是痛风，痛在脚下叫痛风结石，痛风导致关节都变形了，所以要清淡饮食，食淡病亦淡。

像这种情况，我们就会常用一些海金沙、鸡内金、薏仁，淡渗利湿之物，让血液变清淡，同时管住嘴，少吃厚腻肥甘。

第二种是水少了。我们看，水充足的时候，那些浊物一冲就被冲到海洋去了；水如果不足，连普通的生活垃圾都淤积在河道，冲不走，所以，每每大雨过后河流水满，淤滞会被冲得很干净。

故我们有一个方子叫增液排石法，通过玄参、麦冬、生地增液汤或者一些养阴的白芍，把阴水养足。

古人讲，流水漂石。水流够大，够力量，够快速，它能够把石头都冲走。

第三种是阳虚无力，也是最常见的。阳化气，阴成形。结石也是阴成形的产物，阳化气功能足够，才有推动力。好比马车陷到淤泥里，这时你得有足够力量才能够把它拉出来。

人的石头停留在体内，好像便秘一样，堵在身体里，你的力量不够是排不出去的。

所以，有个排石汤它为什么要加黄芪？就是用黄芪配合利尿的石韦，通淋排石的海金沙、金钱草，补气利水。动力足，石头才能排得快。

对结石慢性期气虚力弱的，你加些黄芪、附子，效果好。这就叫久病当治其虚啊！

还有任何疾病都有心理原因在里面。如果我们心性如顽石，喜欢硬顶硬撞，刚强难调，非常傲慢，那身上就容易长硬块，所以把脾气调柔，你身体那些硬疙瘩就会减少。这叫念刚百病起，心柔万邪熄啊！

177 月经不调，爱长痘痘，怎么调理？

问：老师，我女儿月经不调，这个月来了三次，前两次每次一两天，是褐色的一点点，第三次颜色和量和正常月经差不多，但是来了半个月都不走，最后吃药才走了！我想请教老师，我女儿她怎么了？她今年18岁，爱长痘痘。

答：千疮百孔的身体，常有乱七八糟的习气，比如，整夜，打游戏，吃煎炸烧烤。此为烧烤毁人容，冰冻断人种。女人经水不调皆是气逆。《黄帝内经》讲，百病皆生于气。

一个人暴躁了，暴躁会存在子宫里，怒火会存在头顶上，压力会存在肩颈里，郁闷会存在乳房、肩胛骨缝，而委屈纠结会存在于胃。

所以，孩子如果从小脾气就暴躁，那月经会乱糟糟。中医讲，肝经下络阴器啊！所以在临床上我们用像柴胡四物汤来调妇人经水，用得很频繁，效果也好。女人以肝为先天，小柴胡汤疏肝，四物汤调经。

现在孩子除了需要用汤药去调，更重要的是树立正确的人生观。

家长和老师要慢慢地帮孩子树立一个方向，生活如果没有一个方向与意义，那孩子都可能会折腾出接二连三的疾病来。

有些人说，咦？你们怎么很少暴躁生气啊？我们说，我们每天都有忙不完的事情，读不完的书，干不完的活，哪有能量、体力去闲聊，去生气暴躁呢？奋进千程少，闲聊半句多。

所以，孩子能量一转，什么问题都没了。能量不转，憋在那里，什么问题都可能出来。

178 孩子总吃手指甲怎么办?

问: 老师，孩子16岁了，为什么还是一直吃手指甲?

答: 您好，中医认为，怪异的行为一般是体内有痰湿，怪病多由痰作祟。

人肚子里如有痰湿积滞，消化不彻底就会有各种啃手指甲，尝手指，吮吸的行为。当然，还有是习惯所致。孩子长大了如还延续那种习惯，这是父母没有纠正好。

对于这种情况，中医认为，脾胃开窍于口，可以用一些保和丸，很平和的，消滞化积。

再通过加强运动，让正知正见、正能量的行为去取代这些怪异的行为。

田里你不种蔬菜，它就会长草。在孩子人生里，你不让他去形成一些好习惯，他可能就会养成坏习惯。

像孩子如果忙于练书法，爬山跑步，弹钢琴，洗碗干活，忙到不可开交的时候，那么，平时那些不良的习惯自动没了。所以，不是去对治不良习惯，而是去帮孩子树立好习惯。习惯是一种强大的力量，它可使人脱胎换骨，伐毛洗髓，正如偈联曰：日磨夜磨，从无不锐之针，任铁任石，断有可穿之砚。

179 哪个版本的《黄帝内经》接近原著？

问：老师您好，请问哪一个版本的《黄帝内经》比较接近原著？

答：您好，不学杨柳半年绿，要学松柏四季青！长期熏修，一种持恒的精神比选版要更重要！有句话叫“处处绿杨堪系马，家家有路通长安”，这是中国古人讲的。而外国人讲，“条条大路通罗马”。

我们看这些《黄帝内经》好像有很多版本，古书籍都有不同的版本，该如何取舍？

古代修学分三个板块：第一个是考据之学；第二个是文章之学；第三个是性理之学。

考据之学重视真实，文章之学重视华美，义理性理之学重视善良、慈悲、智慧。应该以哪个学问来引导入手呢？

应该以义理之学为引导入手。义理之学起来后，其他两方面自动会圆满，这叫“但得本，不愁末”，又叫“本立而道生”。

现在我们的孩子求学普遍向外面求，要选择什么样更好的学校，选择哪些更好的书籍，选择如何把作文写得更华美，如何请更多高级别的老师。心外求法，无有是处。

而唯独义理性理之学是心内求法，所以，家长要把孩子多往这上面引导。

每个版本的《黄帝内经》或者每所学校都有它的优缺点，而且每个版本，每所学校都只能给你传递知识，而更重要的是人生的方向——尊师重道。

我为什么要学习《黄帝内经》？是不是能像黄帝那样为天下万民来向岐伯先师讨教医道？心包万民，量容四海。

如果有这个发心，你随便拿教材的哪个版本来读，你都能得大利益。

你看，我们的黄帝并没有问岐伯说，我这个头痛了，该吃什么药？我这个腰酸了，该怎么保养？这些都没有。

黄帝他一下子就问，当今之人年半百而动作衰，以前是年过百岁而动作不衰，这是怎么回事？我应该如何让我的臣民活得更长寿？为民请法，替众问道，贵为王侯，下问于师。

你看，黄帝为什么能成为黄帝？因为他心中念念存的都是他的臣民百姓。慕贤常慕其心，以师志为己志，才能得到感应。

所以，一个人胸怀天下，他就有天下；胸怀自家，他的成就超不出自家。

所以，《黄帝内经》你读懂了，那就是非常厉害的教学书、育子书、保健书、寿康书。

180 睡眠不好怎么办？

问：老师，我自从生了小孩后就一直睡眠不好，不知道是不是与剖腹产有关？

答：您好，我们现在物质生活丰富了，可好多人想求一顿美味却不可得；生活条件好了，想睡个好觉也难。思虑计较多！

吃得香、睡得沉跟物质丰富与否关系不是最大的。所谓“春有百花秋有月，夏有凉风冬有雪。若无闲事挂心头，便是人间好时节。”

我们这里的张老师将近六十岁，活得比二三十岁年轻人还阳光，额头亮堂堂。大家都不解，原来张老师心中挂碍的事少了，但他每天都做很多的事，所以这就考验人了。老师秘透他养生秘诀：多念不如少念，少念不如一念，一念不如无念，无我利他，一等养生！

我们能否每天做很多事，却不执着这些事情，这是最有效的工作、学习方式，也是最有意义的人生。终日被俗务纠缠，终难逍遥自在。道家叫忘我注内。

181 女性绝经后是否需要补充雌激素？

问：老师，请问女性绝经后如何补充雌激素才能维持内分泌平衡？

答：早睡早起，没病惹你！你说的关于雌激素、钙质微量元素，老年人、中老年人容易流失，该如何补？我们看大自然水土流失，该如何补？要加强堤防与植树造林。人体也一样。

我们中医里有一种讲法叫作“早年要治肝，晚年要治脾”。什么意思呢？就是说，少年肝气要舒达，这样才非常有勇气干劲。而中晚年呢？脾胃要好，消化要好。所以，中晚年很多疾病，身体缺这那缺的，说穿了就是脾胃消化、吸收功能差了。像这种情况，不是去补多少雌激素与钙片，是我们有没有按照养胃五点，有没有修学保脾十条，有的话，脾胃好，吸收好，心态好，病魔跑！

182 腰部疾病的治疗方法

问：老师，腰痹病，血瘀气滞证，腰椎间盘突出怎么办？

答：您好，刀闲生锈，人闲生病！腰酸、背痛、腿抽筋是常见的时代病。张仲景认为，腰部的疾病首先要想到肾，因为腰为肾之府。所以，针对常见的肾虚腰酸，医圣张仲景设计出肾气丸。

腰部为肌肉所包裹，有不少腰酸沉重痹痛的是因为肌肉里的血脉不灵活，是脾主肌肉功能减退。所以你看，很多久坐办公室或开车的人疲劳过度后，腰酸就加重。

这时张仲景先师认为要用白术、茯苓、干姜这些暖脾胃的药，把腰部的湿气逼出体外，恢复脾主健运功能，这样一升阳除湿，腰部就轻松了，人也有精神了。

平时也可以用一些山药、苍术、葛根、黄芪这些来益气补脾，使脾主肌肉功能加强，腰部酸痛沉重、气滞血瘀的症状都会随之而减轻。

但要注意不可饱食即卧与终日久坐，吃饱了就立马卧在床上，还有整天都坐在那里，这是很伤腰的，《黄帝内经》里将之叫久坐伤肉啊！同时，自信的人腰杆笔直，自卑的人弯腰塌背，自信也是人生一大良药！

183 脱肛如何治？

问：老师，因腰椎受伤，下肢瘫痪，站立都会脱肛，怎么治？

答：不惜元气，服药无益！惜元气有四，少言，专念，勤动，无争。一般受伤过后元气会大亏。王清任在《医林改错》上讲，无论外感内伤，所伤人和物无非元气而已。

所以，大内伤或者外伤后，情志伤、饮食伤、房室事、各种伤损，伤人者无非元气，故曰“不惜元气，服药无益”。

疗伤最重要的一点是要先养成一种惜气的生活方式。口不出恶言，惜中气；目不视邪色，惜神气；身不犯淫邪，惜精气；心不思非善之事，惜心气、正气。

然后再根据“陷者举之”，这些下陷的疾患，比如子宫脱垂、脱肛、胃下垂、肾下垂、乳房肌肉下垂等，是因为气不升举，所以用补中益气的思路为主题，去加减变化，把人体的中气往上提，人就能自强不息，站立起来。

为何补中益气汤灵活变化，能治疗一百多种疾病？我们看，很多人生病叫什么？叫病倒了。特别是慢性久病，大多气虚乏力，叫久病伤脾。

好多中老年人都容易出现这种情况。这时加强脾主运化之力，升举脾气，则周身抵抗力增强，能够站立起来，就有信心。

184 肺气肿的治法

问： 老师，恳求科普一下肺气肿的治法。发病时有心跳过慢。无限感激！

答： 悲忧伤肺！沮丧掉气乃肺伤之因。肺气肿是中老年人很头疼，也比较常见的肺气疾病。而心脏跳动缓慢，力量不够是一个主因，为什么？

因为心为五脏六腑之大主，肺是宰相，心君是“帝王”，叫心为“君主之官”。当君主魄力不够时，那宰相乃至五脏六腑都遭殃，所以为什么治疗老慢支、肺气肿都要注重强心、保心。

心就如日中天，当太阳猛烈的时候，天空中的乌云就会逐渐被化散开来，当我们的心态够阳光时，阴暗的东西就会逐渐减少。

所以，张仲景看到这一点，他会用一些桂枝、甘草来强大心脏，配合瓜蒌、薤白把胸肺部的痰浊洗涤下去，利用酒为药引子来行气活血。

肺气肿的老年人在《黄帝内经》叫“诸气膹郁，皆属于肺”，肺气闭郁则诸经之气堵截不通啊！因为肺主治节。那什么能够让肺气闭郁？《黄帝内经》叫“悲忧能够伤肺”。

所有肺的问题，你看，这样的人大都有悲忧或忧劳成疾的经历与体验，比如，像林黛玉那样消极抑郁的。

这时开肺盖就很重要。开心即是开肺，这些情志的阴霾比痰饮气肿更可怕。

你看，那些孝顺和睦的家庭老年人气很顺，肺的功能就很好。不孝的家庭，老年人气就逆了，肺就不顺，呼吸都不顺，身体会好吗？

所以，我们要学会为老年时留一份健康资粮，要懂得观呼吸，觉知呼吸。大凡呼吸粗重、不稳定的时候，肺就容易出问题了。

肺的呼吸应当是均匀细长、缓和安详，这八个字做好，就是张锡纯提倡大家修习的呼吸疗法。张锡纯先生治疗过不少疑难杂病，当他看到单凭药物力量不够时，他就向那个《道藏》里学习，学习导引吐纳之术，教病人呼吸之法。

人若能够将呼吸看好，不粗重，呼吸不乱，那么就是一个相当好的养生之举，这些在《医学衷中参西录》里都有记载。

我们时常忘了去调呼吸，有时着急了，生起气来，那个呼吸乱了都不知道，甚至有出气而无进气，出气多而进气少也不知道，导致长时间这样压力增大。

人郁闷情绪多，就会嘴唇乌暗，印堂发黑，舌下络脉怒张啊！这时我们要回归人中来观呼吸，觉知呼吸，心平气和，气和则百病消除。

185 小儿咳嗽怎么办?

问:老师您好,我想问一下小儿十个月,长牙,发烧咳嗽,现在烧退了,但是如何治咳嗽呢?我现在急需,可以尽快回复吗?

答:寒头暖足七分饱,病疾也会自动跑。一般小孩子还有平常的急性病要到医院里去找医生。疾病要找医生,健康则靠自己。平时的保健要靠我们自己。

急发病是紧急的事,平时的保健养生是重要的事,我们重要的事情做少了,紧急的事情就会变得很多。

像小孩子咳嗽,吃药又不太方便,可以用一些通宣理肺的药熬水来泡脚,然后配合小儿推拿,我们介绍过小儿推拿的书籍,大家可以去看。

用通宣理肺的薄荷、苏叶、枳壳、桔梗、麻黄、杏仁这些熬水来泡脚,能起到气通咳嗽止的效果。

还是那句话,孩子不要喂养失当,身体就没有太多恼人的病苦。若要小儿安,三分饥与寒。

186 中医普及之法

问:老师好,我是中医医院一名文秘工作者。现在需要在医院里开几个健康宣传栏,请问有什么好的宣传内容吗？宣传栏的东西真不容易管理。要文字不能口语话，要简短，要通俗易懂，要足够中医化。老师能帮帮我吗？还有，关于养胃五点，早睡早起的。

答：文能换骨无余法，学到穷源自不疑。这个正是我们中医普及学堂在做的。像保身四要：慎风寒，节饮食，惜精神，戒嗔怒，这是所有健康的基础，由这解说出来就可以把一个中医普及的栏目做得很好。

还有养胃五点，我们可以说是反复讲的，少点，慢点，淡点，暖点，乐点。饮食这几点能够落实到点上，基本上没有养不好的脾胃。

然后再配合一些常见的食疗小方子。比如说，晚上睡眠不够沉，那就下午加强运动配合五黑汤，辅助睡眠；白天不够精神振作，那清晨就加强运动配合五红汤，鼓舞阳气。像这些食疗小方子都是很管用的。

然后再讲一些心法上的东西更有用，安心之外无妙方，不养心，空养身。中医到后来如果脱离了医心，都不能够在源头上根除疾病。同时，大丈夫重精神气节，夫善医者，专论精神，文宣栏必须有名医精神，家国情怀！

187 皮肤脱皮且有水疱是怎么回事？

问：老师您上次说：皮肤脱皮而且有水疱，一般说明湿气重。那只脱皮，没水疱，能否说湿气不重呢？其实，我还想顺便听听您对这些西方引进的奥林匹克运动的看法。

答： 像皮肤病只脱皮而没有出水，在中医看来叫损其脾者饮食不为肌肤。我们脾胃受损后，营养是很难充足供养到皮肤上的，结果皮肤就会生长得不太好。

这叫万物生长靠供养，失去供养难生长。碰到一些顽固皮损的疾患，我们会用最普通的参苓白术散或四君子汤加一些桔梗、苏叶、蝉蜕，令土能够生金。

而关于运动，像西方的竞技性运动可以加强我们快准狠肌肉的力量，但中国人更推崇调和性运动，在运动期间长养我们和谐的心态。大家打一个小时乒乓球与练一个小时太极相比，你自己去感受一下，看看哪种运动你练完后会更心平气和，经脉调畅，听从自己的感觉。运动的热爱与喜欢，比拿第一第二更重要。

188 运动及内外兼修法

问： 老师，打乒乓球算和缓从容的耐力运动吗？您说要落实内观禅法，我听了觉得太“抽象”了，您能否举例说明要怎样去落实它？

答： 运动一般分为长外力跟长内力，长外力是我们肌肉变得越来越有力，长内力是我们呼吸各方面变得沉稳有力。

我们现在很多人用功没有用到点上，有句话叫“外练筋骨皮，内练一口气”。

我们两方面都要修，叫内外兼修，所以为何运水担柴，打乒乓球、打篮球、踢足球也好，你如果回来还要再花点时间打坐。

筋骨还柔软的尽量双盘，你只要能双盘三分钟，你就能盘六分钟；能盘六分钟，你就能盘九分钟；能盘九分钟你就能盘半个小时，一般你能盘一个小时以内的，那是你筋骨柔软，能盘一个小时以上的，那就不仅仅是筋骨问题，是你心性很柔软。

盘腿考验的不仅是腿姿的功夫，更是心性的功夫。所以我们在运动锻炼的时候，一方面力量要用到筋骨皮上，还有更重要是用在精气神，用在那口气上。

真正勇猛的人不是在球场上能把对方拼杀得多么痛快淋漓，而是面对自己的弱点贪嗔痴，真正面对自己的恶习气去根除它的人，焕发出来的魅力是相当强大的。古德讲，善养生者养内，不善养生者养外。

内观禅就是这样，教人内观，根除内心的贪嗔痴。所以会用功的都会在心地上用功、用力。如《内经》教言：恬淡虚无，真气从之，精神内守，病安从来。

189 紫癜的治法

问：老师，紫癜怎么治呢？

答：您好，血气论中有句气能摄血，说白一点，手力足，物品不易掉，人气力足，血液也不容易跑出脉外。因此习练道家不传之秘握固功，乃出离恶疾之妙法！我们先看这个紫癜，皮下出血怎么办？急性的一般当作血热来治，凉血止血，像犀角地黄汤还有相关的汤方。

慢性的大都要治脾胃，我们的血管是包在肌肉里面的，当我们土主肌肉功能加强时，那么血液是不会轻易泛滥的。同样，当我们的河流堤坝巩固的时候，那么洪水是不会轻易漫溢出来的。

所以，慢性的紫癜都得从脾胃论治，脾主统血，像归脾汤或者补中益气汤、黄土汤之类的，灵活变化，培土以巩固堤防，使血液不泛滥。

当然这还跟体质、生活规律、饮食有关，我们前面都讲了不少。

190 中医取象高超之处

问：老师，这段时间我看《名医是怎样炼成之李东垣》，老师对一些名方的解读让人很容易记住，比如补中益气汤老师是这样写的，白术、陈皮健运脾胃就像给板结的土壤松土；甘草、黄芪甘补就像施肥；人参、当归补充气血就像灌溉使气血流动；升麻、柴胡升提药力，很容易就记住了。老师能不能出一些解读方剂的书，也用这种方式呢？谢谢！

答：黄元御被称为“妙悟岐黄”，夫勤学更须妙悟，讲论还重躬行。解读名方，这是一个很好的思路，用一种普及通俗易懂的方式来解读名方。这位学长提到这种思路，我们接下来都会去做。

其实这些已经蕴含在答疑解惑里，我们都会用这种取象比类的思路去解读中医治病原理，这样学来轻松，用起来到位，而且一用便记住，一记住就不会忘掉，这就是中医取象类比的高超之处。

大家能够提出这些好的建议，就提出了我们学医的一些难点、痛点，能够解决医子的难点、痛点，那么医学的普及就很快速。

所以，大家在提建议的时候有时会帮到更多的人啊！我们接下来会解读逍遥散，就重在如何从水土木的角度来活用土虚、木郁、水亏的系列病症，解读补中益气汤以及四君子汤，就重在如何体现它土能够旺五脏的作用。

比类可透名方义，取象能悟古今情。

191 腿粗不是病

问：老师，你好，我有一位21岁的女同事，腿长得很粗，湖北人。由于从事夜场工作，睡眠不怎么好，吃饭不规律，月经不规律。腿粗一直困扰着她，请问腿粗是怎么回事？中医有什么好的办法进行解决吗？谢谢您了。

答：您好，有精神，粗细皆美，无力气，大小亦劣！首先要端正我们的观念，腿粗不是病。如果观念不端正，认为要苗条才是健康，这个审美观出问题了，后面都会出问题。

我们腿脚粗不粗不是关键，关键是我们走路时有没有力量，走路有力量，就没问题；如果走路没力量，像林黛玉那样，你即使腿细如竹竿，那所谓的美也是病态。

腿脚属于腰肾所管，如果腿脚沉重了、粗重了，怎么办呢？中医认为是湿气重。一方面要少熬夜以养肾气，寡言语以养中气，节饮食以养脾胃之气，然后通过艾灸足三里，针刺三阴交、丰隆、阳陵泉穴，这些能够排湿，祛痰。

调肝脾的穴位加强下肢气血流通，再配合打坐盘腿，尤其是练习单盘跟双盘，对腿脚最好的瘦身操莫过于打盘、打坐，而且腿脚的力量可以通过打盘、打坐来增强。

192 德往上比，欲往下比

问：老师，您的一个观点我有异议：我们现在绝大多数人算“富贵人家”。我认为，这是没有可比性的，不能用今日社会条件来与古代相比，这不是用“发展”的视角看问题。

其实，这又折射出一个我们今天该如何对待中医以及传统文化的问题。那么，身处在这样一个人与人之间关系越来越紧密、生活节奏越来越快的时代，中医主张的“清心寡欲”是否还有其“普世性”呢？如果人没有一种更多的拥有财富的欲望的话，就没有足够的干劲，社会也就停止不前。身处在当下物质充足的社会不好吗？难道还要我们回到那个愁吃愁喝的年代，真正做个“知足”的人？

所以，我认为包括中医在内的这些传统文化应该是不能全盘接收的，甚至有时我会把关于“修养心性”的那部分学说当成是封建思想的枷锁。

最后，这些问题归根结底还是“个人活法”的问题，是怎样活着的问题。老师您的看法呢？

答：您好，欲往下比，目的是足知，忆苦思甜，为的是感恩！我们现在很多人既富贵又贫穷，既幸福又痛苦，既可怜又可恶，怎么说呢？

你看，富贵嘛，要吃什么、喝什么都有：贫穷嘛，老觉得自己这不够，那不够。

幸福嘛，是随时都可以做自己喜欢做的事情，要去旅游，或者跟爸妈见面，或者要看哪国的风采，要上网，信息通畅到你可以在家而知天下事，想学什么都能学到什么。

而痛苦呢？痛苦就是在什么东西都有时，我们真不知道如何取舍选择，反而在信息闭塞、缺书籍的年代，有些老先生要找到一两本古籍很难，而一旦得到，他们都视之为珍宝，毕恭毕敬，从头到尾，烂熟于胸，成为一方名医。

现在人条件这么好，身心灵却这么多疾病，为何呢？因为无视生命规律。

我记得小时候，骑着刚买的自行车，经常跟朋友们飙车，使劲地踩，那个踏板很容易就踏坏，因为你用的是猛力跟暴力，踏板踏坏后又得花时间去修，还得花钱，而且那些刹车，你猛刹，没多久就刹断了。

这样反复折腾，反复修车、换车后才觉得找修车师傅，不如自己学会爱护车，所以，骑车的时候尽量匀速，不猛用刹车板。这样一下来，发现车子好久都没有推到修理店去了，反而烦恼少，问题少了。

我们就可以想象，现在你的身体，你的周围只要问题多的，多是我们的修行不够，只要烦恼多的，多是我们的欲望没有内收。

那该怎么办呢？我们这里的黄老师举一个案例，有一次她从外面加班回到家里，发现家里人早已经吃完饭了，而且没给她留饭，还留了一大堆碗筷，黄老师也没怎么生气，拿起碗筷就去刷洗，但眼泪却掉下来了，觉得自己很委屈，这时怎么化解呢？

她立马就想：你看，汶川大地震多少人家破人亡，我们还能一家人在一起，常思离别苦，团聚就是福；再想原来灾年时，有很多人挨饿，常思饥饿苦，温饱便是福。

这样跟过去更苦的人一比，常思他人苦，自己没有苦，她马上眼泪就收住了，脸上露出舒心的微笑。

所以一个人会转念，他很快就能把他心里的烦恼跟病苦化解掉。如果不是这样转念，人就会纠结一个晚上，然后长期这样纠结，跟家里人斗气、怄气，那迎接你的不是病痛就可能是灾难啊！

所以，如果舍弃了这种知足感恩的心态，那我们还能不能找到更好地化解这些身心灵矛盾烦恼的方法呢？

如果失去了少欲知足，我们有什么更好的办法来化解当今时代的焦虑与抑郁呢？如果舍弃了感恩、恭敬跟谦让，我们又有什么办法来化解我们身心的苦恼和痛苦？

所以，有好多烦恼跟毒素时，终极的解毒药就这一句话：德往上比，欲往下比。

多看看别人的苦，寡欲精神爽，多想想古圣先贤这些圣哲人物的精神，见贤思齐，精神正气就出来了。这样你还有什么化解不了的问题呢？

193 哲学之理

问：生命的意义(我之哲学观)：传统文化对象数理三者认识以象理为主，数理为辅，现代科学则相反，有时更接近于虚无本质，离人性则更远，想与老师交流一下哲学。

答：您好，我们中医其实在古代叫哲医（能深入思考问题根源之医）。孙思邈讲过古之哲医，就说古代这些大医都是哲医，能够具备很好的逻辑思维修养。哲学有个特点，就是多问为什么。

像我们一个头痛，你问为什么头痛？第一个为什么，你就问出了原来是招了风寒。

再问，为什么会招风寒？原来是因为正气不够。

然后再问，为什么正气不够？原来是因为我最近休息不好，或者舟车劳顿疲劳，或者熬夜应酬太多，或者老是发脾气。

针对不同原因，你再用不同的药物。舟车劳顿的用补中益气药，睡眠不好的用宁心安神的，容易动火发脾气的用疏肝解郁的。

像这些原因都只有具有哲学思维你才能够深入进去挖掘到的，所以学中医说难也难，说易也易，难是难在我们不懂得层层深入，易是易在我们多问几个为什么。

古代孔子说，君子有九思。一个君子有九种修养，其中一种叫疑思问，碰到疑情，就要深入去多问为什么，答案很快就会被你问出来。

所以，将来我们在学习中医内科学的时候，对每个病，你多问个为什么，你对这个病的治法就能了然于胸。

而我们传统文化里有几样学问是人生必修的。

第一是生理学，身体健康是万事之基。

第二是心理学，心性健康才能真正拥有身体健康与事业成功。

第三是哲学。

第四是历史学。

第五是禅学。

这五方面的学问是幸福人生的根基，也是智慧人生的重要板块。

194 骨性关节炎的治法

问：尊敬的老师好，我想问骨性关节炎，关节周围水肿积液怎样恢复？抽水后医生嘱咐少走路，对吗？感恩老师！

答：您好，土制水，保脾即可退积液。确实，如果元气大虚是不宜多动的，但不宜多动并不意味着完全不能动。

像我们有些人腿上做了手术后，医生说不能动。

我们患处不能动，但我们健康的地方像手臂、头，这些地方都可以做运动。

关键是我们要有这意识，我们的手上、肩背上做的运动产生的热量与能量会源源不断送到伤口处去修复。

所以懂得这个窍诀，你的康复速度会增加一倍。

中医认为，脾主水湿，肾也主水。

脾肾功能退化后，这些积液抽走了又容易再回来，那就要加强脾肾阳主气化的功能。

如何保脾阳，温肾阳？这里都有很好的中医汤方。

像真武汤、五苓散这些汤方都可以随症加减变化。

同时，我们对于有积液的人都有一个建议，就是心中积怨要减少。

心里积怨多了，怨气是阴寒之气，怨气伤人六月寒。六月天你听到这些怨气，都会感到毛骨悚然，打颤，所以，不对外再做任何抱怨，这样身体会康复得很快。

但有些人说，病人很难听得进去。我们学传统文化不是要别人听进去。

一切的改变都不是对方改变，不是我让他改变，而是我自己改变了，我改变得越彻底，那我能影响到的人就越多。

所以孩子的教育，病人的康复，都不是我们叫他们做什么，而是我们自己做到了，能够影响、感化到他们什么。

195 二丑与大黄的配药比例

问： 老师你们好，又来请教一二。想配些家用备用的二丑+酒大黄打粉，比例是多少？二丑已购买了200克，酒大黄要配多少克适合？

答： 您好，贪吃成积，戒食根治。我们用这个二丑粉可以消积通肠，利水通膀胱，所以孩子有一些积滞，吃了这个后推陈出新，积去则热退。

至于这些大黄用量是多少？大黄跟二丑可以平行地使用，等量地使用，它们的作用都是推陈出新。

但要注意孩子脉象洪大有力的用这个效果好，因为有力无力辨虚实，实者泻之。

196 产后坐月子的调养

问： 老师，自然产后与剖腹产，因期间会有一段时间排恶露，在中药方剂方面如何选择？在方剂上有生化汤，有用新加桂汤及四物汤加减之类的，想请问老师，孕妇在自然产后与剖腹产后的气血调养问题！感谢感谢！

答：产后该如何恢复，无欲则刚，寡念身壮。产后除了服用一些生化汤加减变化，推陈出新外，最重要的还是坐月子期间饮食与睡眠的调理，尽量要往内归，少往外面去耗。少耗为补。戒手机久视。

因为我们的元气大虚过后，最好的方法就是闭关，所以坐月子连风都要防，其实就是一种健康的闭关。连话都要少讲，连电视都要少看，连手机都要少玩，这方面的细节决定你将来元气满不满，将来容不容易得风湿。

如果你元气漏得很厉害，那就会埋下风湿痹痛的病根。这叫老来疾病都是产后招的，都是少年招的。你如果元气固密充足，养得好，那就不会招病。

197 养胃之法

问：老师您好，请问药物性胃疼怎么办？就是吃了三七粉、绿茶、四物汤这样的药胃就疼，然后胃就吃坏了，请问怎么调理？

答：您好，中医讲木克土，木乃心情，叫情绪，土乃消化，叫脾胃，情绪波涛汹涌，肠胃就翻江倒海，这叫木克土。故云，心态好，胃痛跑！所有的这些脾胃问题不管虚实寒热，冷痛胀满，或者吃了不干净的东西不舒服了，或者吃撑了，或者便秘泄泻，有一味药食同源之品，都可以慢慢把脾胃养回来，那就是煮山药粥。

但是有人吃了山药粥，效果也不理想，为什么？因为没有按照《饮食之道》养胃五点来吃，而且没有注意到守口。

一般身体脾胃不好的要少讲话，你一整天讲个没完没了，脾胃再好也会被折腾得很厉害。

我们古代汉朝的时候，当民疲兵弱，战乱后百姓流离失所，如何恢复？汉文帝、汉景帝采取与民休息的黄老之术，结果不用多少年，大汉朝的国力就强大了。

然后汉武帝一鼓作气，把匈奴赶到七八百里外的大草原去。可见，我们修生养息很重要。人如果休息不好，吃再多胃药都没效。

而最好的休息不是躺在床上多睡觉，而是我们有没有把心中的牵挂放下。俗话说，透得名利关即为小休息，透得生死关方为大休息。

对待名利，我们以利他胸怀去看；对待生死，以无常的心怀去看。那么修一切善法，不执着于一切善法，那这样的心态是最好的养胃心态。

198 症不同，药有异，辨证准，方能行

问：老师，桂附地黄丸的桂是肉桂还是桂枝？我看老师的书中有的是肉桂有的是桂枝。还有，老师介绍说桂附地黄丸可以治糖尿病，口干，中成药的说明书中却说不适用于糖尿病，是怎么回事？谢谢！

答：您好，人无焦虑，自动口舌生津，吞咽清甜。我们用桂附地黄丸的时候，有时会用肉桂，有时会用桂枝，肉桂能点起命门之火，桂枝更偏重于强大心脏阳火。

所以，我们要看这个左寸脉跟左右的尺脉的力量，寸脉力弱的要偏于补心阳，尺脉力弱的要偏于补肾阳。

而桂附地黄丸治疗的糖尿病口干属于哪种类型的？属于肾阳虚水停的，这个水蒸不上口来，出现口干、尿频。

我们只需要暖肾阳，助脾阳，使水液上升，上面得到蒸腾则不渴，下面能够气化，下面尿就不会那么频多，这是一举两得。

但大家不要按图索骥，不是说所有的糖尿病口干都这样用，要有这个肾阳虚，水饮内停之象存在的。

还有一种，恐伤肾的糖尿病难治，担惊受怕，内分泌必乱，《内经》叫惊则气乱，什么血糖、血脂全部硝烟四起。

199 得了乙肝怎么办？

问：老师，我是一个乙肝患者，之前也看了很多中医但是效果不是很理想。看过《医经心悟记》里关于乙肝的病症描述跟我的症状很像，现在有想到你那里看门诊的想法，希望您能行个方便。望回，谢谢。

答：您好，木克土，死保脾胃，肝病之转机！戒一切伤脾胃之举，如暴饮暴食，思虑过度，饮冷贪凉等！这些养生保足，有人就用一个六君子汤灵活加减将乙肝治好了，真是会者不难，得其要领，易如拾芥！乙肝不是问题，关键是不要有这种得乙肝病之感。

疾病不可怕，可怕的是我们经常怀抱着负病感，带着这种负病感去求医问药，去保健养生是很吃亏的。但如果盲目地认为自己没事，也是很无知的。

唯有就是在生活细节里用功夫，在心源隐微处下手。

生活细节上面少荤多素，勤运动，多跟有生机的大自然接触，可以长养我们的木气，木是生发的。我们看绿色植物，它是仁爱布施的，它们吸收的是什么？是二氧化碳。放出去的呢？是氧气。

能把倒霉不良的东西不断转换为对世界有益美丽的东西，当我们提高这方面的转化能力，那我们的肝功能会变得越来越好，这就是在念头上面用功。

所以我们这时代倒霉的事不可怕，可怕的是我们不能够把倒霉的事转为好事。会转没有逆境，会化没有恶缘，所谓逆境恶缘都是转化不过来的说法。

所以要养好肝木，好简单，就效法木性，主生发，主条达，主仁慈，主关爱，按照这方面去求，那是求到内心的真医真药。所以求医问药，一方面往外求，另外一方面要往内求啊！

200 合方治疑难，生病起于过用

问：老师您好！第一，我看您上面说的月经少，喝小柴胡汤和四物汤，请问老师，小柴胡是哪种小柴胡啊！是平常人感冒喝的那种一小包的冲剂吗？还有四物汤是哪一种啊？因为我的月经也比较少。感恩老师！ 第二，我平常经常打呵欠，不管睡够还是没睡够都一样，早上刚起床，也在打呵欠。还有一笑就会流眼泪，而且还比较多。这是病吗？感恩老师！

答：您好，莫将精神过多送给手机，持身每戒珠弹雀！小柴胡汤是张仲景《伤寒论》上面的少阳病主方，是千古名方。

但凡口苦、咽干、目眩，往来寒热，默默不欲饮食，心烦喜呕这些症状有一两个出现，通常都可以灵活变通，运用小柴胡汤。

还有我们不用拘泥于往来寒热，一定要发一阵热，发一阵冷，是吗？寒代表什么？心寒啊！热呢？代表火热亢奋。

所以，有些人时而冷漠，对人不客气，冷若冰霜，时而对富贵人家、对领导很热情，很亢奋，很激动，这也是病态的往来寒热，是情绪上面的往来寒热。

我们也会用小柴胡汤来调和，比用普通的逍遥散效果还好。

我们人为什么患得患失？因为名利为导向，有利的就很乐，很积极，没利的就很郁，很冷漠。

如果这样，这个心无片刻安，神无片刻宁，由此月经量少，肠躁便秘，周身焦虑，以及口干舌燥，所以用小柴胡汤来平调情绪，配合四物汤养经血。

柴胡四物汤是我们用来调当今时代妇人情执重，或者普遍世人情绪波动大的一个重要的合方，叫合方治疑难。

而这个容易打哈欠，一般是由于身体疲劳，生病起于过用。

疲劳、思虑过度，思多气血伤。

你看，我们有句俗话叫："人类一思考，上帝就发笑。"

我们很多人一想事情，一纠结，你看那个嘴立马就变成翻船嘴，耷拉下来，一旦不想事了，这个嘴立马像宝船嘴，两边嘴角轻轻往上扬，身体立马充满正能量。

我们身体会缺氧缺气，没有正能量，因为我们不懂得微笑对人。

有一种布施不是拿多少钱给别人，而是我们时时都把微笑奉献出去，这叫颜施，也叫喜施，是无财五施中最为重要的一点。

所以一个人没有喜乐感，一天微笑少了，那他身体就已经出现问题了。

中医看病也是，一看这个相貌，是苦相、病相、老相、郁相、怒相，还是忧相、愁相、烦相、躁相，通通都写在那脸上，而这些所有不良之相，只有一个相可以化解，那就是喜相，微笑之相。

常行微笑欢喜布施，若为乐布施，后必得解脱。

一个人乐于去布施欢喜，那么他最后都会脱离各种病苦。所以打哈欠也可以折射出我们的利他之心少了，助人少了。

201 月经不调、痛经的治法

问1：老师，您好，请问痛经、月经不调应该怎么调理？

问2：老师，您好！请问月经量少，颜色似咖啡色，两三天就没了，月经期间便溏，这是什么原因呢？有什么方法可以调理？老师什么时候解答我的呀？

答：像女人痛经的问题只要不是器质性的病变，功能性的失调很好办。顺气经自调，无郁血气好！

在月经来临前服用浓浓的姜枣茶配合运动锻炼，连续服用一周，而且姜枣茶要连姜渣跟大枣一起嚼，吞服到肚腹里面去。

再通过运动把寒气从肚腹往四肢外面逼，不用两三次这个月经痛经的问题就解除了。

我们有一个词叫“心腹之臣”。经常把心腹连在一起，从成语俗语里头我们都可以领悟出医道。为什么说心腹心腹？因为我们心好，腹部就好，女人有多少腹的问题是心的问题，心波动很厉害，少腹不是痛经就是消化系统疾病，所以妇人便秘、便溏、月经不调，你看似是子宫的问题，子宫是听心脏的，心脏忧苦，子宫忧苦；心脏舒坦，子宫舒坦，所以有句话叫：“心君泰然，而百体从令。”

心这个君主之官，处之泰然、淡定，那么百体，我们所有的肢体跟脏腑都很随顺，月经也不会涩滞在那里，更不会有瘀血疼痛。

《黄帝内经》讲到，百病皆生于气郁。什么可以化解郁闷呢？对这些身体、心理、家庭、工作、学习方面的东西，你看，谁能够看得越淡，执着越少，她身体气血越通透；谁执着得越厉害，想管得越多，她的管道就阻塞，堵得越厉害。

所以，我们不能够去管教别人，一旦有管教别人的心态，身体就不好了。要去影响跟感化别人，换一种心态跟方式，你就会换一种命运。

所以，为何好多女强人，好管教人的，气机往上冲逆，不是头痛、胸胁问题，就是月经不调，而且是长时间反复难愈的。为什么呢？管教他人是自讨苦吃，影响和感化别人是大家快乐。

202 当断不断，患得患失，缠绵难愈

问：老师，我月经一直只有两天，然后点点滴滴七天才干净，这次竟然十天了还没干净。这次来之前我头晕得厉害，还感冒了，嗓子干痛得厉害，晚上痛得睡不着，说话也难受，该怎么办呢？

答：您好，木郁百症生，肝达五脏安！我们看那个溪流水足的时候，很顺畅，水没有的时候就停住了。水既有又没，既

没又有，它就断断续续，有有无无，缠缠绵绵，间间断断，所以妇人月经缠绵这是怎么回事？是气血不够加上肝郁。

肝郁叫肝不疏泄，肝郁的人，你看，他纠结，就说这件事要去做又不想去做，说好了去做，真正去做时又怀疑，疑心乃做人生活修学的第一大障碍。

当你疑虑的时候，你没有一件事情能做得好，你的身体气机也不会通调。所以决定的事情立马去做，提高行动力可以提高你肝主疏泄的能力，千万不要纠结在那里，当断不断，患得患失，这样气血堵在那里，时间长了，可能会长肌瘤或是长包块。

像这种情况，中医一般会用一些通气血水的汤方，比如张仲景《伤寒论》中提到，妇女腹中诸疾痛，当归、芍药散主之，有当归、川芎、白芍活血，茯苓、白术、泽泻利水，血活水利，何患疾病不愈。

我们常用这六味药配到小柴胡汤里，小柴胡汤调气，当归芍药散调血水，气血水都往下归、往下顺的时候，妇人月经通调，她行动力都变强。

所以，你会用药，调好她身体，她性格各方面都会变得更果决，这就是身体健康了，做事情都更健康，思维处理问题都会更阳光，而不会疑神疑鬼，患得患失，胆战心惊，或者犹豫不决。

像这些纠结的情绪她会得纠结的病，不果断的情绪会引起肝不疏泄，因而得各种缠绵难愈的病。

203 心胃同治

问：老师您好，我妈妈60多岁，心电图显示T波倒置，间歇、心烦，吃东西堵。

答：堵气则堵食，这叫气食症，肝郁必心烦，这叫木郁化火！人不堵气，百病难伤他！此时老人厌食多为忧郁情怀不畅，须醒脾芳香及悦志舒肝之逍遥散配合保和丸！上次我们碰到一例厌食的患者，心脏也不太好，每次吃东西，像猫食那样，吃不下，吃得少，吃了不少药，没管用。

后来呢？用针刺艾灸足三里穴居然管用。他很奇怪地说，早知道这方法，他就不用受那么多苦了。

为何针刺艾灸足三里穴能够让食物吃得下，食疗得下？

原来足三里穴是保健穴、长寿穴。足三里这个穴位往下针刺就能够导食下行，胃气能够下行，这个胃轮能够往下一悬，那心轮这团气就不会郁在那里烦。

很多心脏病的患者都是胃没有治好，一旦吃伤后心脏病加重，心慌心悸，心跳不齐，所以要严格饮食，心胃同治。

你看，我们国医大师治疗各种心脏病，常会用到一个汤方叫温胆汤加丹参、三七。

为何呢？痰瘀同源，温胆汤化痰降胃，丹参、三七活血强心。

这是在实践中检验出来有不错效果的，但是要因人辨证论治，灵活加减。

204 久病多瘀及治疗方法

问：老师您好。我母亲今年60岁了，下肢有严重的静脉曲张，前段时间发现后背腰部靠上正中有巴掌大一块皮肤颜色有点黑。能帮我看看么？

答：您好，色黑为水寒，在足，属肾，肾气丸可温通下肢！这个问题是不少中老年人常会碰到的瘀血体质，不管是皮肤的瘀斑，还是筋骨的屈伸不利，久病多瘀啊！

为什么久病多瘀？其中一个最大的原因是元气虚，气虚你的血液推不动，浊物滞留在那里久了就是瘀。

像河流没有那种气吞万里如虎的奔腾劲的时候，就连普通的生活垃圾都冲不走，瘀在那里，瘀在局部就是青黑色或者痹痛，屈伸不利。

所以，王清任先生看到世人大多劳伤气虚后，瘀血停积而出现各种老慢支、中风、偏瘫，这时他就用大剂量的黄芪配合活血的红花、当归、川芎、芍药，把气补回来再疏理“河道”，像是让血脉里头血水充盈，再疏导那些瘀滞物，被冲走后，血脉干净则人少病。

所以，在家里老人要戒操劳过度，劳心过度。人为什么会劳心？你看，同样一件事，有人去思考就叫劳心，有人去思考就不会劳心，区别在哪里？

区别在我们是用私心去想，还是用利他之心、感恩之心去想？用私心去想，你做各种事情，结果就是痛苦跟内耗；用利他之心、感恩之心，你做看似苦事，看似要思索很多的，结果你反而越苦越明，越思智慧就越清，越用身体，反应就越灵，所以在原点上不能够错，方向错误，努力就白费。

205 口腔溃疡反复发作

问：老师，口腔溃疡反复发作怎么办？

答：您好，总的而言，脾开窍于口，主肌肉，口唇肌肉久烂不愈，必是脾伤于思虑饮食劳倦，此乃病症之根！这个问题在城市里头会有很多，特别是工作不稳的，人容易紧张焦急的，或者工作的性质很容易使人激动、亢奋不安的，或者自己心理素质不过硬，心态不够好的，那么很容易有这种反复性口腔溃疡、咽炎、食道炎、胃炎等。

现代医学研究表明，这些凡是反复性发作的慢性疾病都跟情绪反复波动分不开关系。你看，一场考试下来，好多人就便秘、口腔溃疡、咽痛。考试一结束，这些症状慢慢就解除了。

可见，我们激动、紧张不安是在制造疾病；反过来，平静放松却是在熄灭疾病。可以去学脚底按摩，上病下治，放松腰腿，口腔易于修复！

有反复性口腔溃疡的要早睡，多吃青菜粥。然后情志上要调一调，直接调情志调不过来，可以通过调运动，运动身体后，情志可以得到舒解，这叫身转心。

206 子宫肌瘤如何调理？

问：老师，有子宫肌瘤该怎么办？

答：肌瘤者，纠结之产物也！妇人要戒生闷气，闷久成瘤谁人可救，解铃还须系铃人。现在有个研究结果说，妇人绝大部分都有不同程度的子宫肌瘤，特别是三四十岁以上，月经又不调的。这样听起来是不是很让人觉得可怕，或者有没有一种危言耸听之感？

其实，世界上没有一种疾病是可怕的，是我们的认知跟我们的想法让这些疾病变得可怕。

你看，像子宫肌瘤它是怎么形成的？凡是瘤者，是留而不去也，气血过不去它就留在那里，像河流拐弯抹角留了些垃圾，堵在那里，这叫气通血活留不住，气滞血瘀瘤不去。

妇女身体上的子宫归于肝所管，肝气通畅，瘤即不容易存。

如果暴怒伤肝，那么这些积聚就会存在子宫里。

委屈压抑，这些积聚会存在胃里，中医叫作肝胃不和，要用柴胡疏肝散。

而生活压力大，这些气会存在颈肩跟肩胛骨缝里，所以这时会用到葛根汤来缓解颈肩背部的压力。

那么瘤子在子宫要用什么汤方来舒解子宫内的压力，把这压力带出体内呢？张仲景给了我们一个非常好的方子叫桂枝茯苓丸。

对于子宫内长一些小肌瘤的，你在来月经的时候，服用这些顺经逐瘀的方子，古人叫因势利导，又叫顺水推船。顺着涨潮排水的时候，一举清扫，把污浊排出体外，这是很好的治法。

好多时候我们把握不住这个时机，效果就没那么好。所以治病叫“动其机，万化安”，把握时机，处方用药，其效倍增啊！

207 外阴和肛周瘙痒怎么治？

问1：老师您好，请问外阴和肛周瘙痒怎么才能治好？

问2：老师，八岁小孩屁股痒用什么药？望能回复，非常感谢！

答：您好，凡痒症，都有病从口入原因，不忌嘴，忙坏大夫腿！食淡茹蔬，使体舒邪易出！一般下体湿痒用一些除湿的汤方来外洗，比如艾叶、苦参、蛇床子、百部以及黄柏甚至大黄。

要洗去湿浊容易，但是要断湿浊进身体的那个口却不容易。我们吃的各类肥甘厚腻，营养过剩的产物，代谢不出去，身体就会通过湿邪的形式留在下半身或者皮肤里。

所以，营养过剩导致的湿痒瘙痒，只有通过减少饮食来治疗，这叫损谷则愈，又叫疾病以减食为汤药。

大家不妨试试，把八分饱、九分饱变为六分饱、七分饱，不会把身体饿坏，你只会把病气跟过剩的营养给饿掉。适当的饥饿感会带来健康，长期的饱胀感引起多病。

包括孩子也一样，像这些瘙痒啊，都要跟孩子讲说，你这是贪吃零食，这是运动少了，汗没出来，郁在皮下，你得跟爸爸妈妈一起少吃肉，多吃素，少玩手机，多运动，这样健健康康，多快活。

208 “阵发性室上速”中医如何治疗？

问：老师，我正在看《跟诊日记》等书，是中医的忠实爱好者。现有一事请教，西医上讲的“阵发性室上速”中医如何治疗？

答：您好，《小儿语》：一切言动都要安详。十差九错，只为慌张。心脏的差错乱跳，多有神色焦虑慌张之因。不管是心、胃，还是肺跟肾，只要属于那种不稳定发作的疾患，时常来一下又停了，这叫什么？叫往来啊！就说疾病像敌人一样，经常来骚扰我们，时不时地来。

往来的疾病，《伤寒论》张仲景先生给我们开了一个方子叫小柴胡汤，对治的就是这种往来疾患。因情志多变而加重的，叫厥阴木之变！

有一些顽固咳嗽的，一旦心情不好，咳嗽就反复加重，这时怎么办？小柴胡汤加枳壳、桔梗，治往来咳嗽如神。

有一些心慌心悸，生气加重的，平时多痰，胁胀口干，怎么办？小柴胡汤加瓜蒌、薤白、桂枝，舒解情志，肃降痰饮。

有些胃病胃痛，天气不好时加重，生气时也加重，跟领导、家人斗气的时候，僵在那里，也吃不下饭，怎么办？小柴胡汤加木香、郁金，舒解情志压力，理顺胆胃气机。

还有些腰部酸痛，高兴时加重，不高兴时减轻，明显是随情绪、情志波动而随着波动的。所以我们治病养生很重视问，这个疾病怎么加重的？知道怎么加重的，我就治它那个点。

这时小柴胡汤加一些杜仲、寄生、川断，疏肝解郁，平补腰肾。

所以，大家看，张仲景的眼界是不是很高远啊？升降肝胆气息让我们心胸变得开阔，闹情绪就少了，身体就好了。这叫天下的事情本来不大，是因为我们心胸小了。

当我们心胸变大了，所有的看似大事疑难事通通都化小了，所以用小柴胡汤就要用这股大心量去服用，去开。

209 动脉闭塞怎么调理？

问：老师，我老爸今年64岁了，爱喝酒，还抽烟。最近脚踇趾出毛病了，没有一点温度，晚上痛，别的地方灼热，他自己看《千金妙方》说是动脉闭塞，自己从书上开了方子抓药。我想问这个情况怎么调理？做圆运动可以缓解吗？

答：您好，最快的是学习按摩，经络穴位一点通，则痛除，叫通则不痛！大凡身体一部分烦热，一部分又冰凉的，这叫气血不周济，所以局部有寒热，只要气血对流了就没事。

好像我们一个家庭厨房很热，你把所有窗都关上，你在里面会热得汗出不止，而阳台就很凉爽，我们把厨房跟阳台、卧室各个门打通后，再把抽风机打开，空气一对流，厨房的热气就疏散了。

我们的身体也一样，寒热久疴疗不愈，皆因气血不周济。

尤其是这个脚趾头凉，大踇趾是脾胃经所主，而身体却烦热，这时一方面通过活血化瘀，让气血对流，可以带走热气，还要通过开暗孔，开暗孔就是开窗户，或者通过针刺拍打，引热下行，这都是很好的方法。

还有，有些人长期饮食不节，暴饮暴食，烟酒没有节制，导致肠胃堵塞，上热下寒，这时有个医验叫作“有病没病，防风通圣”。

就说防风通圣这汤方能外通内通，表通里通，由一派风药来配合通利胱肠的，把窗户、下水道通通打开，气血周转，浊气排空，气血又对流，身体轻松。

210 脾胃差，湿邪要靠转化

问：老师您好，我胃肠道不好已经近10年了。吃药则好，停药则复发。老中医告诉我是脾湿太严重了，有脾肾阳虚，等等。现在主要症状是吃不下饭，吃一点就吃不下了，没胃口。肚胀胃胀，经常吃完饭就拉肚子，大便很少成形。很疲惫，小腿酸胀。我知道什么病都要脾胃好了，才能吸收药，但是我现在脾胃都这么差，怎么调理呢？我又买了八珍糕试试。快愁死我了。

答：您好，脾胃要好，须节饮食，戒游戏，勤运动，少思虑！这个除湿是一个很伟大的课题，很重大的生命健康课题。

因为人体的营养在体内流通不是变为气血津液，就是变为痰饮水湿。变气血津液它就能营养周身，变痰饮水湿它就会障碍周身。

我们身体为什么那么多湿气？因为你转变不过来。我们看为何长期吃一些营养都消化不了，饱胀，甚至拉肚子？这需要我们赶紧去修福。

人要是没有经常去习劳利他，他甚至连喝一杯水、吃一碗饭、睡一个觉的福报都会渐渐变弱。所以养尊处优的人，你看，他什么物质条件都有，但就是吃不香，睡不沉。

一旦去习劳，积福，培福，做义工，付出利他时，那真是吃嘛嘛香，睡哪哪安啊！所以转化很重要。

湿气湿邪不是要我们去打击的，是要我们去转化的，像坏孩子不是我们去惩罚他，是要我们去转变他。这时教养跟教学就很重要。

而转化湿邪为津液，转化胀满为流通顺畅，根本在哪里？根本在三点。

第一，要常想他人的苦。常想他人的苦处跟难处，你就不会怪怨他人，怨伤脾，脾伤则湿气流连。

第二，常思他人的好。常想他人的苦能够降浊，常思他人的好能够升清。

你看，一想到他人的好处，心里美滋滋，像这种感觉一出来，我们都知道怎么养生了。如果每个人在你面前，你都觉得他欠你一大笔钱，你就会皱眉，噘嘴，横着脸，这时津液都会变为湿气。所以善养生者，他必是善于发现周围人的美，常念他人的恩德。

第三，要有一颗息事宁人的心态。不要做搅和棍，要做就做甘露水。一个善解人意的人，他自己会没有问题。

所以这三方面做得越足，你湿气转为力气就越来越多；做得越少，我们就会越来越惰。

当然还要通过平时的练功锻炼，像打坐盘腿，如果没时间到外面跑步锻炼的，你平时咬咬牙，双盘双盘，顶一顶，忍一忍，你受了筋骨磨练之苦，那病苦就少了，这是我们的体会啊！

所以，你觉得营养不消化，吃了胀满难受，你就去劳作，去锻炼，或者去打盘，这些腿部经脉疏通，很快人的消化功能就加强了。人一段时间不修炼，不打盘，不习劳，经脉就闭锁，面目就僵硬，言语就乏味啊！

211 汗症类型及治法

问：老师，什么是容易出汗的体质？

答：您好，心急汗易出，汗为心之液，肝郁易心急，木郁化火也。最常见的容易出汗的体质，一个是出虚汗，比如，阴虚烦热它会把阴分进一步逼出体外，像一些孩子晚上盗汗。

还有气虚，动一下汗就往外飙，因为气有固摄的作用。你看，有些虚弱的人一劳累过度，那个汗收都收不住，搞几瓶生脉饮或者喝上浓浓的黄芪姜枣汤，那个汗就收了，说明补气能固表。

还有另外一种常见的实证，身体有热火，火热能够逼津液外出，所以吃煎炸烧烤、烦躁火热的人，口臭口浊，汗多，甚至脸面油脂多，这时清心利小便，汗就下去了。

还有一种湿热交蒸，湿热熏蒸，像是在蒸笼里头蒸汗出，所以夏天很多这种情况，用一些清热利湿的药，湿热撤走后汗就少了。

小孩子有一种食积出汗的，食积后在肚子里头消化不了，身体就会很紧张，那些积滞会通过发汗的形式来提醒我们，你有燃烧不了的食物，要减少难消化之物。

但不管怎么样，中医认为，汗为心之液，过汗容易伤心阳。

心性不定容易出现汗症，心平气和汗症会减轻，所以多读诵经典，做早晚课，令心平气和，汗症就会减少。众人避暑走如狂，唯有禅师不出房。非是禅房无热到，为人心静身清凉。

212 胃疼，口腔溃疡反复发作是否适合艾灸？

问：老师您好，我婆婆今年66岁，体质较好，能干农活，经常胃疼，口腔溃疡反复发作，发作了之后又很难愈合，请问这种情况适合艾灸吗？灸哪几个穴位有效呢？

答：人体勤劳于形，百病不能成！习勤可使一身振！一个劳动者如果还容易生病，胃痛、口腔溃疡，说明两个原因。

第一方面，是着急地劳动了。他劳动的时候，可能没有一心只想耕耘，而只想到要多收获，违背了只问耕耘，不问收获的干活原则，这样心一急就起火了，叫心急火燎啊！

所以干活着急，那是在伤身体，做什么事情都要安详。一切言动，都要安详。性躁心粗，一生多病。

所以，干活干活，干一辈子活如果都不能干到气通血活，说明我们一辈子都没有明白如何干活。

第二方面呢，按道理，劳动人民干活身体好，因为劳动是最尊贵的休息，但如果你带着委屈去干活，那就会把身体压坏。

因为委屈纠结的情绪是存在胃里的，特别是我们农村很多妇人心量不够大时，又不是很明理，一些小事她就压在心里。压着气去吃饭跟压着气去干活，身体会处于严重经脉痹塞内耗状态，不是胃痛就是上火。

可见，干活真是一门学问，会干活少恶病，同样有人干活却照样得病。

因为没有掌握干活的诀窍：既要努力干，但又不要有纠结；既要全力以赴，但又不能着急紧张。时刻把握住这个窍诀，越干气血越活；越干身体越好。

213 小儿磨牙及治法

问：老师，小孩晚上磨牙，多汗，是怎么回事呢？

答：看来我们孩子磨牙的问题很多，因为这个问题经常被问及。为什么磨牙？脾胃开窍于口，肠道有积滞，他嘴巴是静不下来的。

所以中医通过消食化积来减少肠胃压力，那么你嘴巴就不会紧张拘急了。

消食化积最好的药是保和丸或大山楂丸。消食化积最好的方式是七分饱，远离零食，少荤多素。

我们现在好多家长普遍只关注药物，却没有关注健康的生活方式，所以老是找医生、医院，搞得医院像闹市一样，这都是没有在源头上断绝疾病的表现。

古人讲“痰热攻于齿”，就是这些积滞产生的热邪会往上攻，因为热火往上走就会磨牙。如果伴随尿黄赤，孩子出汗、口臭，用竹沥水送服川贝粉，化痰清热，身心轻安，睡觉就沉稳。

还有一个原因，就是爱玩手机，导致精神过于亢奋，晚上那一觉，他也很难真正睡好，睡不好觉是会影响发育的。

所以，一个家庭它只要管理不了手机，它可能管不好孩子的，只要没法节制手机、电脑、电子产品，没法合理地运用它们，那么你的孩子也会饱受折腾。

214 牙齿发麻

问：老师好。请问下门牙发麻是什么情况？以前只是偶尔在夜里睡觉时会出现，而且只是一下，最近两天经常在白天出现，而且会持续很长时间。“五一”这几天比较忙，睡眠又少，吃得也不太规律。

答：在牙科医生那里有一个现象，有些牙齿问题它是心脏问题的反映，特别是本身心脏不舒适，加上劳累，看起来是牙齿问题，但反映的是心脏透支。

我们很容易就找到原因，像“五一”期间过于紧张疲惫。牙齿出现这些症状是提醒我们身心透支的信号。

牙齿还有另外一层表征，它代表的是坚强。一个人不够坚强了，他的牙齿容易出问题。

什么是坚强呢？我们黄老师讲课时提到，坚强的人有三大标准。一个好男人的三个标准：第一，身刚没有恶习；第二，心刚没有私欲；第三，性刚没有脾气。

这种刚，是无欲则刚的刚，而不是刚强执着的刚。

所以人在历缘对境中为什么会累？因为私欲执着心比较重。不息身乃健，无私心自宽。

当个人的东西看得很淡的时候，他即使多干些活，多接事待人，他都不会累。所以，心脏问题、牙齿问题也在提醒我们心量要扩宽，一个人境界的提升表现在心量的扩宽上面。

这叫“观福于量，观慧于心”。

215 肺癌晚期如何用中药调理？

问：老师您好，我奶奶查出了肺癌，晚期，想用中药调理，您有什么建议呢？

答：您好，这个癌症是大难题，难在它要解决五个方面的问题。但《道德经》讲，“难易相成”。

第一，有氧与缺氧。所以老年人的卧室，平时的行动要注意有没有充足的氧气。氧气不够，绿色植物接触少了，身体抵抗力会减退。

第二，饮食的酸性与碱性。肉食多的，容易招惹癌症；素食多的，癌症扩散得没那么快。

第三，绝大多数癌症病人可能会发现癌症前都有顽固的失眠，为什么？哪个地方长癌症，哪个地方的经络就不通畅，你晚上入睡的时候，气血过不去就没法入睡，这叫阳不入阴，又叫阴实当道，所以睡眠好与不好这个关系要调和。

第四，空间。空间是指我们心灵的空间，眼内有尘乾坤窄，心内无私一庄宽。就是说眼内有尘了，天地你都觉得很窄；心里头无私了，一个庄园，一个小院子你都觉得很宽阔。

所以宽大为怀的人得恶病的几率就大为减少，所以要大其心，容天下之物，静其心观天地之变。

第五，阳光与阴暗。凡事都看到希望的人，那他是在走向光明；凡事都看到不好的一面，阴面的，他多是在走向疾病，所以，要保持乐观。

人得什么病不是最关紧要的，最关紧要的是我们有没有俱足阳光的心态，自信的心态，看到希望的心态，用这个心态来生活即是最好的免疫力。

即星云大师所讲的四予人生：予人希望，予人方便，予人信心，予人阳光。

216 锻炼补补一世，营养补补一时

问：老师，人什么时候应该补钙？

答：中医一般不讲补钙，讲什么？讲提高脾胃的运化能力。在食物里头就有大量的营养，如果我们吸收能力差了，你补啊，益处是不大的。

所以中医通过提升你的吸收能力来达到补益效果。这叫脾主运化如四君子汤，在《汤头歌诀》中排首位的道理——消化吸收能力，人生第一位。

靠物质补，补一时；靠消化能力的提升，吸收能力的加强来补，补的是一辈子啊！

那些缺钙的人大多是哪种类型的呢？手不能提，肩不能挑，回避劳苦的活儿。要知道，人的骨骼能坚强必定是练出来的，而不是吃出来的。

千里马你让它只吃不跑，它也会变成劣马，而普通的马，

你让它吃了去锻炼，它也会成为千里马。

这就是我们常讲的，人生在世，每天都少不了锻炼，锻炼补是补一辈子，营养补是补一时，所以通过这些保和丸、大山楂丸，或者平胃散提升脾胃消化、吸收能力后再加强锻炼，你这身体的营养都不缺。

马不跑，不能日行千里；刀不磨，不能削铁如泥；人不练，哪有强壮力气。

217 甲亢、甲状腺结节

问1：先生好!甲亢到底是怎么回事？我大姐今年快60岁了，前两天去医院检查得知得了甲亢，最近人都消瘦了很多。作为弟弟看在眼里，急在心里。可这方面的知识一窍不通，只好请教先生，望先生针对这种病状能展开来谈谈。在此不胜感激!

问2：老师，请问，患甲状腺结节了，吃什么能防止长大啊？

问3：老师，下淋巴结肿大一个月不能消，怎么办？我有残根牙及牙龈炎。

答：您好，一切红肿热痛，火也，一切包块结节，郁也。像这些甲状腺肿大，甲亢，淋巴结、脖子的包块或者瘿瘤，看起来病名多样，中医看来就一个肝郁化火，肝气郁结。而中医的消瘰丸、半夏厚朴汤、逍遥散即对付这些包块的名方。

一个人郁结久了，他会化火，就像憋闷闷久了，它会打雷一样。

所以我们看，为什么人会亢奋，平静不了？有种说法是身体缺乏某些微量元素或者阴虚则火旺，这是在物质层面上研究。

可以适当地吃一些海产品，海藻、海带或者紫菜，在古医籍上记载，紫菜能够入肺经，具有化痰软坚，清热利水之功。

你看，它长在水里，凉利之药生湿地，所以它清凉，能利水；色黑入肾，能够养心。所以紫菜汤它是具有交通心肾，清热利尿之功，用于甲状腺肿、水肿，还有瘿瘤、脚气以及高血压这些身体里面有痰饮、坚块、水热的病人身上，是很好的一道食疗汤方。

同时，我们看，人的脖子它是阴阳交接的地方。上连头，下连膝盖，这个地方堵住了，为何？俗话说，气得梗脖子，气得面红脖子粗。此乃厥阴肝经，生气易怒拍肝经，这口诀一用止，可缓其郁结。

所以长期生小气，着急的人，咽炎、咽喉包块很难好，因为你补多少药都不够他着急暗耗，泄多少火，都没有他着急上火那么快。所以，要通过改变一种生活来改变一种体质，转变一种心态来转变这种疾病，除此，没有更好的办法。靠药物去维持跟控制还有打压，那都是解一时症状，靠心性去调理才是根本。

218 嗜食症是怎么回事？

问：老师，嗜食症怎么回事呢？她家里人要她住院，这样好吗？

答：嗜食症也就是说嗜食各类异物，像那些煤炭渣滓都往嘴里丢。

孩子为什么有这种怪异的行为？中医认为，怪病都由痰作祟，身体里头有些顽痰阻截，痰火交结。严重的要住院处理，一些轻微的要通过调脾胃，化痰火。

像孩子肝常有余，脾常不足，有余之肝气得不到疏泄，会变郁火，不足的脾胃又受到折腾，会产生更多的痰湿，痰湿跟郁火一包裹就会炼化出各种怪病、怪行为来。

所以，孩子最好的健康预防针是什么？是远离各类零食，多亲近大自然，多吃新鲜的蔬果，常去跑步。习勤能使一身振。

现在很多孩子的行动力不强，注意力不集中，为什么？本来该锻炼跑动的，他没有去锻炼跑动，他沉迷在电子游戏机与网络世界里。

所以，孩子行动力差，从他小时候玩手机就可以看出来。沉迷于手机，孩子是会变“废”的，这话不是危言耸听，为什么呢？精气神如果都耗在上面，孩子还有能力发育成人吗？

以前孩子的气在脚下，所以小孩子好奔好跑，中年人好步，老年人就好坐好卧。久视伤血，如果沉迷电子网络，则双足无力，运化不利，痰饮丛生，怪症四起。

如果人在少年时没有跑足够的话，他就会提前衰老。所以，奔跑锻炼，注意力的转移，让身体强悍起来，提升免疫力，这是抵御万病的良药，也是终极解毒治病灵丹。

故云，保脾四条：节饮食，戒游戏，忌生冷，寡思虑。

219 子宫颈癌怎么调理？

问：老师您好！我朋友得了子宫颈癌，是初期，请问老师有什么好方法呢？她没堕过胎，人也比较好。

答：您好，复杂疑难病，宜综合全面论治。现在问癌瘤的学长越来越多了，看来是时候、是机缘我们要凝练出癌瘤患者的保养要点了。一般得从五点来下手。

第一是气，元气厚则病气薄。元气有先天之精气，后天水谷之气，以及呼吸当下的大自然之气，这三气合一是人体的精气神。所以癌瘤的患者乃至亚健康的或者正常人，每个当下呼吸务必要让自己呼吸饱满而不会缺氧，因为癌细胞喜欢缺氧的环境，正常的细胞是在丰富的有氧环境里会很高兴。要勤练深呼吸，气长命长，气短命短，气乱命险，气尽命亡。

第二，食物的酸碱性。

肉食多者病痛多，素食多者健康多。

少荤多素，健康徒步，劳逸适度，遇事不怒。

这四句话就是让身体清净的窍诀，让身体由酸化转为碱化的关键。若要身体安，淡食胜灵丹。

第三，休息睡眠，它是身体在充电，手机晚上充电，白天才能用，身体早睡早起，天地给你充电你才够精神。

没有电，你那些功能发挥不出来，同样人没有精神，排邪的功能也启动不起来，所以，所有疲劳、亚健康乃至癌瘤患者都要守住一条，跟天地同作息。早睡早起，没病惹你！

与天地作息规律越吻合，人的身心恢复得越好；背离得越远，身体伤得越重。所以要日出而作长阳气，日落而息养阴血。

第四，腾空的智慧。尽量不执着，对人对物都不执着，越是执着的，你越要去放下，放下你最执着的，你的命运就有最大的改变。天道无私，常与善人。

因此，以前最不喜欢帮人，吝啬，以后看到人有苦有难，主动去帮人，打开心量。

癌细胞是自私细胞，正常细胞是利他细胞。

所以一念自私一念病，一念利他一念命，这是高级的养生，离开了心念的养生都没有入养生的精髓核心。大德师父都崇尚这种利他健康的活法，亏损失败自取受，利益胜利奉献他！

第五，阳光很重要，阴病遇阳则化，所以要拨阴取阳，一个是天上的太阳，第二个是阳光的心态。

什么是阳光的心态？看到的都是别人的好，如同蜂采花一样，但取其味，不损色香，绝对不会向别人诉苦，倒苦，讲是非。道说是非，议论人物，这是很伤神耗气的。

现在哪怕是两个人在一起谈话，百分之九十不是在相互诉苦就是在说是道非，东家长西家短，这些负能量的东西讲多了，身体就会没能量。正能量的话语说多了，身体正气就足。

这是恶病康复五法，得法归去好养生，希望此善法能广利群迷，普益苍生。

220 耳鸣是怎么回事?

问: 老师，我的耳朵最近开始有轻声的耳鸣，这是怎么回事?

答: 您好，不平则鸣，心里的不平衡，乃耳鸣一重要原因，因此王清任的通气散（香附、川芎、柴胡）专门对付耳鸣而设，气行则静。耳鸣者肾气就不足也，肝火就上攻，这是比较常见的。

如果你是疲劳后耳鸣加重，你就用六味地黄丸；若是暴躁后耳鸣加重，就用龙胆泄肝丸。

但中病则止，不要多服，毕竟是药三分毒。

还有心寄窍于耳。耳鸣一般跟人最近比较烦，不喜欢听别人指出我们的缺点有关。

听不进别人的话，耳朵就有障碍；

看不顺别人的行为，眼睛就有障碍；

讲别人的过失，沾沾自喜，嘴巴就有障碍；

跟别人沟通不好，鼻子就有障碍；

下级联络不畅，这个脖子跟颈椎就有障碍。

一个耳鸣我们要找到它根本的原因，找到表面原因能治标，找到根本原因能拔本。大多数疾病的根本原因都在心上，所以，会养生的人都懂得养心，养心念。

正如《菜根谭》曰，“人亡福祸境区，皆在于念想”。

221 运动不伤身，内耗才伤身

问：老师，夏天适合做什么运动？天热不动都出汗，运动更会出大汗，这会伤身吗？

答：无论何运动，要发自内心喜欢，才可持久获益！只要保持觉知，觉知呼吸就不会伤身。

运动的节奏要缓慢而精进，放松而又警觉，全力以赴又毫不紧张。

运动不会伤身体，而坐在那里闲聊，说是道非，那是真伤身体。这个时代因运动而伤身体的人远远没有坐在那里，说是道非，闲谈的人伤身体那么大。

大家看，为什么同样两个人，一个人在那里闲谈，饿得好快，就想吃零食，一个人在那里运动付出，神清气爽，精神非常饱满？因为你在闲谈的时候打妄想多，不是向人诉苦就是说是道非，这时很耗能，属于耗能的行为，高耗能的行为。

这叫闲刀生锈，闲人生病！

运动的时候要止语，手机收起来，身体就是在充电，是高补能的行为。

像夏天你如果汗出多了，你就多补充些汤水，像五红汤、五黑汤或者山药、薏仁、芡实粥，这些健脾胃除湿的，你运动过后再补充，气血增加得更多。就怕你不动，又在那里内耗。

总之，身宜常动，心宜常静，气宜深长，念宜专一，此乃年百岁而运作不衰之妙法！

222 不荣则痛，不通则痛

问：老师，请问，我母亲今年膝盖后边的筋疼，而且蹲下的时候疼痛明显，如果躺着就不怎么疼了。她是印刷厂工人，今年站的时间比较长。请问这是怎么回事？该如何治疗呢？谢谢！

答：您好，人老老在足，若人向老，下元先衰。孝子学习按脚乃养生必不可少！这个膝盖容易退行性病变，年老疼痛，中医认为，大凡痛症有两种原因。

一种是不荣则痛。那地方缺血，缺能量了，它就发出疼痛的信号，那地方得到补给，就不痛了。就像一些国家或地区闹饥荒，一旦开仓赈粮，赈灾后，民生疾苦就解除了。所以，当膝盖这地方缺油水的时候，我们只需要把脾胃的气血调过去，因为脾胃为仓廪之官，我们经常会对年老体弱、膝关节退行性病变疼痛的患者用四君子汤、四物汤配合养筋汤，把脾胃气血养起来送到膝盖去，解膝盖的燃眉之急。

第二种是不通则痛。像高速公路上一旦发生车祸，局部堵塞了，后面的车辆拼命按喇叭，也过不去，怨声载道，这时怎么办？

交警赶紧出马，把有事故的地方处理干净，恢复交通，车辆顺过去了，大家就没有怨言，局部也没有痛苦了。

所以，这时我们需要清除人体垃圾的交警，那是什么？是肝啊！肝是人体的“交警大队长”，他勇猛，遇山开路，逢水搭桥。

所以我们会用一些疏肝理气的药。比如通气散还有逍遥散。上次有个膝盖痛的病人，一生气，疼痛加重，服了逍遥散加牛膝30克，两剂就不痛了。

为什么？因为疏通了肝的郁结，恢复了体内的交通，使肝主筋功能加强，肝条达气机作用恢复，气机上下对流，何痛之有？

真如《医林改错》讲，“周身之气通而不滞，血活而不留瘀，气通血活，何患顽疾不愈。”

223 胃胀不消化，水肿，失眠

问：老师，胃胀不消化，水肿，失眠，怎么办呢？

答： 您好！此乃胃土伤。胃不和则卧不安，土若虚水必泛滥。胃胀是因为气不顺降，水肿是因为脾不健运，失眠是因为心神不安。这时就要通过调饮食跟运动。

你胃胀了，说明你的胃最近想休息，压力大了，你就给它减压吧，饮食减半。《内经》云：诸湿肿满，皆属于脾！

你这水肿说明脾累了，我们就要减少饱食，加强休息，减少思虑，加强运动。减衣增福，减食增寿。

心不安了，说明心中牵挂的事多了，忙不过来了。

有句话叫作：“宜将一心应万物，切莫一物万心思。”

如果做不到一心对待所有人，平等观，那么我们的心多会处于创伤受损状态，所以失眠就是要我们该给心减压了。给心减压最好的方式就是少想事，多做事。

管理的精髓不在于制定制度，而在于执行。养心的精髓不在于知道多少养心知识，而在于闻一句，行一句，听到一个字，落实一个字。

我们在答疑解惑中发现，人进步最快的只需要记住两个字：一个叫“好”字，一个叫“改”字。

第一个字“好”。大凡周围出现问题的时候，不管是顺逆境，还是善恶缘，我们皆称赞叫“好”，这是转境的根本，你从心里接受它，不排斥它。处逆境随恶缘，不起嗔恨，业障全消。处顺境，随善缘，不起贪痴，福慧俱增。

所以，我们答疑解惑第一句话必定是“这个问题很好”，“这个问题很有代表性，能帮到很多人”。转变逆境的根本在于先接受逆境。热闹场中做道场，逆境来时顺境想，那么所有的不利都将成为你成长的肥料，所有的逆境都将成为你上进的阶梯。

第二个字是“转”字，或者“变”字，或者“改”字，也是一样的道理。我们不是试图去转变别人，我们只能改变自己，努力影响别人。我们没法改变别人，一个连自己都改变不了的人，很难谈到去影响他人。要多看《名人传》，有影响力的人，他们大多有改造身心的力量。

所以，所有的改变不是我让大家改变，是我自己改变，所有疾病转为健康，都是因为我自己的不良习性转为健康的生活方式。一句话，“内转了”，你的状态就转了。

224 夏天养生二要点

问：老师您好，夏天到了，身体有很多汗，很多痱子，请问老师有什么方法可以对治痱子的呢？感恩老师！

答：您好，肺主皮毛，皮毛之疾，提示要去练肺活量与气魄！同时要戒忧劳伤肺。夏天出痱子以及相关的湿疹这些皮肤病是何因？因为你一个冬天、春天压在身体里的那些浊气要通过夏天发出体外，所以适当得一得皮肤病，发一发是好事。

但如果缠绵难愈呢？那是怎么回事？有两个原因：一是血液浓稠，不够干净；二是汗水出得还不够顺畅。

所以夏天有两个养生要点。

第一，饮食要非常清淡。食淡病亦淡，太肥甘厚腻的，肠胃难以消化彻底，因为夏天阳气浮于表，肚腹里面相对要虚一点，这时吃一些清淡的东西能够把邪气带出体外。

第二，夏天天气热，秋冬天的寒气正好借夏天发出体外。如果喜欢吹空调和凉饮的朋友们，这是一种比较不明智的行为。本来邪气要排出体外，我们却用空调、凉饮把它们压回身体，像这种“塞烟窗、堵下水道”的行为，很多人天天都在做，所以，图一时之快就会留下病根之忧啊！不少皮肤病就是这样养成的。

225 乳腺增生怎么治疗？

问：老师您好，我有乳腺增生，里面有硬块，应该有十年了吧！ 但是这几天月经前几天，特别痛，我想请问一下怎么治疗？感恩老师。

答：您好！度比江湖，细流兼纳，气如春夏，群物生发。有不少乳腺增生的妇女月经来临前，胸胁会胀满，严重的会刺痛，胀满是气滞，刺痛是血瘀，这气血像涨潮一样，局部有些阻塞过不去，不能疏泄，叫不通则痛。

这时怎么办？我们根据气滞血瘀程度而用逍遥散加减变化。如果气滞胀满重的可以加丝瓜络、橘叶或者香附、郁金。如果血瘀厉害，月经有血块，胁部刺痛的，可以加元胡、川楝子，或者血竭、三七，血化下行，不作瘀啊！平时点按合谷、太冲，有消气之功。

但要明白乳腺增生根本原因在哪里。百病皆生于气郁，《黄帝内经》中这句话讲得很透。因此，戒嗔怒，则身无包块。

可为什么会气郁？我们有没有想过？《黄帝内经》又讲“恬淡虚无，真气从之”。

我们对万事万物只要没看淡，那么真气就会滞塞，只要执着心重，我想要怎么样怎么样，如果得不到我就难受，有这种心态，就会有气郁。所以这就是为什么以无我利他的心态去生活时，疾病渐渐减轻，以有我自私的心态去生活时，包块逐渐变大的原因。

故经典上提到，当我们有所求时，身体是苦的；当我们少私欲时，身体是乐的。这叫有求皆苦，无欲则刚。

226 寒热不辨，开口动手皆为错，言语可伤人亦可助人

问：老师，我咳嗽有一个多月了，一直都只喝凉茶，但越喝越严重，现在一直都没好。请问老师怎么办呢？我是原来没咳嗽，结果吃了差不多两斤多的草莓，第二天就咳嗽，一直到现在。我年纪那么大，一直没咳嗽，都是喝点盐水、龙利叶水、鱼腥草、止咳糖水、蜜糖水等，但是假如一吃雪梨又咳嗽了。平常咳嗽都会好，只有这一次咳了那么久还没好。

答：您好！平时不炼肺主气，形寒饮冷必咳嗽。一般肺热时，我们吃点凉的东西，咳嗽就减轻。肺热有哪些表现？口干苦或臭，寸脉亢盛，尿黄，像这样，雪梨膏、凉茶、鱼腥草这些都能清肺热，退火。火退则咳嗽止。

但是，你如果是肺寒，再吃这些凉的东西，如同雪上加霜，越咳越厉害。所以，不是所有咳嗽都可以吃水果。肺寒的或者心脏动力不够的，你越吃水果，这病越难缠。

寒热方向没搞明白，开口动手都错啊！肺寒的表现是舌苔

偏白或者水滑，手脚怕凉，晚上咳嗽会加重，夜咳肺间寒啊，畏寒怕冷。

这时要换一种思路，通过培土生金，强心暖肺，像用桂枝汤、四君子汤加些暖肺的干姜、细辛、五味子，心、胃、肺一温暖，如离照当空，阴寒消散，咳嗽速止。这对于寒咳效果是非常好的。

同时，必须要远离寒凉，远离那些令人心寒的话。有人不知道连讲话都有能量，都分寒热，正能量的话它是补益人的，负能量的话伤害人。正能量的话，增强阳气，负能量的话，增强阴寒，所以要多积口德。当你经常讲话让别人听起来心寒的时候，你的肺已经受寒了，叫恶语伤人六月寒。

当你讲话都是赞叹语、随喜语、善语、真语、美语、智慧语，那么你的心胸如沐浴在春阳之中，冰雪自消融。

所以西方认为一个医生有三大法宝：手术、药物，还有语言。懂得用语言的医生，懂得在语言、行为、言行方式里看到病因病机的，那都不是普通的医生。

总之《座右铭》讲，“慎言节饮食，知足胜不祥”。懂得在这里修炼的，那离健康就更接近了。

227 人体“三废”不通，防风通圣可通

问：老师，您好！我到40岁都没出过汗，请问怎么办？感恩老师。

答：您好，汗出一身轻，肠通一身劲！（对于）无汗的人，我们是孤陋寡闻，少见了。只能说是无大汗，微汗应该是有的。人活着，他就属于气化过程。而为什么会少汗？

第一，汗为心之液。当心液不够时，它是很难逼出汗来。

第二，当心脏阳气不足，没有去运动锻炼时，是没法温暖气化，蒸出汗水来的。

所以，这一方面提醒我们要补充足够的阴液，另一方面提醒我们要加强运动。

人体有“废气”、“废水”跟“废渣”。“废气”就是从鼻孔里头喷出来，“废水”可以从汗水和膀胱中逼出来，而“废渣”呢？从大便中排出来。

就像工业三废一样，人体这“三废”新陈代谢好，身体会很好。如果鼻孔的“烟窗”堵塞了，毛孔堵塞了，“下水道”的尿与便排不畅，那身体就会怪病丛生。

所以，我们中医有个汤方叫防风通圣丸，有病无病防风通圣。

这汤方就由一派风药防风、荆芥之类的开肺盖，吐浊气，然后由这些利小便的来排尿，比如滑石，再由通大便的芒硝、大黄之类的来排身体的废渣，三方面“海陆空”三管齐开。

所以，对于汗出不畅，口中臭浊，尿黄赤，大便又不通的，用这个思路加减变化，表通里通，内通外通，上通下通，谓之防风通圣。

防风这味药在古籍中又有“匀气脉”的说法，它能够让我们从头到脚的气脉均匀。总之，一天一身汗，病痛靠边站，半个月不出汗，开始找药罐。

228 白酒与黄酒之别

问：请问曾老师，有些药面用酒送服，用的是黄酒还是白酒？感恩老师！

答：您好！酒有行气活血，暖中散寒的效果，像胃动力不够，消化不好，血压偏低的，饭后来一小杯温酒，可以加强胃肠动力。酒壮英雄胆，酒乱鄙夫性。

还有一些风湿痹症的人，关节疼痛，可以适当用些药酒来活血通脉，大多是用高度的白酒来浸泡。

白酒一般通性比较强，黄酒黏带补。白酒通透上串，黄酒温和下暖。所以坐月子，好多时候都是用黄酒；跌打损伤，好多时候都是用白酒。

酒行气血，仙家饮之；酒乱性情，佛家戒之。这酒过度了能乱性，能够伤人的智慧，所以，过度饮酒能够让人神志昏迷，智慧降低。

像陶渊明、李白都是诗酒之人，但是后代却智力出现障碍，所以才华横溢的人喜欢醉情于诗酒，对自己的肝肾就不大好，肝主的是勇敢，肾主的是后代，酒是穿肠毒药，就是说过量饮它会搜肠刮肚，伤身体，让人消沉乏力，后劲亏虚！

229 生病不可怕，可怕的是生病感

问： 老师，乳腺增生问题怎么样解决呢？要吃点什么药,平常在家按哪个穴位？做些什么操呢？感恩！

答： 您好，点点按按，病去一半。点按合谷太冲，中医叫开四关，效果非凡，专门对付一切闭锁抑郁梗堵之疾！

首先要明白乳腺增生并不是什么病。我们很多人生病了不可怕，可怕的是你有生病感。有生病感就有郁闷，一旦人有郁闷了，那气就会存在胸胁、乳房，胸胁是气机展布最重要的地方，这地方展布不开，你手脚会乏力，行动会退化。此时逍遥散，四逆散，皆散郁名方。

为何那么多人行动力差？因为他心中有牵挂，有这种生病感、困难感。所以，失败不可怕，可怕的是失败感；生病不可怕，可怕的是生病感。

乳腺增生最常用的办法是敲打肝胆经，按摩太冲穴以及做春风拂柳拉伸动作。

增生不过就是气机郁结在那里，我们只要把郁结的气机打散，身体就舒服了。所以，用逍遥散或者柴胡疏肝散或者越鞠丸，总之要让气血上通下达，左右对流，气机不郁人不病啊！

同时要知道乳腺增生的根源在哪里。像现在好多妇女情执重，牵挂多，你牵挂纠结的越多，你胸中存的东西就越多。

刚开始是无形的钩藤，情绪日久后它会结成有形的包块，

这叫万物生于有，有生于无啊！

无形的情绪纠结日久后，它就会形成有形的包块，所以胸中纠结事多，那身体就会结一个包裹。这也叫念念成形，形皆有识。有形包块都有长久无形的心念意识纠结。

230 输卵管不通的原因及治法

问：老师，想请问下输卵管一边不通的话中药可以治疗吗？

答：您好！无事常生闷气，胸中易动无名火。输卵管不通，中医是治肝的，肝下络阴器，上达巅顶，旁布胸胁，所以肝气不舒，肝气郁结有好多表现，比如胁胀、头痛、耳鸣、目胀或者小腹痛，以及阴道的问题。

这时我们如果局部疼痛，可以按照张仲景《伤寒论》上面讲的“妇女腹中诸疾痛，当归芍药散主之”。

人体胸腔主要要调它的气，腹腔要调它的血水，因为以阴阳观之，胸为阳，腹为阴，而当归芍药散就是由三味药当归、川芎、芍药调血，茯苓、白术、泽泻调水，血水通畅则输卵管通畅，期间还可以适当配一些引药达小腹的小茴香，或者通管的王不留行、路路通，严重堵塞的还需要加一些虫类药，比如蜈蚣、地龙，甚至穿山甲，一般不轻易用虫类药。

同时，我们要想到凡是妇女有输卵管不通的、生殖系统出问题的，要多看看是不是跟父母长辈有顶撞，有不能沟通之处，有做得不够孝顺的地方，事情如果反思到根节上有助于解脱。

因为肾主的是生殖系统，输卵管，子宫先天，凡是先天系统出问题的，我们都要反省对父母及长辈是不是不够恭敬，适当反思与注意，有时会有缓解。

231 皮炎原因及心性问题

问：老师，请问皮炎怎么治疗呢？好痒的。

答：您好！勤为千良药，懒是万恶源。皮炎即皮肤炎症，常人以为消炎抹膏药，能够有一定效果。

根源在哪里？在血的问题。血内有湿热，有毒素或者营养过剩，要借皮肤排出体外又排不畅，郁积在皮下则为瘙痒。这是比较常见的一个原因。

当然还有其他脏腑原因，比如肺气不宣，肺主皮毛；心气不布，心布气于表；以及金不生水，脉象上亢，把肠道的浊阴都发到体表来。这时都要根据不同原因而选药。

在心性上的原因呢？则有一个。人有皮肤病跟太爱面子有关系，不能够太爱面子，面子是表皮的功夫，太爱面子，太注重表面修饰的人，有时说明他表皮有问题。

所以，对于绝大多数人来说，他不肯弯下腰去做一些杂物活、苦活时，他身体的气很难真正降得下去。要乐先苦，要逸先劳。

为什么古人要去游学，修行人要托钵，要去为大众习劳服务？原来这是在破我执，破掉我们的面子，让我们变得更谦卑。人谦卑后他的气都往胱肠归，浊阴都往下排，根本不会往皮肤外面溢。一日不作，一日不食，一日不发汗习劳，一日都不安心去睡觉。

这就是一个懂得无我利他，懂得谦卑习劳的人身体好的道理所在。所以，明理的人他都不会太在意自己的面子，他看重的是大众的利益，结果大众却没有不给他面子，没有不尊重他的。

232 激素皮炎怎么治？

问：老师，请问我之前因为乱用了含激素化妆品得了激素皮炎。现在脸上经常过敏，会起红疹也很痒，皮肤变得很薄很脆弱，有红血丝，该怎么修复呢？

答：您好，一般皮肤过敏跟我们思维太过敏感这个习气分不开关系。你思维如果太敏感了，就像风声鹤唳，草木皆兵，对各种变化都容易显出不耐烦，难以包容，那么你的皮肤乃至身体就很容易出现所谓的异物过敏。

所以，尝试着去包容你最不喜欢的人，跟你最不喜欢的人处理好了，你身体有些莫名其妙的病可能就会莫名其妙地好了。无欺世心寿乃大，有容人量福方全。

因为中医认为司外揣内，我们外面有一些难调和的关系，里面就有一些难调和的脏腑皮肉关系。此乃心转身，七情波动必引起五脏问题。

皮肤和鼻子又是人体内外沟通的桥梁，所以当我们人际关系处理很差，很偏执的时候，跟人沟通不好的时候，这皮肤或者鼻孔都容易出现沟通的障碍，红肿、瘙痒、堵塞等。

当然，还有忧伤肺，悲伤肺，一个人老是悲观消极，肺主皮毛、鼻子与治节的功能就会一落千丈。

233 痛经

问：老师，有一问题请教。我一朋友痛经剧烈，吃止痛药都不能减轻，疼得直不起腰，一晚上跪在床边，真的令人心疼。量也多，周期正常。多年中西医药和理疗都无效，相关保健品也吃了不少。也注意保暖，经前乳胀，也服逍遥丸。请问有什么好办法吗？

答：治学有恒能养性，平心无欲可修身！常人看妇女痛经是痛在生殖器官，生殖器官是先天，而明白心性学问的人知道痛经是痛在跟先天父母关系的障碍上。

特别是越叛逆、越爱较劲的人得的痛症越疑难，一旦对父母、长者的叛逆，对领导的较劲一解开来后，那病解得就像箭一样快。

世界上有源源不断的疾病，缠缠绵绵的痛苦是因为有纠缠不断的怨结在那里。

中医叫肝气郁结，而心性学问上叫念念成形，形皆有识，有恶念就有恶病，有形体结块，必有意识上的牵缠纠结。

为什么逍遥散还不能让疾病逍遥，让身体逍遥？如果是顽固、久病疼痛的，除药物外，还需要靠考虑几个因素。

第一，寒凝血瘀。寒凝血瘀的不是用逍遥散，要用艾附暖宫汤。像舌淡白，脉沉迟，尿清长，一吃凉的肚子就不舒服，这样的妇女可考虑用艾附暖宫丸或者少腹逐瘀汤。

第二，久病多虚。如果我们用逍遥散顺通管道后，由于气不足，它又瘪回来，所以这种气虚导致血瘀的，根本不是用疏通经络能解决问题，必须要靠补气。补气前不能漏气，所以，女孩子如果多话，生殖系统容易多问题，因为嘴巴对应的是子宫。

所以，平时要多讲好话，不多话，积点口德就是对生殖系统最好的保护。一勤天下无难事，百忍胸中有太和。然后，再配上补气活血的汤药令生殖系统、少腹周围血脉经络变大，月经来的时候，如果流通管道变大，通畅无阻，何痛之有？

234 手心、脚心发热的原因及治法

问：老师，您好！想向您请教，我最近手心、脚心都比较热，我平时应该怎么去做？该注意些什么呢？

答：您好，久病始知求药误，衰年方悔读书迟。早觉悟读书修身，早免除病苦缠人。

手心、脚心发热的有两种常见情况。

一种是阴虚内热。熬夜厉害了，心里头劳心太厉害，或者更年期阴分大伤，虚热外浮，这时适当吃点养阴之药，甘麦大枣汤、六味地黄丸、百合知母汤，阴水充足，火热平息，叫阳随阴降。

另一种是中宫脾胃堵塞。脾胃居中，所以，凡是手心、脚心居中的地方有积热、郁热，要反思肠胃是不是有积滞。七分饱，戒思虑，脾胃和平。

积能够发热，热能够上火。这时适当用些保和丸、山楂丸或平胃散加莱菔子，保持肠胃积滞消磨化尽，那些烦热就会下去，因为脾主四肢，四肢烦热，其治在脾。

当然，我们从心性角度看，要重视布施出去。因为我们手脚有热，提醒我们有没有把这些热像太阳那样布施利他转出去呢？《论语》曰：“君子坦荡荡，小人常戚戚！”

人在天地间就像管道一样，你如果得到天地万物的滋养，但你没有及时布施为大众服务，利出去，那么你这身体的管道就堵塞了。所以，所有管道堵塞的，它都可能有不同程度的自私自利存在。越是自私，我执越重，这种堵塞越难化。

所以，我们看到这些堵塞的时候要反省，人生天地之间有没有像天地那样无私，有没有懂得过一种分享的智慧。你会分享了，会布施了，你的身体会连病痛烦热都布施出去了。

所以，智慧的人都会选择一种利他的生活，过一种利他生活的人都会得到健康与快乐！

235 额头发黄是怎么回事？

问：老师，您好，我的额头发黄是怎么回事呢？我也经常晒太阳，还是不管用。观察我们办公室的同事也是好多发黄的，平时观察有的小孩也有，脸都是白白的，唯独额头发黄，但是没有什么不适，请问是脾不好吗？

答：您好！这个额头对应的是我们的心肺上焦。人体一个脸面就分为三焦。嘴下巴对应的是下焦，眼睛以上额头对应的是上焦，中间的是中焦。

常人讲，印堂发黑就容易遇到不好的情况。为什么？因为心脏有瘀血，反应不敏捷了。

这就像开车的时候，车玻璃被一层灰蒙住，你开到高速公路上是不是很危险啊？

这时要擦亮印堂。人体的印堂是我们心灵往外透的“玻璃”。那如何擦亮呢？

第一，不要让头发老是盖住额头。

第二，心中事少，额头锃亮。我们刚见到这里的张老师时很奇怪，他老人家额头比我们年轻人还要亮。

为什么呢？原来我们是由多事向少事修行，而张老师已经由少事向一事甚至无事方面修行了。

张老师年纪在我们之上，可修行却比我们走得远。这个额头亮不亮跟一个人的心态关系很大。

如果额头有些郁黄是怎么回事？我们看心肺代表的是天空，天空污染了，像沙尘暴，天空是不是会黄呢？所以人在空气不好的环境下，这个额头对应的心肺区域就容易受到污染，或者常抽烟、喝酒、吃一些辛辣之物，血液变浑浊了，以及经常舟车劳顿，全国到处跑，风餐露宿，疲于奔命，那额头就会偏向晦暗或暗黄。

这时就提醒我们要少出游，多静坐；少劳心，多劳身；少在环境污浊的地方待，多在山林里，公园里，树林、树木、小区之间穿越走动。少久坐，多发汗。客家人把运动习劳叫发出黄水病汗，即汗出一身轻，身上有黄浊阴影说明汗出不畅。

至于有没有药物可以把脸上、额头上的黄浊退下来呢？茵陈配蒲公英是退黄浊比较快的药对。根据脉象虚者补，实者泻加减。或者直接熬玉米须水也可利尿退黄！

236 阴囊潮湿的治法

问： 老师，请问您，阴茎跟阴囊老是粘在一起，阴囊潮湿该怎么调理？多年来整天不知渴也不饮水，每天洗完澡后要小便几次，须发枯黄，四肢比周围人偏凉。望老师指点用药和平时的保健。感恩！

答： 您好！阴囊潮湿是脾湿下渗。脾为什么会湿气下渗？因为脾主运化，升清功能不够了。清气不升，浊阴会包裹在一起，往下渗。而且久坐生湿，戒久坐久视。

所以，我们中医有个四妙散能够升脾阳，除脾湿。而像这种手凉属于什么情况呢？脾肾阳虚啊！

配合毛发枯黄，小便频繁，小便频繁是肾主水功能减退。毛发枯黄呢？是脾主精微，不能敷布于毛发外面。

万物生长靠供养，失去供养不生长。碰到这种情况，我们应当培土脾肾为本，而除湿排浊为治标。

所以，用四妙散还不够，还要加一些补中益气，暖脾阳之物，比如黄芪、干姜，使脾阳暖则四肢温，清阳升则浊阴降。

同时，要注意，凡脾胃病都要寡言语以养中气，节饮食以养脾胃，少思虑以养气血。

237 心量大，管道畅

问：老师，我想问一下我经常头痛、肚子痛、腰痛，那我怎么做呢？感恩！

答：您好！为善读书得安乐法，浇花种竹生欢喜心。头痛最常见的是情志紧张引起的，叫紧张性头痛，血管拘急。中医的逍遥散加川芎，即专门对付此种情志头痛。

肚子痛，腹为阳气腐化食物之处，受凉了，阳气不足了，寒主收引则痛。

腰痛，烦伤肾，见人就烦，肾虚则痛。

寒山祖师有一句话：急急忙忙苦中求，寒寒冷冷度春秋，是是非非何时了，烦烦恼恼几时休。怎么办呢？明明白白一条路，万万千千不肯修。哪一条路呢？修心，扩大心量之路啊！旷心将江海齐远，宏量与宇宙同宽。

我们看，不管头痛、腹痛，还是腰痛，它都有个共同点，就是痛。痛者，甬道不通也。甬道不通则痛。全身的甬道、管道最后都会归心管，叫诸痛痒疮，皆属于心。所以一切治病它的根源都要提升心的能量，提升心的容量。君子有容德乃大，圣人无欲心自宽。

所以，张仲景看到这一点，那些养尊处优的人总是这痛那痛，怎么办？他就创造了一个黄芪桂枝五物汤。用黄芪来把我们心肺的量充大，用桂枝汤来把心主血脉功能加强，让管道通畅，这是一个非常厉害的方子。它是站在道的高度，站在人体、人心的高度上创出来的一个方子。一方面让我们的心量变大，一方面让我们管道通畅，所以我们用这个方子解除了不少顽固性头痛或者腹痛、腰痛，但凡气虚血瘀，阳虚寒凝皆可用之。这样的病人容易疲累，嘴唇偏暗，上楼梯腿沉，抬不起来，走路拖泥带水，老觉得睡不够，用这方子下去，把心量变大，让血脉通畅是治疗各种病的一条捷径。在这里我们今天把这条捷径跟大家讲了。

这是在药物层面上扩宽心量，畅通血脉。但是药物不能取代我们自身的修炼，只能暂时借药物来提升我们的能量，通畅我们的脉道，根源上还是要我们缓急，少烦恼。

一个人我执心很重的话，他是没法缓下来的。一个人看不到别人好处，他的烦恼是消不了的。所以，这两句话才能够从心性上解除病痛。

238 让人者血脉宽，容人者心怀大

问：老师您好，小阴唇上面突然长了一个疙瘩，请问这是怎么回事？

答：您好！客家骂人俗话有体证，气得阴毛着火，蛋痛。说明生闷气恨念，会伤生殖系统。有位妇人她非常恨她的母亲，恨她母亲从小对她不好，等到她母亲过世的时候，她的这个恨意放下了，她发现恨了几十年，恨出个子宫肌瘤来。

放下后，子宫肌瘤配合药物治疗就去得很快，还没放下之前，用什么药物去攻，它都不肯下来。可见病是我们自己拿起来的，我们要放下它。

世界上有祛不走的病，是因为你有放不下的怨恨。特别是对父母的怨恨，这样的气就会留在生殖器上，因为父母是你的先天，生殖器官就是你的先天。

还有生殖器官是肾主藏精之处，肾是人体的"大海"，应该具有海量，海纳百川的气势，当量不大时，心里有疙瘩时，相应身体里面就会长包块，所以暴怒它是存在子宫里，一念暴怒，一念气就会存在阴器上面，因为肝经下络阴器。

我们民间俗话其实很有智慧，民间俗话形容一个人生气，气到上面胡子、眉毛、头发都烧焦了，叫"气得吹胡子瞪眼"，气得下面生殖系统就会受影响。

这时怎么办？凡是量不大的人，他必定会频繁的生气，所

以气上走便为火，下走便为毒。故各种妇科炎症、前列腺疾患很多都与情志抑郁、暴怒、心量不大有关。

这时，我们古人很有智慧，发明创造了龙胆泻肝汤，用四大苦药之一的龙胆草，人气了就是找苦吃，所以用极苦的龙胆草导肝胆气火下排。苦寒清火消炎热！

像这种阴部的湿火疮毒，只要尿黄赤，口干苦，脉数的，龙胆泻肝汤把肝胆湿火暴怒之气，存在子宫里、肝里、头顶上的通通撤出体外，人就舒畅。

但要记得龙胆泻肝汤也只是在果位上把病毒排干净，而在因地上面还得修宽容。读书才恨学问浅，观海乃知天地宽。

《菜根谭》上面有句话：“路经窄处，留一步与人行；滋味浓时，减三分让人尝。”

这就是生活在世上的极乐之法，也是爱护我们身体的健康之道。所以常让人者经脉宽，常容人者胸怀大。胸怀大，经脉宽，什么病能够留在体内呢？

239 腑肠通畅，火气自消

问：两位老师，您们好！孕妇生活规律，饮食比较清淡，但患有牙痛，请问孕妇牙痛怎么处理为好？如何止痛？盼指示，多谢！

答：您好！不怕病，怕病中造病因。人有牙痛还打麻将、熬夜、看手机，这种病中造病因之人，乃为患者难救药！

牙痛一般最常见的有两种情况。

一种是绵绵不休的隐痛，不会很剧烈，这个大都属于肾虚。又叫水亏火旺，要早睡饮水。

另一种是非常剧烈的疼痛，突发的，牙肿胀，属于胃火居多。

根据虚者补，实者泻的道理而用补肾或者清胃火的思路有效果。怎样明虚实？切脉时，见其脉象有力无力辨虚实。

一般胃火牙痛的人在饮食上都是相当不注意的。鱼肉蛋奶，无所讳忌，经常营养过剩，口浊口臭，甚至喝酒熬夜，无所畏惧。这种牙痛是来提醒你，生活方式出现错乱了，你得调一调。

所以，饮食放清淡一点，淡味能够退火；行动放缓慢一点，缓慢地行走可以缓急，不急则退火；睡眠放早一点，睡养阴，阳亢者需要阴液阴水滋润之。

心态好，病魔跑。心态放平和点，亢奋的心态叫火大，平和的心态就是在平息火气。

懂得这几点，那么牙痛的保养一般都不出其外啊！

碰到这种情况应该少吃药，因为一般牙痛都不是什么大问题，就是要让腑肠保持通畅，火气自然下降。

240 忌嘴与疾病以减食为汤药

问：老师，我肠胃不好，一直拉肚子，一点水果都不能吃，吃了马上肚痛立即就拉，我吃了差不多10盒的补中益气丸和人参健脾丸，还是不见好，怎么办呢？

答：您好！贪吃坏胃。这是典型的脾肾阳气虚。服用补中益气丸、人参健脾丸能够补一定的脾胃之气。要提高阳主气化的能力，一般要用附子理中丸。

但为何吃这么多药，效果还不理想？可能有两个原因：一个是不对症，第二个是没忌嘴。吃药不忌嘴，忙坏大夫腿，所以医嘱很重要。现在我们只知道吃大夫开的药，不知道听大夫讲的话。

大夫讲的话，要你注意的东西常常是你最容易犯戒的，往往适当忌嘴，比吃什么药都重要。逆耳的是忠言，苦口的是良药。人的习性都会排斥去吃药，去听逆耳言。可是你去吃药了，去听逆耳言了就等于降服、修改我们的疾病与习气。

那么保脾有哪几种常用的医嘱呢？大家可以看养胃五点，保脾十条。如果觉得一下子难以做到，可以先从这几点入手。

慎言节饮食，知足胜不祥。这是《座右铭》上讲的。

慎言叫寡言语能养中气。如果吃药了还是很喜欢讲话，身体上面漏气了，身体下面的水谷腐熟当然不彻底。

就像馒头都还没熟，你老是去开盖。对于脾胃虚弱，阳火不够的人来说，饭前饭后一个小时都要少说话，止语。

常有些人讲话讲到肚子都发凉了，这说明，上热下寒是因为我们脑子跟嘴巴把火气耗得太厉害，身体下面都没火力了。这时不要说是吃水果，就是稍微吃点杂的东西、凉的东西、隔夜的东西你都消受不了。没有足够的阳气，人对很多食物或者事情都是消受不了的。一个人对食物、事情消受不了，反映他的能量在减低，在下降了。

至于节饮食，怎么节？寡饮食可以养脾胃，既然脾胃虚弱了，我们就不应该让它过度工作，通过减少饮食摄入，这叫疾病以减食为汤药。

宁吃少，不吃饱。吃少消化彻底，反而营养足够；吃多消化不过来，反而疾病便作。故孙思邈在《千金要方》上面讲到，四百四十种疾病都是宿食为本。

你不伤害脾胃，身体很难长病的。

241 鼻子黑头怎么办？耳鸣有什么好方子？

问1：老师，请问鼻子黑头怎么办？感恩老师！

问2：老师您好，我今年35岁，耳鸣五六年了，您有什么好方子么？有治耳朵的方子吗？

答：您好！中医认为，肺主魄，肺开窍于鼻。鼻病乃体魄下降之象。凡是鼻子问题都要想方设法增强肺活量。增强肺活量有两种捷径。

第一是用慢性持久的耐力运动，像爬坡，走山路。你虽能坚持，但走起来又有一定吃力。当把吃力走为轻松的时候，把辛苦、腿脚沉重走到腿脚轻松的时候，你的体力与肺活量就上去了。

第二是一气呵成读书法。像一篇《礼运大同篇》或《诸葛亮诫子书》或《印光大师开示》，在两百字以内的，你能否一气呵成？一口气不用换气，把它读完，而且一字不漏，一句不错，错了、漏了得重来，不能一气呵成了，被打断了，也得重来。这样的连贯性可以很快增长我们的肺活量。

中医认为，肾开窍于耳，胆经环耳，绕耳。故胆火旺的人，这种耳鸣、耳痛大多是急性的，退火即好。

肾虚的人，这种耳鸣、耳痛是慢性绵长的，需要补肾固精。一般暴病多实，久病多虚。突发的大多是实火，缠绵难愈的大都是肾虚。实则泻之，虚则补之。像这种久虚耳鸣用肾气丸或者六味地黄丸，视肾阴虚、阳虚而用之。

同时，耳鸣也从心理上可能反映我们耳朵听不进别人的话，容易烦别人，烦伤肾。

鼻子障碍是我们跟别人沟通有障碍，鼻子是沟通内外的关键。你看，鼻头大，宽阔，吞吐量足的人一般交际能力好。鼻管变狭窄，鼻孔细小的，一般跟人沟通容易堵塞。好比网络由2G到3G 到4G，当网络没升级前，速度没那么快，总容易堵塞，越升级后越开阔。

现在我们很多人对外在网络升级要求很高，但是对自己经络管道的升级却冷漠，不关心。这是非常不明智的行为啊！

所以，如何让鼻管、耳管、咽管通畅扩大？我们前面反复讲了，除了前面两种方法，找不到更好的方法。

第一种是运动扩大，运动过后收敛闭塞的脉管会变宽阔。

第二种是包容扩大，让人者心量自宽，不让人者心量自窄。心主百脉，心窄了，百脉开不了；心宽了，百脉闭不了。

养生要学流水运动不息，护心须效苍穹无物不包。

242 用于皮肤修复的中药

问： 老师好，今日听说我一个校友做饭时煤气泄漏，火涌上来，脸部和两只手皮肤被烧伤。现在皮肤换了一层，黑色素沉着在创面皮肤上，尤其脸部皮肤黑色素沉着严重。有能用于缓解黑色素的中药吗？外敷或者内服。另外有哪些生活宜忌？谢谢老师，感恩。

答： 您好！肺主皮毛，运动发汗，肺表肌肤才好。中医有些药物是可以让皮肤黑斑黑色变浅，甚至消失的，它们大多带有一个白字。

第一，白术。白术是健脾胃的，脾胃主的是肌肉。

想要皮肤好，我们必须让肌肉变得有力饱满，为何呢？土生金，脾生肺，肌肉长皮肤啊，皮肤是附在肌肉上的，肌肉有力那皮肤恢复得好。

所以，在康复期间，不管烧烫伤还是骨伤，都要养好脾胃，油腻的东西要少吃。因为油腻的东西它会困住脾，使脾主升清阳功能减退，营养送不到皮肤外面去，皮肤修复就慢。

煎炸烧烤的更要远离。我们看被烧伤叫烧焦了，煎炸烧烤的食物也是烧焦了的食物，含有火气比较大，吃了过后，人容易燥火，叫躁性食物。

第二，白芍。白芍能柔肝缓急。人一急就起火。我们常说有形之火能烧人万贯家财，无形之火能烧人灵敏天性。常着急起火的人，智慧会降低，记忆力会减退。

外火可以烧人皮肉，从外面而来，而内火呢？却烧人脏腑，从里面往外面烧，更凶。我们表面上被烧了皮肤，其实更可怕的是心火无烟日日烧，日日焦急。

人一急，脸上都焦干、焦枯，皮肤都不滋润了。

第三，白芷。白芷这味药也有美白之功，它能够让脾胃的精微之物上升到头面、皮肤。而且白芷有解蛇伤之效，于热毒残留有解散之功。

第四，白及，它能够直接修复创口，长肌肉。

像这些药物背后都有表法的。我们用药时要看到它背后的表法。用了戒怒的药，病人有没有戒怒啊？用了保脾、健脾的药，病人有没有养脾的行为呢？只有行为跟药力结合才是真正奏效的关键，叫内外合一，表里合一，其效必速。否则药逍遥，人不逍遥，何逍遥之有？

243 明理不焦虑，明理少疾病

问：老师，请教您一下，怎么才能走出焦虑症的困扰？

答：您好！有求皆苦，无欲则刚，即可走出焦虑、战胜恐惧！前面我们讲到过，不是外在的那些东西让我们焦虑，而是我们对外界各种东西的看法使我们焦虑不安。

一个人害怕担心的时候就很容易有焦虑感，叫焦头烂额。像做妈妈的，现在有很多掉头发，头发枯黄，脸上也比较憔悴的。为什么呢？因为一听到孩子在学校不好好读书，跟同学打架，跟老师唱反调时，妈妈就非常担忧害怕，焦虑得像热锅上的蚂蚁，这样焦虑日久，气耗干了，就会抑郁，叫郁久必衰啊！

所以，我们因情绪、心性原因导致的疾病可能比癌症还可怕。像这些无知的偏见有时比肝炎传播得更快，比癌症伤人更凶。

那么，如何走出这些焦虑的阴影呢？

重在调神，有缘则留无缘去，一任清风送白云。

首先，不能够太在意。你越在乎，问题就越大。担忧是最大的魔咒。古人讲，但行好事，不问前程。

要想不担忧，很多人说很难，该怎么办呢？很简单，你把担忧孩子的能量都用来做好事。天道无亲，常与善人。人有善愿，天必佑之。

所以，我们在明理孔子学堂看到这种妈妈带孩子来听课后，妈妈改变了，孩子改变了，家庭改变了，焦虑也变少了。为何呢？因为听课后妈妈知道人不能活在自己的小圈子里，要试着为社会培养栋梁，而不是为家庭培养名闻利养的孩子。

这个念头一转，你每天都有忙不完的活，做不完的功课，哪有时间去担忧孩子呢？就像农夫每天都有那么多菜要种，要耕耘，根本就没心思去担心这个菜能不能够长好，那个能不能长好，只问你的锄头有没有耕耘到位，肥料跟水有没有浇灌好。

如果你都做好了，它长得好不好就是老天的事。如果你都没做好，风调雨顺，老天再给力也没用啊！所以明理不焦虑，明理少病疾啊!

在经典上有一首诗:

遭遇任何事，莫扰欢喜心。

忧恼不济事，反失诸善行。

若事尚可为，为何不欢喜?

若已不济事，忧恼有何益?

所以，人生关键就是取舍。既然我们努力就能改变，为什么不欢喜呢?既然努力又改变不了，你忧恼焦虑又有什么益处呢?所以，道理明白后，一转念，焦虑就让你抛到九霄云外去了，你就跟它绝缘了。这叫转念清静，移心自在。但自无心于万物，何妨万物常围绕!

244 牙痛四药之妙用

问: 老师，牙痛四药怎样用?

答: 您好，坚强者，牙齿有劲，怯懦人，骨节松动。牙痛四药由大黄、甘草、薄荷、麻黄组成。一般过年过节或应酬过度后，人会出现胃肠食物堵塞，心中烦热，外面再吹风扇，吹空调，一冻，毛孔闭塞，热闷在里面，出不来，鼓在那里就形成牙火。

所以中医整体看牙痛问题，牙痛不治牙，治的是风火。风火上攻于齿的牙痛，其脉洪数有力，但被空调一闭就成郁闷之象。通过薄荷、麻黄，小剂量的三五克，能够开毛孔，透毛窍，透热于外出，再用大黄、甘草推陈出新，排毒下行，使火气随着大小便排出体外。

两味药开窗孔，两味药通下水道，表通里通，外通内通，火气被分解了，牙痛就慢慢平息。大黄视牙痛剧烈程度，可用到10～15克，生甘草用到5～8克。

虽然说牙痛不是病，但是疼起来却很要命。疼一次后我们就知道了，要节饮食。你若饮食不节，牙痛神药都没办法。所以，想要保护牙齿，最重要的一条是要少应酬，少吃肉。

同时孙思邈养生十三法有一条齿宜常叩，叩齿，赤龙搅海，可让牙好胃好！

245 意冷，行动力不强

问：老师，我想问几个问题，意冷是怎么回事？怎么改善？我性子比较浮躁，没啥自信心，总感觉动手能力不强，好多事情做不完善，请问这是哪方面的问题？如何解决？请老师尽量回答！

答：您好！能有精神方是福，若无涵养亦非才。人没精神时，是笑不出来的。笑出来也叫强颜欢笑。我们现在不少人觉得冷漠，对社会不满，表现出麻木的情绪。这是为何呢？是我们气不够了。

人膻中缺气，对什么事情就都提不起劲来，就像瘪了气的轮胎、没气的皮球一样，叫沮丧。头都耷拉下去了，可能精气神被手机、电脑、网络消耗得很凶了。

垂头丧气，气丧到一定程度就很可怕，各种问题都会出来。碰到这种情况，最快速解决的办法有没有？

有。但是要痛下决心！有时，需要先把网络切断，当你能够离开手机一个星期，把用在手机、电脑、网络上的时间用在徒步穿越、走路、锻炼上，马上能量充满，喜乐感会随着你的健康程度而增加。

这只是初步让身体充满能量，经脉调和，要想进一步提升能量，让冷漠的心变得阳光起来，就要多去利他。利他是一盏明灯，既温暖自己也照亮别人。

所有的抑郁、冷漠都是利他之心先丢失了，所有的动手能力差都是慈悲心不够。觉悟者清净，慈悲者有力。

那些智慧而又慈悲的人是很有勇气与力量的，大家都渴望勇气，渴望得到果断，渴望变得有魄力，这些东西不是简单从补中益气汤、桂枝汤中来。

我们可以让病人行动能力变强，你就随手开出补中益气汤、桂枝汤加强其脏腑的阳气，他就会变得主动积极。再用针刺艾灸足三里穴，疏通脾胃，使药力吸收、灌溉得更彻底，他就能够短暂地体会到充满能量的感觉。

可药力一过，几天后他又容易被打回原形，为什么？因为靠借助外力来只是借一时，要靠我们自己去利他才可以获取不绝的能量之源啊！助人为乐，为善最乐，读书至乐，乃此三乐。

井水因为利他而喷涌不绝，人因为利他而行动力很强。

246 心能转境，境由心转

问：怎样和一个抑郁症患者相处、沟通？

答：您好！欲往下比，则知足，知足则常乐。会念者多，能行者少。我们为什么会抑郁？首先，我们要明白，人生在世有5%的精彩快乐，5%的痛苦忧虑，剩下大概90%的日子大都是平平淡淡的，所以，大多数人完全可以平平淡淡地过一生。

但是，人们往往为了5%的精彩而奋不顾身，劳碌奔波，为了5%的痛苦和求不得而怨天尤人，结果把90%的平淡生活都赔进去了，最后想要过平安的日子都没有。

就像我们有一个禅门小故事，这个大家都知道。说有个老阿婆经常哭，禅师问她为何哭。她说她有两个女儿，一个卖鞋，一个卖伞。天晴时，她担心卖伞的女儿卖不出伞；下雨时她担心卖鞋的女儿卖不出鞋。

禅师听后，哈哈大笑说，这太简单了。你换个想法，天晴的时候，你想你卖鞋的女儿生意好，鞋卖得很好；下雨时，你想你卖伞的女儿生意好，伞卖得很好。老婆婆一听，马上破涕为笑，转忧为乐。由此哭婆婆变成笑婆婆。

可见事情本身并不是可怕、忧虑、抑郁的，可怕、忧虑、抑郁的是我们对事情的看法与心态。心能转境，境由心转，念转一切转。如果任何事情你看不到好处，那么好事就变坏事，任何事情你看到好处，坏事都会变好事。

所以，古德讲，道不用修，但莫污染。《信心铭》又讲，不用求真，惟须息见啊！我们不需要去求什么真理，只需要把妄想、错误的认知放下，那真知就现眼前了。

所以，跟抑郁的人如何相处沟通呢？有两个办法。

一个是让我们自己先变成明理不抑郁的人。我们自己修持要上去，如果我们的修习没上去，那就像一个不会游泳的人下水救溺水的人，最后他们两个都会溺在水里。所以功夫不高的话，与抑郁的人相处时，也会变得更抑郁。

另外一个办法是带着抑郁的人一起学习共修，一起去见善知识，去读经典。经典是至阳至刚之气所化，是破抑郁，破负面情绪最好的灵丹妙药。书卷乃养心第一妙物，开卷有益。深入经典，智慧如海。这些抑郁的情况完全可以靠智慧来导引，被化解开。

你看，禅师一句话能让老阿婆破涕为笑，出离抑郁的阴影。所以一句话常常就能改变人的命运。

孔子讲，一言可以兴邦。何况改变命运呢？若人近贤良，譬如纸一张，以纸包兰麝，因香而得香。

人会有烦恼，是因为经典读得少啊！人会抑郁，是因为没有深入经典，没有去聆听这些智者的教诲。所以，让我们大家一起同修经典，破迷开悟，自然离苦得乐！

247 溃疡之因及治法

问：嘴巴长溃疡，怎么办？

答：您好！无求则心火自降，无欲则肾水可升。我们看，为何那么容易长溃疡？溃疡就像火山口一样，为何身体那么容易起火？水亏则火旺，我们阴水耗得厉害，那火就容易起来，就像干柴一碰上点火星，它就着了。无欲常教心如水，有言自觉气若霜！

如果一个人身体精水充足，那就不容易起火。所以，容易长溃疡说明我们精水不足了。容易长溃疡的人有这几种情况。

第一，常熬夜。把水都熬干了，火就起来了。这时要用六味地黄丸，补水以治火，或者用知柏地黄丸，滋阴降火。

第二，饮食煎炸烧烤、干燥的东西，像烤面包，炸鸡腿，或者辣条子，燥伤阴分啊！燥则干裂，有火气。

这时要少吃燥性食物，多吃灵性食物，少吃肉，多吃素。一般溃疡都提醒我们要吃素了。吃素恢复得快，吃肉容易加重，肉生火，鱼生痰。

第三，着急。急火能攻心，越着急越上火。心火连环地上就发炎，一个火叫上火，两个火叫发炎。碰到发“炎”怎么办？加三点水（氵），看“淡”它。

凡是着急的人都有纠结，看不淡；看不淡，你就放松不了；放松不了就会紧张拘急，火起。所以，急功近利这些行为就出来了。

那如何降服着急的心？讲话慢一点，吃饭慢一点，走路慢一点。慢就是在缓急，行步从容能退火啊！行步仓促就叫起火。性格着急，叫火冒三丈，心平气和，叫息火宁人。

像这种情况，着急的心长的溃疡一般用导赤散；饮食不节，肠胃堵住长的溃疡一般用通腹的药。

第四，那是运动少了。运动一少，上下气机不对流，中焦堵塞，寒热不调和，火往上冒，降不下去。

像溃疡的患者，只需要每天赤脚走路达到一个小时以上，你大脑没办法东想西想时，气血都被引到脚下来了，心肾相交，导龙入海，那火很快就下来。这个方法是屡试屡验的。

248 半夏厚朴汤方义及运用

问：老师，半夏厚朴汤的材料是指哪些？有什么作用呢？

答：您好！学习要养成查资料的习惯，一种好学研究的习惯，远胜请师父加持。我们背过《汤头歌诀》的时候就知道了，半夏厚朴痰气疏，茯苓生姜共紫苏，加枣同煎名四七，痰凝气滞此方除。

要想学中医，像这些《汤头歌诀》，就要背得像《唐诗三百首》那样滚瓜烂熟，脱口而出，一口气要背出来，而且不用去思虑。

六祖大师讲，思虑即不中用啊！一个知识你还要苦思冥想出来，说明你还不能够得心应手地使用，所以，学医要过几个硬关。药性关、汤头关，这是逃不了的，再加上经典关。

半夏厚朴汤在汤方上已经把功效跟对治的疾患讲清楚了。它对治的是痰凝气滞，痰黏在咽喉部，气又郁结在那里，痰把气包裹住了，下不了。

妇人很容易得的一种病叫梅核气，就是脖子总觉得有一个东西在那里，吞不下又吐不出来，这是无形的气跟有形的痰相交结。通过半夏燥湿化痰，降逆下行，解决痰的问题。厚朴宽中下气，解决气的问题。茯苓生姜能化水，痰源于水。而紫苏呢？能够让我们胃、肺苏醒过来，能行气，也能解郁。你看，吃一些肉食品时，有人会放一些紫苏，辅助消化。所以，多余的痰浊在体内，我们常会放一些紫苏，芳香行气，醒脾化痰，宣肺开表。

这半夏厚朴汤不仅局限于治梅核气，还治脖子里头有一些包块、瘤结、痰核，或者生气后，咽喉胀痛，叫“气得面红脖子粗的”，以及痰湿体质，双下巴，高血压等。你看，有些人他短粗胖，头跟躯干相连的脖子都看不到，都被赘肉包裹了，这样说明他腿部湿气很沉、很多，用半夏厚朴汤可以化解咽喉部的问题。如果觉得力量不够，我们常将逍遥散思路加进去，气行则痰湿化，效果更佳。

249 眼皮跳的原因

问：老师，眼皮一直跳怎么办？

答：您好！此乃厥阴风木变土，最快是点按肝经太冲穴，令太容易冲动之象平息！眼皮属于肝跟脾胃同管。紧张不安的时候，肝气变动。你看，人在这种情况下，手都会抖，肌肉都会蠕动。同样，脾胃不好时，脾主肌肉，土虚则木摇。

这时，一方面通过食疗培土的办法，多吃一些淮山、红薯、马铃薯，埋在土里的，土气比较足的，少吃那些躁动之物，比如那些动物肉类的。浮躁之气下来了，那种躁动之象就消失了。或者用四君子汤甘缓养脾，土实木牢。

同样，眼皮跳还有另外一层含义。就是我们眼睛给我们提醒了：是不是我们老看这不顺眼，看那不顺眼？那么我们眼睛就不顺了，就不顺眼了。所以看不起别人，看不惯别人是因为自己修行不够，量不够。水浅不养龙，量小易激动。

另一方面，每一个肢体的反应都在提醒我们要去修一种心性。像耳背了、耳鸣了就是提醒我们是不是老听别人的话听得不耐烦？

有时鼻子塞了代表我们是不是没有那个气量跟别人沟通？腿脚不利索了，有时是不是我们老是空想，实干、脚踏实地的事情做少了？像这些都要回归到心性上，再配合药物，那效果真的会比常规要好。

250 饮食习惯及正念

问：老师您好，经常看中医普及课堂，收获非常大，非常感谢。我也想问问，胆囊息肉可有什么好的办法呢？

答：您好！勤学如出山清泉不分昼夜，立身似拔地修竹直上云霄！随喜你的勤学好问。我们来看，息肉为什么会长在胆囊上？胆在《黄帝内经》上叫“中正之官”啊！也就是说你心存中正，胆汁会分泌很顺畅。

胆又主决断，当断不断，反受其乱，应当决断的，如果老是纠结在那里，那么这些纠结之气就会存在于肝胆。

存久了后，它会把那些痰湿包裹在一起，排泄不畅，结果呢？不是长包块、结石、息肉，就是囊肿。

所以，要调整也要从这两方面入手。一方面，要心存正念，利在自身不为也，利在天下必为也。多存这些正知正见，你的胆分泌疏泄功能会很好。

另一方面，要少吃鱼蛋奶，高脂肪、高营养、黏腻的东西。也就是说一样东西，究竟适不适合我们身体吃，不是问它口味怎么样，要问大肠排得畅不畅。

你看，五谷杂粮吃进来，上厕所一下子就排出来，很顺畅，所以，你的胆分泌也很顺畅；鸡蛋、牛奶以及各类鱼肉、煎炸之物，吃进来很香，脖子以上快乐，但到脖子以下，在肠子里头纠结三五天都不容易排干净，甚至排出来还粘肛门，粘厕所，像胶水一样，这样身体日久它就会结一些包块。所以，不能够只问嘴巴要吃什么，也要考虑排泄方便。饮食很重要！

总之，好吃不贪吃，遇事要三思。见义能勇为，何愁纠结滞。

251 运动、睡眠、心性三调法

问：老师好，有胆结石1.2厘米，不想做手术，可以吗？请老师指点下中药调理运动饮食疗法。感恩老师！

答：与有肝胆人共事，于无字处读书。一般像这些病已成了，在医院看，要听从医生的建议；而病还在萌芽阶段，想健康，要多靠自己听《黄帝内经》里讲的。未病先防，有病早治。

我们前面讲过不少从饮食上如何保胆，就是油腻、煎炸的要远离，特别是牛奶也要少吃。

在运动上，对肝胆很有帮助的第一个是春风拂柳动作；第二个是拍打胆经；第三个是按摩太冲穴、阳陵泉。

为什么呢？这些穴位被刺激过后，经络会变大，就像运动后血管会扩张一样，扩张后动力加强，身体的那种排浊功能会增强。

睡眠上必须要早睡。在九点到十点之间睡觉叫亥时睡觉，睡的是三焦叫美人觉，这时睡觉皮肤好，经脉通畅，睡够了，你白天运动锻炼才有力量，才有体能把那些沉淀物推出体外。

然后心性方面，最重要的是不能够太要强，太刚强的性子易得刚强的病。我们这时代为何癌瘤病人越来越多？因为大家的脾性都很刚强，都不让。

所谓争堵争堵，越刚强越争，堵得越厉害；让开让开，越让血脉越开，浊气越容易排下来。

总之，为人要有英雄气，处世须具菩萨心。别太纠结于芝麻绿豆小事，无事常生烦恼，自有挂碍胸中。

252 身痒不出汗

问：老师，翻地干了一会活，浑身热就是不出汗，平时也很少出汗，一热就浑身痒痒，有什么好方法？

答：您好！习劳之苦一阵子，好逸恶劳之苦一辈子。这个痒痛也是正常的，像天有不测风云，像打雷闪电，像阴云密布，但大自然总是晴天的时候多，阴雨的时候少。不怕苦不怕脏，精神自爽！无惧难，无惧痒，气质非凡。

碰到这种情况，我们经典上有句话叫“阴境若现前，瞥尔随他去”。这些不良的境地出现的时候，我们只认继续干活，量变会引起质变。

像有位学长晚上吃不下饭，他听到松土可以开胃，自己一个人冒着小雨就到上面田地去，松了半个小时土，一片地松开后，他的胃也松开了。他把湿衣服一换，当天晚上就吃下了比平时多两倍的饭量，也不觉得撑，还觉得意犹未尽。他笑着说，果然劳动能开胃。早知道这样，一把锄头能解决好胃的问题，就不用吃那么多药了。

我们跟他说，还有更高明的方法呢！用劳动方法来解决疾病是不得已而为之的。在心量上让人，容人，这是更高明的方法。立身只觉乾坤小，放眼方知宇宙宽。

跟人不抵触。真正有修为的人，你看，他在任何地方都不给人增加烦恼跟压力。就像空气一样，每个人都需要，每个人都不觉得空气有压力。

所以，以空气为师，我们可以师一辈子，学会做空气，你就是众生之需，你也是最快乐、最自由的人。

253 欲寡则肾水自升，心静则火气自降

问：老师，请问肺结核处于恢复阶段，但是结核钙化点很难消失，请问有什么中药或者食疗方法可以帮助恢复吗？22岁，男。体检发现，无咳嗽咯痰，住院一个月，目前在家恢复有三个月。每一月检查一次。

答：您好！肺为娇脏，人不能太娇生惯养。现代医学对治疗结核病是比较有把握的，而事后的康复却更需要中医来调养。尤其是我们最常见的一种结核证型，叫阴虚火旺，水亏火盛。

处于这种状态，你即使坐在那里，躺在那里，也会坐卧不安，身体处于消耗状态。这时怎么办？中医通过一些养阴降火的药，把水亏火旺之象调过来。

水为什么会亏？纵欲是一个大原因。火为什么会旺？欲望多是一个大原因。欲者，郁也，郁于肺。所以说，欲寡则肾水自升，心静则火气自降。

大家可以看一本书叫作《因是子静坐法》。因是子他老人家也是因为患这些慢性、消耗性疾病，结果百药难消，他靠打坐静心之法，让身体阴阳平和，活到高寿。静坐竹林观自在，闲游兰若悟文殊。

大家也可以学习静坐以及动中禅。静坐可以让我们心气平和，动中禅能让我们气血周流。每仗江河增气魄，常凭日月聚

精神。

关于这方面的窍诀，以后我们会共同来分享，会共修。用共修来提升我们的心性，是一个很好的方式。

254 简述十八反十九畏

问：尊敬的老师！再重叙下，十八反十九畏，谢谢！

答：您好！网络方便，学子之幸！两足不出门半尺，一掌坐拥书百城。百城书都在一个掌中手机里，多么快乐！十八反十九畏，我们有专门的书籍介绍，这个讲下来一般用有一节课的时间。

有些人还可以相反相激，相畏还可以相互辅助，好像以前那些学生喜欢看漫画《灌篮高手》里，那个樱木花道跟流川枫两个相反的人物居然可以相击出强大的能量，这就需要一个好的安西教练来调配好。

把两个相反的放在一起，要如何使用好，这需要经验跟师承，叫艺高人胆大，不是盲目地搭配。就像人参它是很纯洁之气，它畏五灵脂的浊臭之气。

可如果人虚劳后，肝疲惫了，疲惫日久，血液流不动，它会有痞塞在里面，这时人参配五灵脂，补气荡浊，加入小柴胡汤里，这种效果就不是普通的补气活血药能够比的。它们可以去掉肝内血管瘤与囊肿！

255 平稳生活，身体平调

问：老师，我有过敏性鼻炎，流清鼻涕，遇冷或刺激性味道就打喷嚏，早晚重。大便有排不尽感，不成形，溏，小便黄少。晚上睡觉流口水，舌淡，水润，体大有齿痕，脉搏54次。本人甚痛苦，乞答复！

答：肺主魄，体魄下降，不能野蛮其体魄，乃当今肺病之正因！鼻炎又有胃肠方面的疾患，便溏，食不消化，像这种鼻炎明显已经告诉我们是土不生金，要培脾土以生肺金。所以，通过补土的思路就可以治疗九窍的问题，这叫九窍不利，肠胃所生。因此六君子汤可培土生金，健脾制水。

我们但凡治慢性疾病，都有个窍诀：只要肠胃不好的，你别急着调那个病，先把那个脾胃病调好。因为脾胃为五脏六腑之根底，这也是足三里为长寿穴的道理。

所以，这时养胃五点、保脾十条一条条去修，像考试一样，每一条你过关了，你的脾胃就好一点。

所以，我们的养胃五点、保脾十条不仅是停在道理上懂了，要在行门上练出来。我们有机会要把这养胃五点、保脾十条量化下来，完全是可以修得、证得，完全是可以做到的，看你做到的效果有多好。闻思修，才有成就。知门落地为行门，人才能获得知识的力量！

就像吃饭时，确实你的时间是多少，要量化下来，你的速度是多少，你的每一餐饭量是多少，通通都平稳下来的时候，你的身体就平调了。

平人就是生活起居规律平稳。平稳致远！

平安，即心平身安！

256 强直性脊柱炎的治疗方法

问：老师您好，我是1981年出生的。2003年，大腿腿头开始疼痛，病情开始加重，后来出现腰痛，晚上难以入眠。2009年医生确诊为强直性脊柱炎，现在走路腿有点变肿，后背僵硬。请问老师怎么处理？感恩。

答：您好，木受冷则僵，草经霜则枯硬，筋骨形寒饮冷日久，必僵直如死，诸般关节病变，皆不离此！一方面要按照医生讲的治理，另一方面要加强运动锻炼，但不要太剧烈。一般脊柱的问题是一个人骨气亏空了，现在的年轻人得强柱炎的越来越多。

他们不知道手淫伤精后，加上空调一冻，冰块一镇，那背脊就像冬天在野外冻僵的虫蛇一样，年轻人不知道宝惜元气，求医问药无益，不知爱惜自己精华，找到良医也会于事无济。

《入行论》上有首偈子讲得很好，众生欲除苦，反行痛苦因，愚人虽求乐，毁乐如灭仇。

这是说大众很想解除自己的痛苦，却不知道放纵欲望，暴饮暴食、贪凉饮冷等这些不良的行为习惯是造成痛苦的原因。

虽然都想得到快乐，有些人却因为不明理，不相信淡泊寡欲能减轻疾病，不认为利他是快乐，把助人为乐当成仇敌一样消灭。念刚百症起，心柔万邪息！

所以，一个人的观念如果顽固僵硬不改，他的身体就没法调柔啊。这也是为何治疗各种颈僵、脉管硬化、抽筋拘急疼痛病症里我们会大量用芍药、甘草这组药对的道理。因为它们能在药物层面缓解刚强难服的痛苦状态，这在中医的术语上叫缓急止痛。同时，要多晒太阳，三春草木柔，沐日令颜黝，日月之华救老残，日光沐可以让人缓老！

257 金水相生，活血化瘀

问：老师，请教紫癜的治疗方法！谢谢！

答：您好，疑难不如趁早练，困惑仍须及时修。紫癜不容易治，它既然局部有瘀，我们就活血化瘀，疑难杂病还要从肾上去论治，我们看磁铁如果磁力够，四周的铁屑都会被它吸纳过来。

肾就像人体的磁铁，它要把人体的精微物质吸纳下来，如果吸纳不下来，中老年人肾虚后就会出现黑斑、色素泛溢，在皮肤沉淀。既有脾主统血原因，也有肾主藏精问题。精血能封藏，怎么会外溢为斑，为紫癜！

我们建议一个老爷子用肾气丸加丹参、川芎、鸡血藤治疗肾虚腰痛症，想不到腰痛减轻了，脸上的黑斑明显变浅，浅的居然消失了。

如果说肾气丸能治疗黑斑，很多人都想不通，但中医讲金水相生，血活瘀斑治法，这是一个很好的思路，我们临症遇的也没有超出古代经典的框架啊。

真是病症千变万化，中医基础理论却以不变应万变！

258 万恶百善治

问：老师，可以说说长期手淫导致脾阳虚和肝肾阴虚并存的情况及治疗吗？人消瘦，脸色黄，眼睛干涩，有飞蚊症，一吃滋腻的药物就舌苔黄腻，拉稀，有时还遗精。该怎么办呢？

答：您好，能有功德修己以敬，不纵我欲畏天之威！色是刮骨钢刀。孔子讲，人这一生要健康圆满幸福，要过三关。这三关又叫孔门三戒，第一关少戒色；第二关中戒斗；第三关老戒得。如果年少色关不过，纵才高八斗，也很快变成庸碌无为。精少则病，精亏则愚，精足则壮，精满则慧！

就像孔子呵斥学生上课打瞌睡，那些白天上课昏沉没精神的孩子不外乎两个原因：饱食伤胃或者纵欲伤精。这两个如果节制好，一辈子都平安。人如果被这两个欲望所主宰，就算天资再高，老师再好，都可能会庸碌无为，一生多病。为人多病不足羞，最怕不能保精关。

所以，我们为什么要明理，理胜欲则吉，欲胜理则凶。俗话说精亏人病，精疲力尽。没有把精关这河坝锁住，好像水库堤坝崩塌一样，什么水也会锁不住，人也消瘦，眼睛干涩，耳鸣目花，走路战战巍巍，头晕，记忆力减退。所以，古人讲万恶淫为首，这恶不仅是恶习、恶念，更是恶病、恶灾厄难，古人提醒我们，所有人生病了，都要戒淫保精。

疾病越缠绵难愈的，说明人的意志力越弱，邪淫越克制不住。要知道真正的病不是药治好的，是你精气神足后，身体自动治愈好的。

那如何减少邪淫呢？万恶要用百善来对治，百善孝为先。孝顺子弟必名贤，诸事不顺皆因不孝，常想到身体发肤是父母遗传下来，人往大方面想就不会那么自私，意志力也不会那么薄弱。那些会乱来的人，一般心中都没有敬畏感，真正敬畏父母就是在保卫我们的身体啊。

为此我们专围绕青少易伤精问题而写了《伤精病相图》，深度解析伤精及疗愈的方方面面。

259 夜尿频的治法

问：老师，我总是凌晨起夜两三次，还口渴，每次起来都要喝口水才行。该怎么治呢？

答：只要睡前使劲点按膀胱反射区，起夜次数明显减少！晚上夜尿多，脾肾阳气少，口中还干渴，阳不气化了。

白天多运动，晚上少喝水，一粒肾气丸，便是妙中宝。

专治多夜尿，还将口渴消，命门气化了，何愁病不好。

远离生冷物，白天勤运动，少迷网络上，疗效才真好。

260 子宫腺肌症

问：老师，您好，我41岁，患有子宫腺肌症。来月经时，痛苦不堪，量多，而且猛，身体虚弱到只能蜷缩在床上。月经期后严重贫血，看过好多医院，西医的统一口径就是拿掉子宫，去年开始一直在看中医，老中医告诉我可以治好，但是我吃药有半年了，却不见好转，而且脾胃吃药伤得很厉害，吃半碗饭都不能消化，脸色黄，满脸都是斑块。我不想再吃药了，请教老师们，有好的自我保健和能康复的好方法吗？感恩老师。

答：一个病症再疑难的人，遵循医嘱都有康复的希望；一个病再轻的人，不遵循医嘱都容易反复，难以康复。

我们前面讲过一个人暴怒时，气就会存在子宫里，这叫肝经下络阴器。木克土，肝怒了，脾胃消化立马被克死。思伤脾，当断不断，反受其乱。大胆地按《内经》生活作息，康复的曙光随即出现！

暴怒的习气为什么会反复出现，因为感恩、利他之心丢失了，中山明理孔子学堂一般在办班的时候分为三个组，一个感恩组，一个利他组，一个诚信组，这分组都是在对治人的焦躁情绪。

在《入行论》上面讲，所有世间乐，悉从利他生，一切世间苦，咸由自利成。

我们的身体有一个机制，就是你在付出的时候就是得到，你在索取的时候就是失去，付出利他的时候，把病气也付出去了，利他的时候放下了自我，身体所有肿瘤、癌症细胞都是自私的细胞，是私心极重的表现，它们的出现是让我们换一种人生观和世界观，持身每戒珠弹雀。

大家普遍都在舍弃这个利他的珠玉，却在追逐各种自私自利的沙粒，多么可惜。一个病人他若不能放下身心世界去聆听医嘱、思维熏修是没法从源头上断除疾病的。世间有种说法，一个人即知即行，都是了不起的人，一个怀疑不定的人他没有力量打败一个小病。所以，如果能真正面对自己的恶习与自私自利，那么人就会焕发出不可思议的疗愈之力。

261 动一动少生点病痛，懒一懒多喝药一碗

问：老师您好，我有个毛病，一年四季皮肤都偏干，摸起来没有润泽感，这是什么原因？从小比较怕冷、耐热，汗也比较少，瘦小，脾胃不好，经常咳嗽感冒，觉得有脾肾阳虚，肺气虚。

答：每晚一碗淮山小米粥，养脾滋肾又护肤，食疗神品！古人讲“富润屋，德润身”，富贵钱财能够将房子装修的很滋润，而要让身体滋润有光泽，除了提升五脏之德，要找到其他

方法很难，所以《黄帝内经》叫德全不危。

中医认为肺主皮毛，肺之德为义，见义勇为之人，他的气血能勇于灌溉到肌表去，凡是患得患失，优柔寡断的人气血会在心胸暗耗掉，不能灌溉到肌表就容易怕冷感冒，民间有句老话叫汗水是皮肤的美容药。一天一身汗，病痛靠边站！

常有些病人要求美容护肤，我们给他们开解表发微汗的药，他们很惊奇为什么用治感冒的药来美容祛斑也能治好？

因为汗法让身体出汗，就是让身体推陈出新，就是给皮肤肌肉脏腑洗澡，由内往外洗，身心能不滋润吗？所以在民间，老先生们最后都会总结出治病四个字——推陈出新。你能否从汗、尿、便来推陈出新，推陈出新四个字是老先生传给弟子们的一个窍诀。

推陈出新第一法就是汗法。现在大家都宁愿花大量时间去吃苦药来排毒，也不愿意多花时间去习习劳苦，出汗减负。

所以说动一动少生点病痛，懒一懒多喝药一碗，药不医懒人。我们看到的各种病相，大家能否看到，有些是各种懒动恶习在背后操纵呢，看到后一针就挑掉。如挑肉中刺，虽痛必后快。世人勤习劳，克懒病苦摘。

262 学好四物汤走四方

问：老师，请问四物汤每个女人都可以喝吗？会不会有副作用？应该怎样使用？

答：您好，四物汤是女科要方，善养女人血，女子以肝为先天，四物汤由熟地、当归、川芎、芍药四味药组成。肝血足，则目暗生光，筋硬转柔。

女孩子一般运动量少，经脉血管会比较沉，偏阴性，通过熟地、白芍把血管阴性物质补充足够，再用当归、川芎疏通涩滞的脉络，这个方子本身即富含顺其性、养其真的治病大法在里面。《伤寒论》曰：五脏元真通畅，人即安和。

老师常说，四物汤你若能用好，不是你想象中能治几十种病那么简单。那可是人体血液满盛通畅，奇难怪症皆得以舒缓。

月经来时腰痛四物汤加艾叶、香附，痛经加小茴香；平时贫血，视力减退，熟地加重；嘴唇偏暗，身体局部有刺痛，白芍量要大；痛症常用芍药缓急止痛。

跌打或打架损伤四物汤加三七；中老年人肠道干结，血少便秘，四物汤重用当归30克。

经常郁闷头痛或胁胀，四物汤重用川芎，上行头目，下行血海，旁开郁结。

总而言之，这四物汤就像一个方阵，一个精英团队：熟地补够气血，后备粮草也；白芍抚慰伤兵，乃医护人员；当归主力部队；川芎走在最前锋。这四味药像一个医疗抢救队。它们是义工，是救死扶伤的“红十字会”，它们像一块砖，哪里需要往哪里搬。我们要学会搬运之术，你如果会搬运，这天地万物精华都会为你所用。

古人讲，会万物于己者，其惟圣人乎。每一个中医大家都是导引搬运的高手，是善于汇集天地万物长处来对治疾苦的菩萨。

在大学校园里，那些睿智的老教授，如果看到医学生上课在打盹、精神不够振奋时，便会笑笑跟大家传一传临床几十年的心法窍诀。

这让你听了立马惊醒，欲罢不能，飞速地做笔记，唯恐落下这些宝贵的经验。

老教授常说用好四物汤能够走四方，成为妇科医生；乃至医治疑难杂病都不会很难。为何呢？妇人病要治血，疑难杂病多夹瘀，局部剧痛有血瘀。

你看顽固性失眠，一两点必醒，乃肝经气血过不去，四物汤加柴胡、吴茱萸可解。

脸上长斑，斑色偏暗，四物汤加玫瑰花。

肩周痹痛，四物汤加桂枝导引到肩部。

劳心伤血颈僵痛，四物汤中葛根用，用葛根把四物汤带到颈背。

膝关节退行性病变，走路不够有力，四物汤加牛膝，把四物汤引到膝关节去灌溉。

跌打损伤后康复，四物汤加川断，加骨碎补，把气血引到伤口去修复。

老年肾虚腰酸，四物汤加杜仲，让气血往腰部填充。

高考大考后，熬夜过用了精血，眼花眼干，四物汤加枸杞子、决明子……

总之，四物汤的变法无穷无尽，三天三夜也讲不完，学好四物汤，等于学了《傅青主女科》。会用四物汤，等于学会了血病的治疗方法，血家百病此方宗啊。这评价一点都不过分。

263 如何学习中医？

问：老师，请推荐几本中医原著，是繁体字没有译文的接近原貌的，比如《黄帝内经》《伤寒杂病论》《神农本草经》等是我需要的，还有《正骨推拿针灸》等，我想内外兼修。

答：很好，内练一口气，外练筋骨皮，这也叫内外兼修。喜欢古体字竖版的学子都是学医比较有善根的，一般古体字不叫繁体字，叫正体字，常人以为正体字笔画比较多，就容易不耐烦，殊不知它容易让我们的大脑更缜密，更有智慧。

世人认为中国正体字有开发人体才智的作用，所以深入经典首先从深入学习正体字开始，像《医学心悟》《医学传心录》《医学衷中参西录》，这都是出入门乃至临症提升极佳的论著。

一般学医就这十二个字：系统闻思，次第深入，密集熏修。如果能够保持学习的相续性不断，很快就会有一番成就。

史上广东大儒陈白沙，他为了让自己能够有系统、有次第地密集熏修，在家乡筑春阳台，十年在台上不下来，一旦出山，上至朝野，下至民间，皆惊呼真儒复出，真正的读书人出来啦。

我们后学能不能有这种勇气和魄力，十年中，不管生活生计，不管是非名利，把真正古代的学位君子医、贤人医、圣人医这种境界，一个个拿下来呢。两耳不闻窗外事，一心专注书中言。写字端正不潦草，文章一夜温十遍。

有人说这太难了，难是因为你没放下。真的放下自私自利、名闻利养，凭借当今时代的便利资源，十年密集熏修出来的，最低也是地方名医。如果天赋够高，遇到师缘好，成为时代医也不是难事。要成为历史医，像医圣、药王那样就要看你的发心跟相续。

真正中医的内外兼修，是有信心正知正见，这叫内善知识；外在有良师益友跟经典加持，这叫外善知识，内外圆满，医学的成就是相当不可思议的。还有一种说法，叫内在的精气神饱满，外在的技法术纯熟！

264 脾胃伤，百病生，百种病，生于懒

问：老师，女人月经量过多，天数多，有什么办法调节吗？说话声音低，冬天手脚冰凉，偶尔会有一只脚凉一只脚热，运动少，面色萎黄，手指甲无半月牙。肉很虚软无力！

答：脾主肌肉气血、四肢消化。思多气血伤，思伤脾是病根。这是明显的气血两虚，大多气血两虚的人脾胃也不太好，稍补一点容易燥腻，这时不轻易补益，而从健脾调理，少思养土。

国医大师朱良春老先生曾给弘一法师调理过身体，弘一法师常以书法与人结缘，他曾提过“圣手妙医”四个字给朱老。

朱老的保健食疗方就是黄芪、莲子、薏仁、扁豆、大枣、枸杞子等这些煮粥喝，肝热可以加绿豆，既不燥也不腻，平补身体有益，可以让气血能量提升上去。

人体脾不好，气血不够，月牙就冒不出来，讲话也会虚怯。一旦气血满壮就好像池塘水满，那样水露石出的各种怪相都消失了，这叫一壮遮百丑。

人一壮起来，百种外在病相都会消失。我老师常用四君子汤，为何？老师笑说，现在有哪个脾胃不伤的呢，脾胃不伤的话又有什么病难治呢？所以保脾胃是治病求本的《黄帝内经》思想。

我们要让指甲月牙长出来，手脚温暖好简单，像四君子汤配合四逆散就把气血提上来了，后续加上运动养生就能将疗效长期巩固，如果后续不爱运动，治病的胜利果实很快会有让懒惰夺过去的危险。古代的圣哲都很明白这个道理，所以他们齐声共赞，百种弊病，皆生于懒，千般良药，不外乎勤！勤乃千良药，懒是万病源。

265 藤类之别

问：请老师赐教——青风藤、海风藤、石楠藤的区别？

答：软藤横行经骨中，这是藤之口诀。大家学习藤类药，首先都会明白藤类药都有一个共性，它像大自然地表的经络，到处爬行游走，所以凡经络不通之疾以藤类药通之。

经络不通最常见的病症就是风湿关节痹痛，骨伤，故藤类药用治风湿或配至风湿药酒里头很常用，而各种藤类药又有各自的特点。

青风藤治各种风湿还有利水的作用，所以腰间盘突出局部水胀感，我们会常常用它。像黄芪、青风藤、黑豆就是最常用的治腰间盘突出的三药。

石楠藤则偏重于暖肾阳，风湿痹痛怕冷的可以用它。海风藤还有一定的通宣理肺之功，能加强肺主治节的作用，对于痹痛兼肺喘、咳嗽的可以想起它来，因为它有理气的作用。

当然，还有忍冬藤治热痹，鸡血藤治血虚痹，络石藤治顽固痛痹，鸡矢藤治食积在肠，红藤治肠痈阑尾发炎，这些都可以展开来学习。这些学习中药的窍诀就是把每一味中药都当成毕业论文来研修，修学的方法有广博跟深入两种，能广博不会孤陋寡闻，能深入才能学有用处。

266 顺其气咳自止

问：老师，孩子咳嗽、气喘，喉咙呼噜呼噜的声很大，不发烧，西医做雾化不见好，有什么特效方吗？

答：土不生金，久咳不止，山药粥，又名神仙粥，色白补肺，味香健脾，汁黏养肾，令金水相生，土又生金，乃肺咳最佳食养。像这种小儿常见咳嗽又没有明显发烧的，是肺功能宣降功能失调，用通宣理肺的对药才能获得不错疗效。

比如咳嗽带痰的，用杏仁与苏叶开降肺气，配合化痰组方二陈汤，咳嗽紧急猛烈时不时出现，用枳壳、桔梗升降肺气，配合小柴胡汤调理。所以，中医治咳不在于止咳，而在于调气，如同在厨房被油烟呛了，不需要去止咳，只需顺其气咳自止。

还有孩子的气为什么会不顺，父母家庭压力大也是一个原因，俗话说压得喘不过气来了，无形的压力压得好累。有些像填鸭式教育的后遗症，一般是弯腰驼背胸肺病，垂头丧气近视眼。每一种疾病都反映出家庭社会问题，我们要透过病相看本质，这样在根源上调整，不枉生病一场。以病苦为良医，吃一堑长一智，生病要从中学到养生保健，使用身体从此持身每戒珠弹雀，练体还如刀解牛。这样下次就很难再病了！

267 润肠即润肤

问：老师好，我23岁，男，皮肤干得有点皱横。怎么治？

答：大凡世间万物都有这个特点，润则饱满光泽，燥则破绽百出，滋润的时候很光滑，缺乏滋润时很干燥，那用什么药物来滋润表里呢？

中药学上认为凡仁皆润，火麻仁、芝麻仁、柏子仁、核桃仁、松子仁，这些仁类之物有润泽效果。故老年人便秘，皮肤干，脸上无光泽，服用这些仁类之品，既可以润燥也可以让人颜面有光，焕发生机。仁通肠，肠肺互为表里，肺主皮毛一荣俱荣，润肠即润肤也！

可如果服用仁类之物，心中却生不起仁爱之情怀，这些精微物也很难覆布到肌表毛发去，就像自私自利、不仁不义的人，他所做所为润泽不到乡里，他所用的营养也很难覆布四肢百骸去，因为他的四肢百骸、皮肤毛窍就是他内脏的乡里。

古人讲仁者寿，因为他服用的营养能很快速地滋润到各个地方去，《大学》又叫仁者以财发身。天下众生仁者寿，世间凡事礼为尊。

不仁者病，不仁的人气血在心胸就内耗较量干了，根本运送不到身体需要的地方去，凡身体气血、能量到不了之处就会生病，这叫不仁者以身发财，不仁的人都是用身体去换钱财。钱财赚到了健康却丢了。

于是，我们就可以总结一句话，服用仁类药，心中却行不仁之事，又如何能够将身体润泽？

268 牙痛治法及疾病内因表因

问： 牙疼，连带面颊腮帮子疼，牙龈不红不肿，就是疼，耳后也有疼，不会是三叉神经疼吧？

答： 面口合谷收，按合谷，扎针，皆可止牙痛。经络不通，不做医工，对经穴熟悉，便可徒手愈疾！大凡牙疼如果连到腮帮子耳后的，跟肝胆经分不开关系，胆经是绕耳朵的，胆胃不降，火气上冲，肝经不通，火热上攻。一句口诀要警记——苦寒清火消炎热！

这时要松开肝胆经，通畅胃肠道。松开肝胆经常用四逆散，通畅胃肠道常用小承气汤，两个汤方一组合就能很好地将情志之火跟饮食郁积赶出肛门去，这叫合方治疑难。

而有一个汤方它集合了疏肝跟通肠两法，这个汤方叫大柴胡汤，用大柴胡汤治疗牙痛，很多人都想不到。但用于暴饮、暴食、暴怒的人来说效果非常好，内通外通，上下轻松。当然如果不方便配制大柴胡汤，只要尿黄赤、大便难的引用防风通圣散也有效果。也可用大黄、生甘草各10克泡水，这牙痛小方也不错！

俗话说“牙疼不是病，疼起来要命”，任何一种病都有表层因、里层因，和深层因，又叫密层因。这是我们在老师那里学到的最受用的病因分析法。如果不是长期侍诊师前，是很难获得这种传承的，即使老师表面跟你讲了，你体会也不会很深，运用也不会很精妙。

就拿风火牙痛来说，常规用止痛消炎药，把这看成是局部炎症疼痛，这是表层因。老师会问你，为什么局部会发炎疼痛，因为肠胃不通，火热上攻，这时牙痛四药就能直接在里层治理，几剂就舒服痛愈。

可逢年过节、熬夜应酬又会加剧，为何？因为深层的根源没有解决，为什么？胃肠会阻塞，牙会痛，因为心中充满冷漠、仇恨、纠结、怒火，这叫气得咬牙切齿，又叫急火攻心。

所以，只要对人不够慈悲，跟周围的人和事坚固对抗，那么你最坚固的地方牙齿就首当其冲出问题；相反，用感恩慈悲替代仇恨着急，火热就很快下去。

大家看那些热心肠的人，积极阳光经络通畅，因为他们不会跟人较劲生气，不起气火何来病疾？所以，牙痛我们要警惕，切记不可频频撩起气火。

一个喜欢撩起人与人争端的人，道说是非，议论人物的人，他的病痛跟气火都会越来越多，疾病也会越来越疑难；一个懂得平息怒火的人，他的烦恼病苦会越来越少。所以，古人讲不会息事宁人的人命短，懂得息事宁人的人福寿命长，这是疗愈深层病因的无上智慧啊。

269 五福饮及利他心态

问：老师，头晕，胃口不佳，低血压，怎么治呢？

答：您好，最简单的姜枣茶浓煎，可升压开胃，暖脾温中。脾胃不好化生气血少，气血不足血压上不了，脑供血不足就容易头晕眼花，手脚乏力，懒动短气。

这种情况，中医有个五福饮，用五种既是药材，也可以当食疗的物品，来补五脏助气血生化：熟地补肾，当归养肝，炙甘草能缓和心慌心悸，党参可以补益肺气，炒白术直接健脾，非常普通的五味药，就能让气血满壮起来。

如果消化不太好可以加少量的陈皮，吃起来一点都不滞腻阻气。这叫芳香醒脾，提高食欲！

任何病疾都分为表层因跟深层因，药物一般解决表层因的问题，心态的转变才能拔出深层问题。所谓心态好病魔跑，那什么样的心态是好心态?

分享给予的心态，分享让气血像泉涌那样源源不断，吝啬使气血像死水那样越来越少。在《入行论》上有很多经典的修心偈诵，教人如何与利他的菩萨行为相应，如何过一种觉悟的智者生活方式——不贪为宝。

其中有首偈子非常重要，许多高僧大德或弟子在生病或者遇到各种逆境违缘，立马想到这首偈子，反复地念诵观心，自己越跟这首偈子相应，逆境违缘或疾病就会被清除得越干净。

这就是怎样的偈诵呢?

为利有情故，不吝尽施舍。

身及诸受用，三世一切善。

这是讲为了帮助一切有需要的人，毫不吝啬地将自己最执着喜欢的分享给大家。不贪的人，不会有过多的思想负担。

在常人看来是吃亏，可你把执着和贪欲都放下了，得身心清净大利益。

布施不是叫你拿出多少东西，而是你有没有放下，放下贪着，就放下了最大的负担，负担卸下你还会气血不够，气力不足吗?所以一个人会疲惫会感到力不从心，根源一般都在他放不下，是贪着内耗了你的大量气血。

270 多囊卵巢的病因

问：老师，多囊卵巢，求病因、病理分析。

答：您好，诸囊皆泡结疙瘩，中医称之为肝郁木郁日久必成包。还是要用逍遥散名方畅情志，悦心灵，符合《内经》大义，疏其气血，复其条达，乃至和平。多囊卵巢是生殖系统的疾患，西方医学认为激素分泌异常混乱，导致卵巢增大呈囊性病变，会因排卵障碍导致不孕、月经不调、肥胖，甚至闭经。

首先，我们要看为何激素分泌不正常？我们日夜节律如果都破坏了，会导致此问题发生。早睡早起是“老掉牙”的健康常识，是老生常谈的话题，是三岁小孩都知道，八十老翁却经常都做不到的健康行为。

养成健康行为可以减少一大半吃药之苦，一个扰乱了千百年传下来的习惯的人，他就会乱了激素分泌。刚开始熬夜你不知道有什么不好，因为身体有库存给你调，库存给你耗。

当到山穷水尽时，百种病邪纷纷不请自来，保健养生不抓住早睡早起，激素无法正常分泌。当身体生病时，先别急着求医问药，先让自己生活习惯正常。《左传》上讲“人弃常则妖兴”，一个人不要正常生活习惯，妖病就起来作乱了。

饮食有节，起居有常，何病之有！劳逸适度，思其减少，寿康自来！

271 风令水干养生法

问：老师您好，请问为什么天气吹北风，喉咙干痛，皮肤干燥？

答： 您好，早睡养阴，雪梨茶可润肺滋肤！大自然有这样的现象，古代的智者总结出这样的规律说——风令水干，会养生的智者他们会用桔梗、甘草配百合、胖大海、冰糖制成茶饮方，专治水亏、风燥、咽喉干。

有些老人在这时皮肤干，大便也干，痒得晚上睡不着觉，血分缺乏水分滋润就会化燥生风，这时用点肉苁蓉、首乌、黄精、火麻仁煮成汤饮，润肠也润皮肤。

如果嫌这抓药麻烦，就直接熬山药汤粥补肺脾肾也有效果。

总之方法很多，都能够一解燃眉之急，但是所有燥病如果不降服燥火的性子，干燥的风一吹过来，没有不风火相煽，撩起炽热之状的。火借风势，风助火威，身体会愈加干燥，古人看到这点叫人要冬吃萝卜，夏吃姜，不劳医生开药方。

白萝卜就能降气火，蜂蜜能润燥，再加上密集的熏修心灵，冬天的燥症会逐渐减轻。所以，疾病是勘验我们心性的标尺，如果燥风吹来，我们还是那么容易动性、冒烟、焦灼，那么我们只能一辈子与燥病为伍，这就怨不得北风的呼啸与别人的热讽冷嘲。因此，心静则火燥自降，欲寡则水津自升。

272 五仁润肠粥润肠通便

问： 请问老师，大便像羊粪一样一粒粒的，但是又排便正常，每天都有，不像便秘。要怎么调理才会正常？去看医生吃药过程中就成形，过后就又变回这样了，所以来请教老师。

答： 您好，愁肠百结，久愁劫肠津，令便秘结硬。古人观察事物发现天干，物就会燥，这叫燥胜则干，面对干燥的大便缺乏津水滋润，就像河流水不够，却想要行舟，这是一件非常艰辛痛苦的事。

所以，选择食疗小方，五仁润肠粥，火麻仁、郁李仁、柏子仁、核桃仁、黑芝麻等份打成粉，在熬粥的时候，跟米各半等，粥煮熟后调点蜂蜜，每周喝上一两次便能够点脏腑之油，令六腑润通，如同钥匙孔生锈开锁艰涩时，点上油开几次就好了。能够给我们脏腑点油的是这些宝贵的仁类药，这些是植物的精华，我们怀着无比感恩的心用它，这不是一件很滋润的事吗？

现在世人忘失了这份感恩心，脾气就像干燥的木柴那么硬。中医认为，心性僵硬，肠子会干结，心性调柔，充满爱与感恩，肠子会很润滑，这在《黄帝内经》中叫心与小肠相表里。喝了这五仁润通粥，我们的心是不是还像干燥刚硬的沙漠，如果无动于衷，刚强难服，那么凡仁皆润的五仁粥不过是杯水车薪，聊解燥火而已，并无大益。总之，百世苦痛之因，多好斗，一生平和之果，缘随和。

273 劳其筋骨百病消

问： 老师，龋齿可以用中医治疗吗？

答： 中医认为，正气不虚，不招外敌，孩子龋齿，牙齿被细菌蚕食引起肿胀炎症，最重要的原因是什么？

运动锻炼少了，失去了坚强意志力。牙齿坏了不可怕，意志力坏了才是真正可怕的。现在的孩子过度地被呵护，像是把骏马养在马厩里不让它奔跑，很容易骨质疏松，疾病丛生。

人生在世要像海燕、雄鹰一样，逆风而飞才会有坚硬的翅膀，如果把它们养在笼子里虽然肥胖好看，生命却脆弱不堪。

常人认为要牙齿好，早晚要刷牙，饭后要漱口，少吃糖、巧克力、饼干，睡前不吃零食，这些都是好的建议，但如果没有强大的体力运动为根基，将耐力、毅力练起，你的牙齿不可能真正的强大坚固。

一个人这也怕那也怕，说穿了就是恐伤肾，干起活来咬紧牙关，古人叫劳其筋骨百病消，世界上没有不劳而获的事情，就算是牙齿的小小保护，如果没有习劳、勤劳去加持，你也得不到坚固。耕牛耐性必须有，老虎威风不可无。

顺便跟大家分享一个不用到外面田地里，却让我们牙齿牢固，不为病菌所侵的方法。这叫天然握固功，令人握力大，脏腑坚固。

就是趁年少把双盘练起来，刚开始我们练双盘真叫咬牙切齿，牙齿的咬肌力量都增大不少。看似我们腿上在忍痛，我们的意志力、耐力都在增强，全身的抵抗力、免疫力就像涨潮那样，身体的元气密布到肌表外面去，像布一层金钟罩，这时岂是一般病邪能干扰的。所以明理的人明白，拉筋练苦的苦是生命的肥料，习劳汗出的累是健康的营养。辛勤汗水浇出健康花果。

让我们身体劳苦起来，力量越练越出，意志越磨越强，岂会为一般零食细菌所伤。

所以，如果我们最坚固的牙齿出问题了，是提醒我们要进行耐力、意志力的训练，而打坐双盘是提高我们耐力、意志力最快的方式之一。

274 治病需医患配合

问：老师，我是一个肺癌患者，没有手术指征，中医有办法治疗吗？

答：忧劳伤肺第一戒。名心不除，名利忧之。利念不去，得失劳之。任何一种病在中医看来都需要三因制宜：天时、地利跟每个人的体质特点都要考虑在内。我们为什么坚持答疑解惑，这里面不是跟大家治一种种的病，而是分享给大家快乐、简单、自在、觉悟的生活方式。

在没有这些良好生活方式之前，小病都可能是大障碍，是拦路虎。在饮食有节，起居有常，不妄作劳的正知正见调理下的身体，即便是坚固顽疾也如同纸老虎，可以粉碎捅破。

一种疾病变好，需要医者智慧的导引，配合患者信敬力行。或有福慧，闻即倍受。或有暗钝，久化方归。

世人都知道拥有严格纪律的军队，可以以一挡十，敌军再强大也可以粉碎；如果没有严格的纪律操练，队伍将会不攻自败。大家看那些一种小病就缠绵难愈的，小感冒对他来说也是重感冒，不是药不灵，而可能是行为放逸，医生的忠告与慧言他听不进去。

所以，这答疑解惑中的建议大都是跟疾病魔军反复战斗总结出来的保护我们正气的“装备盔甲”，不穿上它又如何在正邪交争中取胜呢？

275 戒多言，戒浮躁

问：老师，您好！请问孕妇后期胎动频繁，医生说胎儿缺氧，建议吸氧，除了吸氧，还有其他好的方法或建议吗？谢谢！

答：您好，胎动频繁与心有关，心动则五脏六腑皆摇。人心本静，名利动之，人神本清，是非扰之。一个人为什么会缺氧？

第一个原因是吸入不足，肾主纳气功能减退，或者吃撑了顶在胃，气下不来，或者运动少了，深呼吸变为浅呼吸。

第二个原因是压力大，焦虑，话多，中医叫多言伤气，那些快嘴心急的人总容易短气。在《格言宝藏论》里头讲到，愚者学问挂嘴上，智者学问藏心里；麦壳漂浮于水上，宝石沉潜于水底。

老师也常在学生面前诵，真人之心若珠在渊，常人之心若瓢在水。一个怀孕的妇人应当远离各类电子产品，减少一切没必要的粗话、恶言、急躁语，心就能调伏下去。

如炉炼丹，如鸡孵卵，如贝含珠，如母顾子，一切言动都是那么安详内敛，自然气气归田，现在我们不知道少讲话可以带来这么多好处。

智者都知道开口神气散，所以慎言。俗人也清楚沉默是金，一个人沉得下来，他的肚腹就不会缺氧。

妇人怀孕也是生命的恩赐，是上天把气沉丹田修法送到你身上来，一个能沉下心性的人她的身体都不会有所缺的。

《座右铭》曰“慎言节饮食，知足胜不祥”！

276 晕车原因及心性改变

问：老师您好，我想咨询一下我婆婆坐车就晕车，头疼头晕，很多年了一直这样。这是为什么呢？怎么办？

答：平时可服食姜糖，或姜枣茶，为止呕圣药。晕车晕船是一种清浊混乱的现象，《黄帝内经》讲，浊阴在上，则生撑胀。浊气顶在胸肺胃不能降到肚腹肠下面来，稍加着急、动怒，就叫沉渣泛起，不是头晕就是呕逆。

所以，我们常用保和顺气汤或者针刺艾灸足三里，增强体质降浊气，如是食物不上逆。同时心胸寻内关，常按内关穴可去心胸闷！

平时要少讲脏话恶语，大家看那些常讲脏话恶语的人，一般代谢产物，饮食不消化之物，都容易往上攻冲，不肯下去。

一个人气势汹汹常指责他人错了，气是上逆的。一个人常反求诸已，气是下收的，沉渣脏东西会因为你每一次反省都往下排出去。

所以说，怨人的人恶气往心脑冲，这是在搞造病运动。忏悔的人气往肛门膀胱排，这是疗愈康复。

明白这些道理就知道，气势汹汹、得理不饶人的人，脏毒降不下来，天天在吃亏；而处处在谦让，随顺自省的人，时时在排毒，得大利益，比服用逍遥丸、小承气汤还管用。

气气归脐之人，一般常行五让：让功于上，让名于长，让利于民，让食于幼，让德于众。

277 鼓舞的语言是疗伤圣药

问：老师，我女儿五岁，由于一次发烧输液之后就腹泻了两年，挺严重。后来就便秘，容易食积了，从来不敢吃水果和肉食，还是很容易食积，不爱动，没气力。我考虑是不是脾肾阳虚伤了阳气，能不能用金匮肾气丸贴肚脐或者服用呢？谢谢老师！

答：心宽何须室大，智广何求财多。气定何须药灵，欢喜何须求医。

现在孩子饱受病痛折磨，既有寒饮伤中，又有懒动损脾的原因，这时虽然脾肾皆虚，但补养脾肾并无大益，对孩子来说，惊则气乱才是大问题。

孩子受病苦、药苦惊吓后，气机混乱，这时更需要阳光的家庭环境与阳光生活环境，单靠药物很难走出阴影与疾苦。

天清地宁出神灵。一个家庭需要有慈悲的母亲跟正气的父亲，孩子疾病久不愈，并不缺药物调理，缺的是仁爱和体恤。

给孩子讲些有正能量的德育故事，鼓励孩子做个对社会有贡献的人，这是在扶正气。

有个师姐叫志宏，小时候体弱多病，但她却不会感到童年的恐怖，因为老爸常鼓励她说：小志宏，志气大，什么困难都不怕。将来要能利益他，现在快快地长大。

我们的父母面对疾苦时常焦虑过多，不知道鼓舞的语言是疗伤的圣药。不然“良言一句三冬暖”这句话就不会传承千百年。

尊敬的各位家长们，你们是不是经常对孩子“恶言伤人六月寒”呢？这样孩子的正气如何成长起来？

278 味淡病亦轻

问：老师，看到你们说日咳三焦火，该如何泄？我是孕妇，咳嗽是黄浓痰。一天咳两三次，吐痰后就不咳。喉咙也痛。身上也有红疹。现喝车前草水。

答：情轻病亦轻，食淡病亦淡！孕妇不要轻易服用泄药，如果真的有些热火就泡些桑叶、枇杷叶调点蜂蜜来喝喝，平和不伤正气，能够降肺化痰，缓解热咳气逆。

别小看这二叶茶，肺气肃降则脏腑百骸之气服从顺行，尤其是有黄痰热气的人，要清淡饮食，吃过咸、过肥、过饱，这些都不是给身体送营养，而是给痰浊送资粮。淡食胜灵丹。

“鱼生痰，肉生火，青菜豆腐保平安。”

千百年来传承的古老谚语，留于嘴上说是没有力量的，能够在自己身上落实，小小一句养生偈语，都将产生强大的力量。

279 中医治发烧顺其性

问：老师，我儿子4岁，发烧后老喊膝盖、手关节痛，这是怎么回事呢？请问老师，平时需要注意什么？

答：您好，天地郁蒸得雨而解，人体烦热遇汗则消。不适当地使用退烧药，会有一些后遗症，比如有发育迟缓、免疫疾病、皮肤病、厌食等危险。

不让孩子适当地发发烧，得风湿、肿瘤的风险会增高。所以孩子偶尔发发烧，不要惊慌失措，当体温升到39℃到40℃之间，孩子身体是要换掉父母不良的遗传细胞。

就像竹子要掉壳长高，所以中医治发烧是顺其性，打开汗孔通利小便，让身体烧得更痛快。我们知道，草木不完全燃烧，菜就不容易熟，而且冒乌烟，完全彻底燃烧时，菜就煮得很好。

那些农村孩子很少吃退烧药，每每病后，胃口大开，像竹笋般突然抽高，身体变壮，脑子也变聪明了。像蒸包子那样，加热后膨胀变柔软。

所以，要想孩子少发烧，经常让孩子习劳，发热出汗，疾病少，身体也好。汗出一身轻，肠通一身劲。

有些父母不解为何滥用退火药、退烧药后，孩子会没胃口，关节痛。原来这些药虽然把烧退下来，但人体的血液循环也变慢了，脏腑代谢功能也变差。身体火力不够，就会形成各种沉淀物，沉在哪，哪出问题，沉在关节关节痛，沉在皮肤皮肤病。

这就是张仲景《伤寒论》的高明之处，他会用到桂枝汤、柴胡汤，用和解的方法，而不是用打压的方法，让你有体能烧得更彻底。这些风药就像风箱一样，风箱一鼓动，甚至可以把身体的“铁”都煲熔，炼铁成钢，炼营养积滞成气血动力。

280 遣方用药全凭见地

问：老师，肿瘤有什么好的治疗思路？

答：肿满治脾，瘤结理肝。调肝脾乃治肿瘤之大方针！我们以前在肿瘤科跟师的时候，老是看不懂这些经方，老师拿着这些治感冒的方子去跟肿瘤交手，却发现调理的效果一点都不亚于解毒消火的效果。

这就是经典的魅力。外人看了，疑问竟然会拿感冒方去治肿瘤？药店老板也说，这方子治肿瘤我也看不懂啊。

其实人体很简单，它就是一个“鼎炉”，身体上面水足，下面火够，有风力来辅助，又有什么杂质废物烧不透的。

像这些宝贵的窍诀，都是道不轻传的。

佛山有一个老师用一个桂枝汤治病大半辈子，闻名一方。一个汤方你能否用得好，要看你对这汤方的见地，否则倚天剑屠龙刀在你手里都没用。

张仲景所有的方子，你站在对抗性上去用，那就叫医方，你站在如何恢复人体生机上去看，那就叫道方。

精乃延年药，气是续命气。

桂枝汤可旋转精气！

如果仅从解除疾苦上下手，见地还不够透脱。

从轻身、耐老、延年、慈悲、安宁、普度下手，那医方会有意想不到的效果。桂枝汤调气血阴阳、姜枣草壮脾土，生化有源，桂枝芍和心肝通调有道。

这时你再去加减变化，调配药物时，一般人很难看出你用药的道理，但效果却不一般。

281 疾病与心态息息相关

问：老师，有位女性每次来月经的量很少，来的天数也只是两三天这样子。每个月都会推迟一两天，这种现象已经很久了，她说有五六年了吧，而且量越来越少，身体微胖，有小肚子。该怎么调呢？

答：您好，寡欲精神爽，思多气血伤！我们看，夏天的时候河流汹涌澎湃，冬天的时候千里冰封，河流干少，人身有气血犹如大地有江河，风水家讲，水是山家血脉精。每仗江河添气魄，常凭日月聚精神！

当经水衰少时，你能否想到人体的冬天就要来临了。

有人说我才三四十岁，不可能那么快就老。要知道衰老跟年龄关系不是最大，跟你的心态关系最大。

心若安好，便是晴天。

心若阳光，便是春天。

心若欢喜，便是童年。

故《入行论》上讲，

遭遇任何事，莫扰欢喜心。

忧恼不济事，反失诸善行。

若世尚可为，云何不欢喜。

若已不济事，忧恼又何益。

什么样的心是阳光积极安好的心态呢？

只有两种心态，第一种是随处都能感受到别人的长处优点，能随喜赞叹；第二种是随时都可以感受到自己的缺点与不足，有底气说出这是我错了，这就叫长善救失。

我们老师常会用肾气丸、艾附暖宫丸治疗一些妇人宫寒，月经量少，小肚子又板结的。这古方能够让身体像春阳融雪般地温暖，可最后疗效的关键还要看一个人是否能常讲良言。

“良言一句三冬暖，恶语伤人六月寒。”三冬不是指外面的节气，指的是我们的身体。伤人不是伤别人，伤的是我们自己。

善言不离口，身处春暖花开，冰消水流，气血通调。

282 安稳心态有助于身体恢复

问：老师，结肠炎如何治疗？看中医说是脾湿，也有说脾肾阳虚的，还有说肝郁的。感觉还是肠炎或结肠炎。爱拉肚子，尤其是早上吃完早餐后，即使喝粥也拉。碰到油腻辛辣的也拉，瘦得不成人样了。

答：肠炎者，宜戒忧愁。忧愁伤肺，肺与大肠相表里。我们碰到过几例顽固的结肠炎，刚开始用温阳的理中汤，短期效果尚可，后来用苍术、羌活这些风药，用风药来风干胃肠，刚开始效果好，一段时间不吃又容易反复，后来生活稳定，工作安定后，居然自动好了。

我们想到这这些疑难慢性病，可能是肝郁，也可能是脾常虚，但有一点不容忽视的是你有没有一颗安稳的心。

一个病人不能安心养病，欲求太多，只能为欲求所累。我们的脾胃大地是“土”，需要的是安稳，不是动荡。缓字医家第一功！大家看，所有脾胃好的人，都是以下两种人，这两种状态都是非常安稳的状态。

第一种是热爱劳动的人。我们写作深有体会，久坐或关在房子里久了，你不到外面劳动干活，你的脾土很快板结，消化能力就会减退。

所以，那些有智慧的文书工作者都深知，笔头和锄头要交替进行，劳心太过要靠劳身来平衡，干活你不乱想，很快就能恢复生机。

第二种是乐观积极的人。有句话叫热心肠，做个热心人绝不会吃亏，心热了，肠子是不会寒的，心暖了，肠子怎么会凉。

对于肠炎的患者，要努力克服自己的私心，私欲太重，你快乐会越来越少。

在《入行论》上讲：所有世间乐，悉从利他生，一切世间苦，皆由自利成。

故对于渴望生命健康快乐的人，应该常观想这句话：余事皆下品，唯有利众高。

283 不遵医嘱空服药，尝遍百药病难除

问： 老师，请问在医院检查化验血时检查出尿酸高，应该怎么治疗？

答： 饥时吃饭饭为饱，饱时吃饭饭是毒。食淡茹蔬七分饱，便是最妙大灵药。人们往往对特效的药物趋之若鹜，而对规律的饮食、起居生活、利他的心态却无动于衷；总是对大医院名医寄予厚望，却很少观察自己的言行与《黄帝内经》是否相应。

结果有最好的降糖、降脂药也无济于事，因为患者仍然我行我素，海鲜、鸡蛋、牛奶一点都不忌惮。真是病人不忌嘴，跑坏大夫腿。

想要根本治愈痛风、尿酸症，在“管住嘴，迈开腿”上越用功夫，效果越好。如果你的言行跟这六字之间还有一匹马的

距离，经常两个人在一起不是诉苦，就是谈第三个人的是非，或者就是坐在电脑桌旁一动不动，这样不是把元气耗尽就是把脾胃都坐坏了。久坐伤肉即伤脾，久视伤血即伤肝。

你即使用土茯苓、薏仁、威灵仙这些极好的除湿浊药物，对痛风又有何益呢？故曰：

愚者吃药只吃药，智者吃药遵医嘱。

不遵医嘱空服药，尝遍百药也枉然！

284 偏见比疾病更可怕

问：老师，孩子六岁，骨折错位了，用什么药比较好？

答：骨折后首先要复位。在骨复位后，只需要多静养即可。四物汤乃骨伤复位后疗伤首方。俗话说，伤筋动骨一百天，这一百天内，早睡，少玩手机、电脑非常重要。

常人不明白玩手机、电脑跟骨修伤复有什么关系，这是没有整体观的偏见，不明白消耗了眼力就是在盗用肝血肾精。偏见往往比骨折更可怕，有了偏见，幸福后面是灾殃，有了正见，灾殃过后是幸福。这叫吃一堑长一智！

孩子每生一场病，都应该是在成长，都是在学习与身体更好地相处。

如果生了一场病后，你还是对“饮食有节，起居有常，不妄作劳”等无动于衷，那么你的身体又可能会生出另外一种病，直到疑难错杂，百药难医。

骨折就是在提醒我们要节欲保精，疾病是身体的谏臣，像魏征、海瑞、狄仁杰那样，敢于冒龙颜进谏。可有时我们却一般听不进，反而把他们流放后，置之一旁。

我们经常听不懂身体在诉苦，不知道五脏六腑真正想要什么，也不理会它们在水深火热中是多么辛苦：打饱嗝是脾胃超载了；易生气动火、不耐烦是肾水不够了；腰酸颈僵腿沉，是你坐得太多。

所以，无论是大病小病，疾病本身产生的痛苦不值得害怕，最可怕的是我们听不清疾病发出的声音，不知道身体究竟需要什么。

像骨折或骨质疏松，身体不外乎需要的是早睡，节欲保精，远离手机而已。

因为色是刮骨钢刀，大人骨折要戒房劳，青年骨折要戒手淫，孩子骨折要戒手机电脑，只要生病都戒熬夜。

不惜元气，服药无益。子时不睡，则元气不生，元气不生则百病缠身。

285 欲要身体好，需积极人生观

问：老师，您好，本人备孕中，经期一般延后，经期前后比较怕冷。想问问应如何调理？听朋友的建议经后服乌鸡白凤丸，但服后便出现少量咖啡色分泌物，是否不适合服用？谢谢！

答：《红楼梦》里有一句林黛玉《葬花词》：

试看春残花渐落，便是红颜老死时，

一朝春尽红颜老，花落人亡两不知。

面对这种无常的生命，绝大多数人选择了悲观与消极，思多气血伤！婉约派人情感过度易激动，所谓情深不寿。这不利于生命！《黄帝内经》讲“悲则气消”。一个消极的人，他气血会不断减少，精血像春残花落那样流失消掉。

所以，女人想要身体好，月经通调，应该换一种积极的人生曲调，不要在悲哀消极中被埋掉。

女人月经量少，不外乎就是劳心过度或者不愿付出。劳心过度，血在心里就耗掉，月经量少这时用八珍汤很快养回来。不肯付出利他就像泉水那样，哪一天它不肯奉献的时候，哪一天就是它面临枯竭之日了。这时需要用桂枝汤助心阳，过一种奉献利他的生活。

涌泉欢快地流淌，人身气血亦如此，若逢不肯奉献日，便是枯竭断流时。

所以，要离开那种哀婉的小女人情怀，走向豪放的大江东去，气象万千的人生。

286 心态好，病魔跑

问：老师，肩周炎有没有好的治疗方法？

答：甩手功或拍掌功，可治好肩周炎，详见《拍手健康治百病》。肩周炎又叫冰冻肩，以肩脉打结，肩周活动不利，疼痛为主要特点。当人气血虚时，睡觉时喜欢把手放在被子外，很容易招风受冷，血管像水管一样，会遇冷闭塞，这叫热胀冷缩。

一般桂枝汤调脾胃加一味威灵仙通经络，令得血脉温热膨胀通畅，把风冷赶出体外，手就会舒服。这叫桂枝汤通上肢。

可人如果时常焦虑浮躁悲伤，这些错综复杂的心态，会让情绪此起彼伏。

心有纠结脉象就有结点，在《黄帝内经》上叫“心主血脉”。有结点局部就会痛，《黄帝内经》讲，“诸痛痒疮皆属于心”。

那些心念起伏大的人，痛症比较多；而心平气静的人，痛症会比较少。一生和平之福总在随缘！

常言道：心态好，病魔跑。最好的心态是什么？是平和。

故曰：无论身处在哪里，应当观察此心地，恒以平静与和气，无一事后悔莫及。

287 万法本静，人自闹

问：老师，睡着梦多，醒来发现还是很累，还想继续睡，请问如何改善呢？

答：脚底板有梦区（反射疗法区），常按之，可夜梦吉祥好睡，精神。《黄帝内经》有专门讲梦诊的学问，梦是心头所现：体寒的人会梦湿冷，火热的人会梦斗闹。梦到过世的亲戚可以用红参片加桂枝汤，梦到跟人吵闹，可以用莲子心或导赤散。

我们平时会打杂念，是因为正事做少了；田里会长杂草，是因为庄稼种少了。

在我们还没有做中医普及工作之前，也会做各种不安的梦，当把心思都用在修学与普及中医上时，白天杂念少，晚上那些杂乱的梦都没了。

所以，一个人吃什么药不重要，做什么事很重要。古语讲：万法本静，人自闹。

找到一件你可以一辈子为它努力付出的事业，保持利他心，你所有的脾气、散乱、苦痛都会转化为利他的事业。

《入行论》上讲：勿因小失大，大处思利他。

荣华本是三更梦，富贵还同九月霜。

我们不要因小失大，荣华富贵都是小事情，平和安宁的心，才是人生大事。

人生最不值得的行为，是把这些争贪搅扰的事情放在自己纯净纯善的心上。

虽得芝麻粒，丢失大西瓜。

财宝非为宝，宁静是大宝。

有一个财主白天吃喝玩乐，很自豪，晚上却辗转反侧到通宵，他看到牧童天天习劳，一觉到通宵，就跟牧童互换，牧童却因此也睡不着。

牧童于是说：“我宁可安睡一个好觉，也不要劳心消耗。”于是又回归平静安宁的生活。

所以，大家看这是不是万法本静，人自闹呢？

288 多言多虑，转不相应，绝言绝虑，无处不通

问：老师好，我妈妈有口腔扁平苔藓。后来我看余老师博客给妈妈服用甘露饮加减，妈妈口腔见好。但是，她说吃了药心口下那儿堵，不通，有时猛一下通下去了，又马上感到饿。请教老师怎么办？感恩！

答：面口合谷收，凡口腔之疾，宜练虎口合谷之力，合谷有力，口腔少疾。在古医籍上面记载，凡是脾胃病或者心病，甚至严重的大病疑难病，服药期间要严格遵守止语的医嘱。讲话越少，动念越少，康复得越好。

把胡思乱想的能量用来去恢复身体，你的能量定会超乎你想象。

有一位蒙冤入狱的老者，过着简单单调的监狱生活，因为外面没人打扰，里面也没有人好闲聊，每天就安静地干活，规律地生活，有时间就读读书。很快，他身上那些老毛病、痛苦居然消除了，学问、见识也在增长，心特别快乐。

可当他被放出来后，人家都敬仰他学问这么高，他也开始跟人多聊。当事越来越多，简单规律的生活被打乱时，他那些老毛病风湿关节痛纷纷死灰复燃，睡个觉都睡得辗转反

侧。

为什么达摩要面壁，外息诸缘，内心不喘，心如墙壁，可以入道。

所有有心病的人，脉道不通的人，都要减少应酬攀缘、执着话多。

三祖在《信心铭》讲：多言多虑，转不相应。绝言绝虑，无处不通。

如果吃药还多话，思虑过度，药效很难相应，良药都很难达到普通效果。真是寡欲精神爽，思多气血伤！

如果吃药止语，远离言多伤中气，即使极普通的药也有想不到的效果。气是续命芝，精乃延年药！

这就是为何我们将来要在山里头辟出一处手机信号到不了的桃花园。只要按照自然规律来生活，人不会有基因突变恶病的，即使要变也是变好。

289 想要身体好，欲望要减少，想要身体好，不贪是个宝

问1：老师您好，我五年前小产后开始至今，长期耳鸣，从未停过。身体其他方面一直不觉得有什么问题。请问老师怎么可止耳鸣？

问2：亲爱的老师！今天的内容有错误，心开窍于舌，肾开窍于耳。不是心开窍于耳。

问3：女，37岁，耳鸣快2年，吃中药、西药、针灸治

疗，效果都不是特好，还耳鸣，怎么办？请问有好方法治疗吗？

答：《病因赋》上讲：耳鸣者，肾虚之故，眼花者，肝血不足。

有些妇人生完孩子后，月子没有做好，气血一直没得到很好的恢复，就容易眼花耳鸣。产后八珍汤、生化汤都很重要！气血足百病除气血虚，万邪欺。

加上有了孩子后，操心的东西很多，心寄窍于耳，心血耗没了，耳朵缺乏供养，就会通过鸣叫的方式来求救。所谓不平则鸣，就像一个地方出现灾荒，这个地方饥民就会动乱，如果朝廷开仓救荒赈灾，局部就可以得到平息安宁。

心是朝廷，脾胃是粮仓，肾是库存，对于气血亏虚的耳鸣，我们通过四物汤、四君子汤补满粮仓，填充库存，再用桂枝汤这个布施的汤方，启动心君，把气血能量像太阳那样将光和热布施出去，然后巧妙地借助通草、柴胡、川芎，上营耳窍，引导到耳朵上去。这叫赈灾成功，万民安宁。

这个大思路就很合理，像这种汤方很多医生都能开出来。

取效的关键在药物，也在病人。一个人如果没能够调服自己较量对抗的心，操越多的心，气血越不够。

当心欲望太多时，九窍的气血就会不够。欲壑难填啊！

所以，要想身体好，欲望要减少，要想身体好，不贪是个宝。

你若爱操心，你若爱计较，天天大补药，也不够你耗。

290 人体自有大药，看你功夫高不高

问1：老师您好，请问《小郎中学医记》中酒蒸石斛的炮制方法，我查了一下百度，只有《雷公炮炙论》中说："凡使石斛，先去头土了，酒浸一宿，漉出，于日中曝干，却用酥蒸，从巳至酉。"

问2：老师您好，我是学针灸推拿的，现在对中药方剂也很感兴趣，想问关于《药性赋》背诵的意义大吗？因为古代人的"中药教材"之一是《药性赋》，而现在中药书总结的比《药性赋》更全面，《药性赋》中的中药只给出了一个药性和一两个功效。老师您如何看呢？

答：古代炮制中药常会用到酒蒸晒法，像首乌、熟地、黄精，蒸晒过后会使其腻性减少，更容易吸收，像是经过严格训练的部队一样，很有战斗力。

现在我们很多人吃进营养却没有去炼它，就好像招兵买马，却没有训马练兵，就很难有兵强马壮的效果。

大家看一个炼字有火，好像炼丹一样，要发热出汗的，要经过炼化转化，人才会强大。一个人如果天天服用九蒸九晒的首乌、黄精，却没有到大自然里去炼晒，没有去运动发热出汗，让五脏六腑处于熏蒸状态，这样再好的补药，也如同招收进乌合之众，没有经过严格训练，不但没有战斗力，还会自乱阵脚。

我们知道熟地、首乌、黄精通过蒸晒，药力更厉害，而人每天通过日晒运动出汗熏蒸，身体不也就更厉害。这就是所谓的人体自有大药，看你炼的功夫高不高。

懂得炼，五谷杂粮胜过首乌、熟地。

不懂得炼，首乌、熟地也会碍胃阻腻。

《药性赋》里的歌诀，朗朗上口，背熟了，就像名文歌赋一样，会让一个人气质变得更好，“腹有诗书气自华”。

学医不仅学冷冰冰的知识、死板的药性，不仅要求真，更要学习一些文学美、心态善，这样医学路上会更开阔。这大概就是秀才学医，笼中抓鸡的道理。

在入门的时候多背诵这些药性歌诀名篇，临床用药时它常会给你一些意想不到的惊喜。

所以杂有绮语诵一年，不如止语诵一月。真下功夫背书，苏东坡讲了，这叫：粗缯大布裹生涯，腹有诗书气自华。

291 疾病以减食为汤药

问：老师，我朋友有外痔，如果大便干燥时，排便非常困难，该如何治疗啊？大便时难受，虽练习提肛，也不得解。

答：痔疮乃火气下迫，有通过按脚点穴治好的案例！如果一个人劳动量大，心态好时，那饮食多一点都不怕；可如果劳动量少，心态又不太好，这时饮食越简单越好，越清淡越好。

《黄帝内经》讲：高粱厚味，足生大疔，又讲：甘脆肥浓，腐肠之药，一切肠道的疾病，痔疮、息肉、炎症，都跟饮食不节相关。

我们知道古人讲，竹报平安，筷子是由竹子做的，我们拿起筷子时，能否想到饮食有节？筷子有七寸六分，我们能否在拿起筷子时节制我们的七情六欲呢？

有节才真保平安。痔疮患者的保养，只要将疾病以减食为汤药谨记于心间，痔疮的发作几率会大为锐减。

所以，对外痔，大便干燥并不需要过于忧虑，真正要引起我们重视的是我们是否能少吃荤，多吃素，是否能在阳光底下常散步。

一个有规律节制的人才会平安，就像地球有规律的自转，有节律的公转，这种稳定的方式才能带来长久的平安。

292 利他莲花少人种，无烟心火日日烧

问： 老师您好，我二十年前得了飞蚊症，一直都医不好，特别是一到冬天看也看不清楚，我想清老师帮帮我，该怎么办？感恩！

答： 朝服补中益气丸，中气足百病除！暮服杞菊地黄丸，精水满、眼明亮！并配合点按双目反射区以及捏指头，十指连心明目。欲灭百般烦恼苦，及除当下心不安。欲获健康快乐者，恒常莫舍利他心。

凡是眼睛的疾病，大多都跟肝有关，一般人有一个通病，别人有毛发芥子般的过失，也都看在眼里，心生不平，而自己的大如山、巨如海的不是，也不知道，甚至放纵它。

这样你跟别人相处，就会有越来越多的障碍，五脏六腑处于高耗能的状态。

《黄帝内经》讲，肝血被郁怒消耗干时，眼睛的功能会减退得很快。

那该怎么办？若是真修道，不见他人过，看到他人过失，是自己修行不够。当你利他心不够时，你所见的一切没有多少是顺眼，老是这不顺眼，那不顺眼，你眼睛会好吗？

不是说杞菊地黄丸不够好，杯水难救车薪，普通雨水难敌森林大火。

所以，我们要警惕——利他的莲花少人种，无烟的心火日日烧。

293 疾病背后的真相

问：老师好！我家孩子，男，9岁。发烧，连续烧了5天，但是从退烧后就体温偏低，今天已经是低体温第10天了。仍然有鼻塞，咳嗽，有痰声，咳出来是白痰。胃口不好，只能吃平常的一半多些。肚子摸去有些鼓鼓的。请问这是怎么回事？应该吃些什么药帮他恢复正常呢？非常感谢！补充一点，退热后不知是晚上冷或其他什么原因，拉稀了几次。吃了止泻的药当天就好了。

答：孩子如春日之苗，过冷过热都会伤其中焦，冷则寒伤脾胃，热则火燎心肺。

孩子发热常规的用点芦根、白茅根、葛根来煎汤，通利小便，热往下去。这叫阳随阴降！利水退烧！

如果过服泻火药，像是幼苗经寒霜，显得有些冻伤，病怏怏的，咳的痰也是白的，流的口水也是清稀的，就需要用理中汤或四君子汤加黄芪，补土气，暖脾气，提高抵抗力。

现在父母很不容易，孩子一病就急得像热锅上的蚂蚁，要知道疾病不是来害我们的，是来给我们提醒报信的。我们要听得懂疾病的言外之意。

若人不常带点病，如何懂得养身心。

比丘常带三分病，无病不肯出三界。

家中孩子老是容易生病、闹心的，不是孩子身体差，而是家中保健养生常识严重缺乏。

《左传》讲：人弃常则妖兴。

现在连有些大人都不知道什么是常规生活了，把饮料当白开水喝，把熬夜当正常。

一个月找不到几天到外面运动的时间，这样要想不病很难啊。

现在孩子吃亏就吃亏在“好吃懒做”这四个字上。

动一动少生一病痛，懒一懒多喝药一碗。

吃多动少，没消化掉，多余的营养存在体内，不靠发烧来燃烧掉，身体找不到其他更好的方式了。

现在孩子一发烧就轻易用退烧药，代谢产物燃烧不完全，就会落下皮炎、皮肤病、免疫系统疾患。

可见找不到疾病背后的真相，所谓的治疗治的只是疾病的“影子”。这也是我们为何写那么多书的原因，也是我们为何非常看重《万病之源》和《告诉你疾病真相》这两部书的道理。

这是在根源上堵住疾病。万病之源，根源都在毛病！疾病用药去治，疾病之根——毛病，则需教化修身！为人不外修齐事，所乐自在山水间。

294 静脉曲张之因及解方

问： *老师，可以谈下静脉曲张的治法吗？*

答： 您好，木曰曲直，调肝末之四物汤乃基本方。静脉曲张，顾名思义，就是静脉迂曲、扩张。最常发生在下肢小腿，由于血脉回流不畅，导致血管像蚯蚓那样曲张，呈现出结节团状，腿部还会酸胀或者肿痛。

找出静脉曲张的内因很重要。

第一，心主血脉，人年老心脏动力不够时，血脉回流会不畅，腿部离心脏较远，所以腿部曲张、扩张加重。所以老年人多发。

这时用桂枝汤加四物汤牛膝、地龙、鸡血藤等加强心脏与下肢的血液循环流通。

第二，肥胖的人体重全都压在腿上，容易造成腿部静脉打结加重，这时通过平胃散或二陈汤加减变化，给身体除痰湿减肚子。体重减下来走路会轻快，腿脚轻松，气血流通。

俗话说：“哪里有压迫哪里就有反抗”，把腿上的压迫祛除后，静脉曲张就减轻。

第三，长期站立或者久坐透支身体，这时气力不足，下肢循环会变差。故晚上可以用些花椒、艾叶浸水泡脚，一则放松神经，二则缓解疲劳。两条腿受到照顾呵护，问题就少了，这叫睡前一盆汤，疲劳缓解，身体棒。

295 久病气血虚

问：老师您好，我的左腿膝盖下面有一块瘀青，有点浮肿，都两年了，还是原样。去医院查了，查不出原因来。求老师解答。感恩回复！

答：您好，铁骨久磨方任重，浮名无益勿求高。身体偶尔的瘀青可能是跌打碰伤、局部瘀血，用点儿桃红四物汤加牛膝，活血化瘀，随手可愈，或者局部按摩用药酒梳理。

可一两年下来还如此，还恢复不利，说明什么问题？说明正气不济。消耗在名闻利养、是非人我的外在事相上的气血偏多！

慢病、久病，多属脾虚。脾乃人体正气发源地，脾虚无气力，好比河流水量不济，一小堆垃圾都冲不走，郁在局部就是病疾。这叫思多伤脾，脾虚则气血少！

所以，只要觉得自己容易疲劳，腿沉，气不够，这就叫气虚血瘀。根源是脾肾虚伤。本因乃思虑不断！

王清任有一个汤叫补阳还五汤，这汤方大剂量地使用，可以起沉疴顽病，疗瘫痪中风，小剂量的用治疗尊荣人局部瘀斑以及诸多疑难怪病。

所谓怪病不过是气血的问题，周身气足，血活不留瘀，气充血活何患疾病不愈。

在《正法念处经》上讲到：心清净故血脉清净，血脉清净故容颜清净。容颜清净故相好庄严，相好庄严故令众人欢喜。

可见身上有瘀斑是反映我们心不够清净，心灵里头执着多了，血脉流动会不灵活，心里头垃圾堆厚了，皮肤会晦暗，故《大智度论》讲：以禅为净水，能洗诸垢障。

所以，不妨打打盘，哪里有病疾，就是身体告诉我们需要去锻炼哪里，呵护哪里，打盘是对两条腿最好的呵护。

296 慢下脚步，静待花开

问：老师好，麻烦咨询一个问题。我家女儿现在4周岁，3周前因肺炎住院输液10天。最近偶有咳嗽，发现夜间背上偶有出汗，而且好像整夜背上是冷冷的。我偶尔给她捏脊背，一般她受凉后，我给她用紫苏叶泡水发汗。请教一下这样夜间背上发冷，有什么解决办法？

答：孩子背上发凉，一是心脾阳气不够，二是受到惊吓。对于小孩子，应该减少声光电热能的刺激。尤其是晚上咳冷是心肺有寒（夜咳肺间寒），可以用些理中汤来理脾乡，暖中阳。

现在家长普遍都希望孩子快快成长，快快病好，殊不知孩子的成长本来就是缓慢平和的，慢不下来的就是父母焦虑着急的心。养孩子如养树，我们要慢下脚步，静待花开。

现在快节奏的生活很容易破坏孩子生长的规律。有位老中医叫岳美中，他读了一篇古文，《郭橐驼种树》，大受启发，顿悟养生之道跟治病之法。那就是尊重孩子身心发展的规律与特点，不催促，不干扰，不揠苗助长。掌握顺其性，可以养木可以养人。

这篇古文读透了，中医养生了然于胸也。常人种树常去干扰它，郭橐驼种树，顺木之性，保持调达，从不干扰它。世人都赞叹郭橐驼这么会养树，郭橐驼笑笑说：不是我会养树，是我不伤树而已。

在三祖《信心铭》上讲：不用求真，唯须息见。

不用刻意去求得灵丹妙药，只需要把错误的看法、做法摒弃掉。

像孩子莫要吃撑，七分饱，远离零食，少荤多素好，适当跑跑跳跳，白天晒晒太阳，晚上早点睡觉，这些老生常谈的话，往往是身心健康的无上妙药。

297 如何学医，如何提高记忆力？

问：为什么想的太多，不能专心学习呢？老师，怎样才

能将《伤寒》《金匮要略》倒背如流呢？老觉得自己背书的时候不专心，总是记不住。

答：我们上大学学医前，最先学的是什么？不是《伤寒》《金匮要略》，而是《医古文》《大医精诚》《伤寒论序》《医家座右铭》，先了解这些大医是怎么过来的，孙思邈、张仲景，药王医圣他们为什么能够一步步走向医学的至高境界。书中摘句师前辈，座右书铭示后生。

我们学医有两条路子：一条路子是从经典入手，经典非常严谨；另一条路子是从各家学说入手，多读这些前辈大德的传记。大家可以多看《名医传》，欲知灵山路，须问过来人。

这些传记理事圆融，有血有肉有大发心，自古以来没有一个大家不是大心成就的。当我们觉得心不专注，修学困阻时，是我们心量小了。

如果遇到事情第一个念头先想自己，那么你的苦恼决不会少，我执自私是修学路上的最大障碍，放下我执自私是学医路上最大的觉悟。

古人讲，舍去自利如毒蛇，又讲有我罪即深。

一个人为自己学习时，动力是很小的，为大众学习时，力量才大，才跟经典的大光明相应。

我们跟老师学医时，感受最大的是，一个人的心量跟志向决定人生的广度跟高度。

老师常讲，知识输人输一时，志向输人输一世。所以学医没有仲景发心、思邈立愿，那就不要轻易说你是中医的学子。中医的兴衰全在中医学子的发心立愿。

古人讲：才不近儒者，不足以学医，术不近仙者，不足以行医。德不近佛者，不足以传医。师长常讲，人生在世，活在这地球上，如果心量没地球大，心量太小了，做人就太吃亏了。

没有大心人的潜力根本没法被彻底开发。自古皆是先有大心，后才有大学问，大德，大圆满成就。

现在很多人都在猛下功夫，如果功夫没有下到心地上，恐怕一切的捷径都是弯路。这叫方向不对，努力白费。

如若时时处处，念念尘尘都把救护病人，利益众生，振兴医道，放在第一，你即使走再多的弯路都是捷径，资质再普通，将来都不简单。

298 学习经典，少走弯路

问：老师，我现在深深地被情感问题困扰，想要有个男朋友，可是追自己的人感觉不到他们的真心，自己想找一个真心喜欢自己的男朋友好难啊！该怎么办呢？

答：花开时蜂蝶聚，你若盛开，蜂蝶自来！人要有道德学问，才可感召有精神气节的同类，这叫同气相求！俗话说：不听老人言，吃亏在眼前，老人言不仅指有经验智慧的老师长辈说的话，更指老祖宗的言语教诲。

古人讲，交往有四种，只有一种能够圆满长久。

以利交者，利尽而交疏。

以势交者，势倾而交绝。

以色交者，花落而爱渝。

以道交者，天荒而地老。

大家看那些重视道德修养的人，他们的生活在不断走向圆满，以欲望为导向的人，痛苦则会逐渐增多。

那如何测试一个人是欲望导向还是道德导向？你自己只要是道德导向的人，很容易就看出对方的情况，这叫同气相求。

如果自己都迷失了，看不清外面的世界，这时到传统文化学堂或中心先学学《幸福家庭》《幸福人生》，你很快就具备勘察幸福与否的火眼金睛。

你随便抛几本善书给对方，对方对贪嗔痴慢感兴趣，就很难对这些善书生起恭敬心；对方对真善美慧感兴趣就会有发自内心的赞叹。一般对经典或善书重视的程度，决定了他的幸福指数。

所以从一生角度来看，真有必要学习一两部善书经典，比如《了凡四训》《小儿语》《弟子规》《朱子治家格言》《格言联璧》等，在人生还没有做出重要决策时，比如择偶择业，先熏修这些典籍，它会让你人生少走许多弯路，多得许多幸福。

299 烦恼本是自寻苦，一念放下便是福

问：老师，我想替外婆问问，老年便秘，在《小郎中》这套书上说可以用细辛。请问，这药是怎么回事？

答：年轻人的便秘一般是热火多，常用大黄、番泻叶。老年人的便秘一般是肠道推动力不足，缺乏阳气，一般会用一些肉苁蓉、巴戟天等温通的药品，沉寒痼冷才用细辛。

一般吝啬的人大便容易涩滞，得失之心太重，舍不得，放不下，浊阴就不容易排出。

孔子在《论语》上指出，一个人一生要过三关，少年戒色，中年戒斗，老年戒得。

尤其老年人得失心越重，身体烦恼越多。

俗话说，人这辈子80%的幸福跟金钱无关。但80%的病苦却跟金钱息息相关。

大家看人在年轻奋斗时，拼命敛财，有积财之苦。有财富后，又怕财富贬值或毁于败家子，就有守财之苦。到最后财富被无常所吞，却有散财之苦。

这时人80%的精力都消耗在钱财上，剩下20%不到来维系健康，这样健康有多差劲可想而知。

所以，人到年老时眼也花耳也聋，脚也软腰也酸，大便不通，小便点滴不尽，这都是心力消耗在外物上太厉害了。

烦恼本是自寻苦，一念放下便是福。所以，所有老顽病都是给我们提个醒，心里放不下，肠子就放不开，心里放得下，身体就很少堵塞。

有人说放下讲来容易做来难啊，大家不妨来读读这首《劝修歌》。

劝你修来你不修，枉把名利苦追求。

到死空余一双手，官高财多尽皆丢。

劝你修来你不修，且把日子当悠悠。

光阴似箭催人老，不觉少年白了头。

300 上等养生之法乃养念也

问：老师，打扰一下，刚才洗热水澡后量了一次体温，35℃还差点。量了两次，都一样。手脚凉凉的，额头也有点凉。精神还好，比平常略差。求老师帮助！

答：应担忧读书为善少，不担扰身心病苦多！体温低比体温高更可怕，体温高起来可以把邪气燃烧掉，所以孩子适当发发烧有好处，老年人阳气减少，体温会逐渐下降，没有多少多余的能量去发烧了。

所以，我们看到中老年人很少发烧，当人体体温变低时，身体众多细菌、病毒纷纷产生，那些病毒产物代谢不出去，肿瘤包块就容易产生了。好像家里有垃圾你却没有力量把它扫出去，没有火力把它燃烧掉，这家就会越来越脏，该怎么办呢？

不要再内耗，无论大小事，微小到衣食住行的不顺或跟家人的争吵，或大到国家的战争，只有一个原因那就是为了自我。

六祖大师讲“有我罪即深”，又讲“我执唯增苦”，我执会让你的心起伏内耗动荡得很厉害。

能量刚开始足的时候，我执越重，上火就越厉害。当能量消耗得很厉害时，我执越大，身体就越虚寒。

上等的养生是养念头的，觉悟的人每天都可以用身体体证这个道理。人生有两种活法：我执越大的人心量越小，一点挫折也受不了，这是高耗能的活法；利他心越大的人，心量越大，无论什么压力都不执着，也不容易发脾气，这是高能量的活法。

可见能量不足时，我们能反思到自己纠结太多了，而不仅仅是用点肾气丸、理中丸来补补能量而已。

这些中药可以很快提升你的能量气血，可你希望一辈子都靠它们吗？

301 劳动是最尊贵的修行，利他是脱胎换骨的突变

问：脸上的痘痘怎么才能消下去？

答：一个健康快乐、有成就的人，一般具备有四个条件，这四方面俱足可以成为对社会有真正贡献的人，才可以让人生真正有意义。

第一是思想深邃像哲学家，要有多读书的习惯。

第二是技术专注如科学家，要有能长时间研究的科学精神。

第三是激情澎湃如歌手演员，以饱满的热情投身到事业或学习中去，你的才能会得到彻底的燃烧、发挥与激活。

第四是身体土实如老百姓，要能喜欢上劳作运动出汗。

这四样相互融合就是我们新时代真正的栋梁之才。

不管你在哪个行业都需要这四样，不管哪个行业要出类拔萃，都是从这四样中修出来的，什么时候停止这四样的努力，进步就停止了，身体也会出问题的。

对于脸上小小的痤疮，你有两种处理方法。

第一种是放下尊严，去乞求医生给你开些既苦又臭的药物，排掉身体的药物，好像防风通圣丸。

第二种是尊贵地站在操场上奔跑，融入田间去辛勤劳作，埋首于书堆中全身心的投入，这样连痤疮、湿邪这些看似病气的产物，都被你燃烧利用，被你转化为力量。这时你会由衷地体会到：劳动是最尊贵的修行。

比去掉痤疮更重要的是去掉心灵的懒惰，净化了心灵就是净化了脸面。把利他当作提升自己心灵的事来做，而且全力以赴，极度认真，外人看来你很傻，可是世界上但凡有这种人生态度的人，他的生命已经在脱胎换骨，他的颜面都会焕然如新。

302 养胃之道及中医普及之路

问：老师好，我家孩子16岁，正在上高一，检查出来胃胆汁反流，吃了一段时间中药，效果不好。晚上胃胀，睡不着觉，孩子和我都很痛苦，请问有什么办法吗？可以找老师看病吗？谢谢！

答：好汉原因立身早，少年不惧疾苦多！相比胃炎而言，更可怕的是没有十五志于学。学问转造化，读书变性情。孩子这么小，胆胃就不好，不是胆胃不好，是没有按照胆胃使用手册来使用它。

用温胆汤治疗胆汁反流性胃炎效果不错。可如果不明白养胃五点，即使药物暂时治好了病，也是短期治标而已；懂得养胃五点，服用普通养脾胃的汤方都有事半功倍的效果。

顺着脾胃的性去养它，就像你坐在顺风船上，轻轻松松就到达目标，获得成功。现在大家都逆着脾胃使用规律跟它干，各类胃炎、胃溃疡、胃出血，甚至胃癌，就是这样干出来的。

我们要明白脾胃它怕什么？它有三怕：一怕急，二怕撑，三怕冰凉。这多方面同时进攻脾胃，即使脾胃再强悍，也经不起折腾。

有些家长现在对孩子管得太死，寄望太高，孩子压力大，身体差。尤其是带着紧张不安进餐，就是中医所谓的：木克土，胃发堵，饮食不化就呕吐，再好的营养也胀肚，再好的食物也是毒。

现在我们拥有最丰富的食物，却用最差的心态来吃，一顿饭都吃不安，身体健康就没有保障。

因为看到这点我们才做了一个月的《饮食之道》视频，每天讲三个视频，讲了将近九十个视频，这九十个视频看下来没有养不好的脾胃。讲论得之最速！

每天饭前只要看视频三分钟，连看一个月，你的健康指数跟家庭的幸福指数都会得到不小的提升。

我们老师认为多一分健康普及就少一分痛苦病疾，我们老师提到未来中医发展的十大策略，其中有一个就是中医普及进学校，进社区，进家庭。像柳永的词，凡有井水处，皆能歌柳词，凡有华人处，皆能讲中医。

90%以上人的病苦都可以在它还没发生时拦截住，在它微小时拔除。

怎么拦截？怎么拔除？靠的是微信的普及、视频的传播以及将来中医微视频、电影的制作等方式。

用药来治病的时代已经慢慢走到尽头了，用知识智慧的行为方式、思想言行和心态治病的时代逐渐走来。

越有智慧的人，越提早体察到这点，并且把握它，那么中医的普及离走出中医圈、走出医学圈、走出华人圈，走向世界就不远了。

303 积极的心是疗伤圣药，消极的灵令人身心枯槁

问：老师好，好长时间没跟着老师做定课了，看来什么事都需要坚持。跑了一个月的早操之后就不想再跑了，坚持到半路又想放弃，但我知道不能放弃。现在虽然不能每天早起跑步，但我会坚持每天早起散步的努力，坚持。望老师监督，还有要跟着老师做定课。

答：定转一切，有功课可致命转运！定课分为心性的定课，还有知识思维的定课与身体的定课，说白了就是德智体三方面的定课，明白做定课的意义非常重要，能够亲身体会到做

定课的好处，是坚持的动力。

同样早上晨练，你只为一生的健康而动，很容易懈怠，硬着头皮干，很多积极性和主动性大为降低。如果明白身体上要报四重恩，下济三途苦，那么你就会以饱满的热情投身到定课的熏修中。

定课的效果取决于做定课的时间与热情。即效果等于时间乘以热情。

如果时间是六十分钟，你的热情只有三十分，两个相乘不过一千八百分。

如果你的时间是三十分，你的热情却是九十分，那么两个相乘就是两千七百分。

可见不是运动时间越长，效果就越好，是你有没有积极主动。积极的心是疗伤圣药，消极的灵能令人身心枯槁。

从这里可以看出一个道理，那些很有才能却热情干劲不够的人，很容易就遇到人生的瓶颈，成为老油条。

如果你能够有像刚开始做定课的那股劲，保持相续不断，基本没有克服不了的问题。

这叫初心不退，成佛有余，又叫不忘初心，方得始终。

所以，每天最重要的功课之一，也是定课之一，就是检查我们的初心。我们在余浩老师那里学医时，从早上睁开眼睛到晚上闭上眼睛，没有一件事不是跟中医有关的。简直是能读医书方是乐，纵居他乡不足忧。

我们也知道没有好的身体，任何好的状态都难于长久持续。所以，在下午写作完过后，无论如何忙，我们都会挤出时间跑到河边去运动舒解，在夕阳下柳树边，赤脚小跑，拉筋悬挂，弄弄五禽戏，耍耍八段锦。

不到半个小时的锻炼，是忙中偷闲最快乐的时候。

人家以为喘着粗气出汗的劳苦是自讨苦吃，可我们却感受到身体虽在受劳苦，心灵却很轻松。出汗的时候把一整天思想的压力统统都化解出去了。

这样每天晚上那个觉好得不得了，晚上写作文思泉涌。当我对运动食髓知味时，想叫我放下都很难了，可见定课你要尝到里面的乐趣，有乐趣就很容易坚持下去。

304 见烧莫急退烧，见咳莫急退咳

问：老师好，我女儿11岁，昨晚开始说肺尖痒痒咳嗽，今早说又有些疼。请问这是什么情况，该吃什么药？谢谢！

答：生命在于运动，学业贵于钻研。一般为人父母者，与其期待孩子有高人一等的智商，不如期待孩子健健康康，智商只是健康这树上开出来的花朵而已。人生唯有二友可依，一曰运动场，野蛮体魄，二曰图书馆，文明精神！

孩子早慧，父母可能会觉得脸上有光，而健健康康，平平安安，看似普通却是一生仰仗，最长远的打算。

一般孩子咳痒是胸肺气不畅，别着急去止咳，抓一些苏叶、薄荷、玄参、麦冬、甘草、桔梗泡泡水，可以调点蜂蜜，润喉理气，痒咳自愈。

现在父母一看到孩子有病就容易着急，一发烧，退烧药就上，一咳嗽，止咳药就上，虽然发烧、咳嗽打压下来，却种下皮肤病、鼻炎、厌食的病根。

不让孩子发烧，浊气只好从皮肤透发出来，这些顽固的皮肤病患者，我们常会用到张仲景《伤寒论》的解表发热法。

往往在疾病快好之前，孩子会发发烧，等烧一好，不仅病去了，身体还比以前更健壮。所以，那些喜欢吃退烧止咳下火药的人，急于将病治好，反而留下缠绵难愈的慢性病。

很多父母不理解为什么发烧刚好，恼人的皮肤病就找上门来。总而言之，身体的多余营养，你要么通过运动消耗掉，转化为体能；要么通过生病、发烧、上火的方式消耗掉，古人讲这叫“气有余便是火”。如果这两种你都没有，那么等待你的不是顽固的皮肤病，可能就是肿瘤、结块、包包等。

305 欲减烦恼减，食淡病亦淡

问：老师好，今天刚好学习到了如何治小儿咳嗽。我家小女儿，现在六岁半。三岁多时因感冒注射激素，没有将感冒、咽喉肿疼治疗彻底，现落下病根。主要症状：只要感冒就扁桃体肿大，嗓子痛；平时晚上睡觉打呼噜，声音比成年人还大。西医建议说切除扁桃体，可是小孩这么小，我怕有危害。请问老师如何是好？

答：不骄胸开阔，不躁咽无火。凡是咽喉的热火都要想办法清理胃肠，中医把这种治法称为釜底抽薪。像王氏保赤丸、大黄甘草方都能达到快速撤火的效果。

上面的水沸腾得热火，是因为下面的炭多，这么小的孩子就开始打呼噜，这是痰湿重的表现。

这时代的孩子普遍都痰湿重，为何？营养过剩啊。营养过剩不化火不行啊，不化火烧掉它，存在身体里就会成为包块。

所以，孩子的发炎是火灾的警报器啊，不努力去做好防火工作，把警报器摘掉是智者都不为的事。

所以，孩子要少吃荤多吃素，而且还要七分饱，鸡蛋、牛奶都要减少。现代医学报告显示，牛奶有时难消化，食用不利时，产生的痰湿、不消化之物，几乎是大部分呼吸系统疾病的元凶。

现在人只单方面看到牛奶蛋白含量高，却看不到它的吸收率仅30%，剩下70%身体都吸收不了，不容易排出去，你说它们会安分地呆在那里乖乖听话吗？

所以不少过敏疾患的孩子，减少鸡蛋、牛奶高营养的摄入后，疾病都有不同程度的减轻。

三祖在《信心铭》上讲："不用求真，唯须息见。"这是叫我们不要刻意去追求健康，把一些错误的行为方式去掉，身体就好了。

像煎炸的燥性食物、黏腻的惰性食物，在贫穷的年代偶尔吃有幸福感，在富有的年代当饭吃，莫名其妙的疾病就会纷至沓来。淡饭腹中饱，万事随缘了！

健康需要我们做减法，饮食需要我们归平淡，欲减烦恼减，食淡病亦淡。减衣增福，减食增寿。

后　记

人的生命不过百年，但有的人碌碌无为，有的人却照耀千古。

为什么？因为庸碌之人一辈子都困在小我中坐井观天，而非凡之人却早早地跳出自我的樊笼翱翔在利益众生的天空之中。

人的生命长度差不多，但是宽度、厚度却千差万别。

为一己之私那只是一个人的生命度量，而为万千百姓谋福祉却是无数人的生命度量。

一人的格局，只是小溪小流，天下的格局，却是大江大海。

人要跳脱出命运的束缚，就要改变自己心的方向。为私为己，那么就只会在小得小失中纠结搅扰；为公为众，那么就没有个人的痛苦烦恼，而是忧国忧民，胸怀天下。

一个人的命运，就像小塘养小鱼，大塘养大鱼，大海养鲸鱼一样。

小心胸、小格局，出不了大人物，做不成大事业。

我们常常看见病人被疾病所困所苦，但他们却不知道很多病是自己养成的。

贪爱美食，所以大鱼大肉。

沉迷色欲，所以房劳过度。

房车攀比，所以拼命赚钱。

无所事事，所以熬夜游戏。

胸无大志，所以小说电视。

懒惰不动，所以身体肥胖。

自私自利，所以六亲不和。

这些都会造成身心不和、精气神流失，最后导致身体的各种疾病。

生病，且为病所苦，难道不是太过于自私吗？

人但凡有一丝的利众之心，为父母，为家人，为国家，为人类，为众生，怎么会管不住自己，怎么会因为欲乐习气而伤害自己呢？

曾师说，治病救人，首要的就是救人的心。一个人心胸格局太小，只是想着自己，怎么有力量去克服习气，战胜欲望，获得健康呢？这是不可能的，这就是命。而让他心中有家人、有大众，那么他就有无穷的力量去克服重重困难，在逆境中成为一个强者，这就是改命。

让自己黯淡无光，还是成为一个光明者，只取决于你自己，取决于你对生命、对天道的理解程度。

如果你身患疾病，深受痛苦折磨之中，那么请你试着转变一下心的方向，多为别人着想，多付出奉献，多心存仁爱，少想自己，放下欲望，放下爱恨成见，或许泥淖会变为坦途，黑暗中得见光明！

《中医10000个为什么·第六集》已经完结，敬请大家期待下一部《中医10000个为什么·第七集》。